Genesung aktivieren und Teilhabe fördern

Genesung aktivieren und Teilhabe fördern

Sue Parkinson

Programmbereich Gesundheitsberufe

Sue Parkinson

Genesung aktivieren und Teilhabe fördern

Therapieprogramm auf Grundlage des Model of Human Occupation (MOHO)

Herausgabe und Übersetzung: Jutta Berding und Christina Haupt

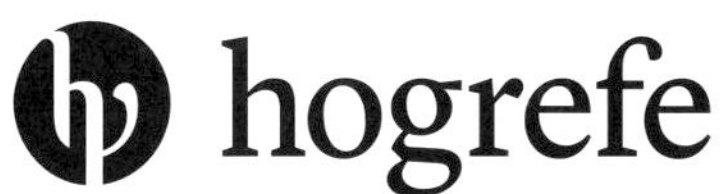

Sue Parkinson, occupational therapist, the lead author of the Model of Human Occupation (MOHO), freelance trainer, providing workshops in the application of MOHO

Jutta Berding, Ergotherapeutin M.Sc., Hochschule Osnabrück, Verwaltungsprofessur Ergotherapie, Fakultät für Wirtschafts- und Sozialwissenschaften – Studiengang Ergotherapie, Logopädie, Physiotherapie, Caprivistr. 30a, 49076 Osnabrück

Christina Haupt, Logopädin, M.Phil., M.Sc., Hochschule Osnabrück, Wissenschaftliche Mitarbeiterin, Fakultät für Wirtschafts- und Sozialwissenschaften – Studiengang Ergotherapie, Logopädie, Physiotherapie, Caprivistr. 30a, 49076 Osnabrück

Bibliografische Information der Deutschen Nationalbibliothek
Die Deutsche Nationalbibliothek verzeichnet diese Publikation in der Deutschen Nationalbibliografie; detaillierte bibliografische Daten sind im Internet über http://www.dnb.de abrufbar.

Anregungen und Zuschriften bitte an:
Hogrefe AG
Lektorat Gesundheitsberufe
z.Hd.: Barbara Müller
Länggass-Strasse 76
3000 Bern 9
Schweiz
Tel: +41 31 300 45 00
E-Mail: verlag@hogrefe.ch
Internet: http://www.hogrefe.ch

Lektorat: Barbara Müller, Diana Goldschmid
Umschlagabbildung: Martin Glauser, Uttigen
Umschlag: Claude Borer, Riehen
Satz: Claudia Wild, Konstanz
Druck und buchbinderische Verarbeitung: AZ Druck und Datentechnik GmbH, Kempten
Printed in Germany

Dieses Buch ist eine Übersetzung aus dem Englischen. Der Originaltitel lautet: Recovery Through Activity. Increasing Participation in Everyday Life von Sue Parkinson © 2014, reprinted 2015, 2016

ISBN 978 1 90930 120 7

1. Auflage 2018

(E-Book-ISBN_PDF 978-3-456-95819-4)
ISBN 978-3-456-85819-7
http://doi.org/10.1024/85819-000

Inhaltsverzeichnis

Geleitwort

Wir sind hocherfreut, ein Vorwort für diese wegweisende Arbeit von Sue Parkinson verfassen zu dürfen, die auf ihrer vieljährigen Praxiserfahrung in klinischen und Leitungsfunktionen im Bereich der psychischen Gesundheit sowie zudem auf ihrer Rolle als freiberuflicher Trainerin beruht. Sue hat sich darauf spezialisiert, eine betätigungsfokussierte Praxis in verschiedenen Settings der psychiatrischen Versorgung für Erwachsene im Erwerbsalter und ältere Menschen umzusetzen, und ihr Ziel lag darin, den klinischen Beitrag der Ergotherapie in diesen Settings aufzuzeigen.

Das Manual zum Programm *Genesung durch Aktivierung* wird vom konzeptuellen Framework des Model of Human Occupation untermauert – einem Modell, das Sue schon lange Jahre angewendet hat. Insbesondere hat sie gemeinsam mit dem akademischen Team der Universität von Illinois in Chicago und ErgotherapeutInnen aus Großbritannien an der Entwicklung und Evaluation des Model of Human Occupation Screening Tool (MOHOST) gearbeitet.

Die Auswirkungen dieses und anderer Erhebungsinstrumente, für die Sue Co-Autorin war, sind immens. Das MOHOST ist inzwischen das am weitesten verbreitete evidenzbasierte Assessment im Bereich der psychiatrischen Ergotherapie in Großbritannien und hat ErgotherapeutInnen einen konsequenten Ansatz zur Erfassung von Betätigungsteilhabe als auch zur Evaluation von Betätigungs-Outcomes bereitgestellt.

Ziel des Programms *Genesung durch Aktivierung* ist es, Leistungsempfänger durch das Erkunden des Wertes einer Reihe von verschiedenen Aktivitäten dazu zu befähigen, den langfristigen Nutzen von Betätigungsteilhabe (s. o.) zu erkennen. In einer Zeit, wo der Fokus von Ergotherapie im psychiatrischen Arbeitsfeld kontrovers diskutiert wird und ErgotherapeutInnen in Teams der gemeindenahen psychiatrischen Versorgung darum kämpfen, ihre generischen Rollen mit betätigungsspezifischer Arbeit in Balance zu halten (Pettican & Bryant, 2007; Fox, 2013), wird das Programm *Genesung durch Aktivierung* dem Anspruch gerecht, ergotherapeutische Intervention auf Aktivität bzw. Aktivierung zu legen.

Die Verbesserung der Teilhabe am täglichen Leben sollte ein Kernanliegen der Ergotherapie sein und das vorliegende Manual versieht ErgotherapeutInnen mit einem wertvollen Handwerkszeug zur Unterstützung der Umsetzung ihrer Kernkompetenzen. Dafür bündelt es umfassende Evidenzen bezüglich des Wertes von Aktivität, gemeinsam mit einem Reichtum an Ressourcen, um die Umsetzung einer betätigungsfokussierten Intervention zu ermöglichen.

Als ErgotherapeutInnen erkennen wir an, dass die Reduktion von Isolation und der Aufbau unterstützender sozialer Netzwerke und Beziehungen Sinngebung, Zielstrebigkeit, gute psychische Gesundheit und Genesung begünstigt und psychischen Problemen vorbeugt. Die Teilhabe an bedeutungsvollen Aktivitäten wird mit einem gesteigerten Selbstwertgefühl und Wohlbefinden assoziiert, jedoch konnten Studien zur Zeitnutzung zeigen, dass Menschen mit psychischen Problemen häufig (zu) wenig aktiv sind sind und passiven Freizeitbeschäftigungen nachgehen (Shimitras et al., 2003; Bejerholm, 2010). Allerdings stellen Erwachsene mit einer Diagnose psychischer Probleme nach wie vor eine der am stärksten sozial ausgegrenzten Gruppen in Großbritannien dar (Social Exclusion Unit, 2004). ErgotherapeutInnen sind nun dazu aufgerufen, eine Schlüsselrolle in der Bekämpfung dieser Situation einzunehmen.

Die Evaluation sowie Veröffentlichung der Kosten-Nutzen-Effizienz ergotherapeutischer Interventionen ist ein entscheidender Schritt zum Aufbau einer Evidenzbasis und um ihren Wert aufzuzeigen. Es wurden bisher sehr wenige Studien im Bereich der Ergotherapie durchgeführt, die standardisierte manualisierte Interventionen und Messinstrumente verwendeten; und es gibt konkret sehr wenige ergotherapeutische Manuale (Blanche et al., 2011) – insbesondere im Bereich der psychiatrischen Versorgung. Die Einführung des vorliegenden Therapiemanuals stellt ein unschätzbares Instrument für PraktikerInnen dar und kreiert gleichzeitig eine Forschungs-Plattform. Wir fühlen uns privilegiert, eine Pilotstudie durchführen zu können, um diese manualisierte Intervention mit einer Gruppe von Menschen mit chronischer psychischer Erkrankung zu erproben, die Unterstützung bei der Identifizierung von und dem Zugang zu öffentlichen Ressourcen benötigen.

Wir sind zuversichtlich, dass dieses Manual von großem Interesse für praktisch tätige sowie leitende ErgotherapeutInnen, Studierende und Auszubildende sein wird, die versuchen, zeitlich begrenzte, betätigungsfokussierte Interventionen in den Behandlungspfad zu integrieren. Wir glauben, dass das Programm *Genesung durch Aktivierung* den Bedarf realer praktischer Herausforderungen deckt und uns dabei helfen kann, die Praxis der Ergotherapie in der psychiatrischen Versorgung wieder mehr auf die Betätigung auszurichten sowie dabei ErgotherapeutInnen zu unterstützen, ihre Kernfertigkeiten einzusetzen und die Qualität der Versorgung zu verbessern.

Dr Mary Morley, Director of Therapies, South West London and St George's Mental Health Trust
Mary Birken, Ergotherapeutin, Wissenschaftlerin, Institute of Psychiatry, King's College London

Literatur

Bejerholm, U. (2010). Occupational balance in people with schizophrenia. *Occupational Therapy in Mental Health, 26* (1), 1-17.

Blanche, E.I., Fogelberg, D., Diaz, J., Carlson, M. & Clark, F. (2011). Manualization of Occupational Therapy interventions: illustrations from the pressure ulcer prevention research program. *American Journal of Occupational Therapy, 65* (6), 711-719.

Fox, V. (2013). Professional roles in community mental health practice: generalist vs. specialist. *Occupational Therapy in Mental Health, 29* (1), 3-9.

Pettican, A. & Bryant, W. (2007). Sustaining a focus on occupation in Community Mental Health Teams. *British Journal of Occupational Therapy, 70* (4), 140-146.

Shimitras, L., Fossey, E. & Harvey, C. (2003). Time use of people living with schizophrenia in a North London catchment area. *British Journal of Occupational Therapy, 66* (2), 46-54.

Social Exclusion Unit (2004). *Mental Health and Social Exclusion. Social Exclusion Unit Report.* Office of the Deputy Minister, London.

Vorwort

Das Verfassen des Programms *Genesung durch Aktivierung* war eine wunderbare Erfahrung – sie hat Zeit in Anspruch genommen, die ich neben der Tätigkeit als Ergotherapeutin nicht zur Verfügung gehabt hätte. Mehr als je zuvor habe ich dadurch nachvollziehen können, warum (so) zahlreiche vielversprechende ergotherapeutische Interventionsverfahren nicht in einem Format veröffentlicht werden, in dem sie „gebrauchsfertig" für andere sind. Ich finde, dass diese Verschwendung von Potenzial und die therapeutischen Einheiten, die darauf verwendet werden, „das Rad neu zu erfinden" möglichst vermieden werden sollten. Meine Hoffnung ist, dass das Manual *Genesung durch Aktivierung* eine flexible Ressource bereitstellt, die als Gerüst für ergotherapeutische betätigungsfokussierte Interventionen in einer Reihe von Settings für Erwachsene mit psychischen Erkrankungen dienen, und eine Plattform zur Etablierung eines dauerhaften Nutzens von Betätigungsteilhabe für Genesung und Wohlbefinden bieten kann.

Der Auftrag, den Nutzen von Betätigungsteilhabe zu vermitteln, scheint relativ gradlinig zu sein. Gewiss, die Wichtigkeit von Inklusion und Integration sind inzwischen wohl verstanden. Jedoch ist es eine große Herausforderung, Menschen dazu zu befähigen, die positive Auswirkung, die Betätigungs- und soziale Teilhabe in ihrem eigenen Leben spielen kann, zu erkennen – insbesondere dort, wo Menschen bereits soziale Ausgrenzung und Ablehnung aus erster Hand erfahren haben. Die schiere Verwegenheit dieses Vorhabens zeigte sich mir, als ich mit Ergotherapie-Studierenden daran arbeitete, Ideen für eine frühe Version von *Genesung durch Aktivierung* zu entwickeln. Unzweifelhaft zeigten sie Enthusiasmus und Fertigkeiten als Forschende – jedoch war eine Tendenz vorhanden anzunehmen, dass allein die Beteiligung an einer Aktivität ausreicht, die Teilnehmenden von ihrem immanenten Nutzen zu überzeugen.

Es ist wichtig anzuerkennen, dass die Beteiligung von Menschen an Aktivitäten geschulte Anleitung erfordert, aber gleichermaßen benötigen Menschen Unterstützung dabei, Aktivitäten in langfristige Betätigungen zu integrieren. Dies ist entscheidend, wenn Entwicklung nachhaltig sein soll. Die Kunst liegt darin, ausreichend deutlich, direkt und klar in unseren Ermutigungen zu sein, während wir gleichzeitig den Menschen zugestehen, ihre eigenen Erfahrungen zu reflektieren und ihre persönlichen Schlussfolgerungen zu ziehen. Es ist meine Überzeugung, dass das Model of Human Occupation (MOHO – Modell der menschlichen Betätigung) (Kielhofner, 2008) diesen Prozess dadurch unterstützen kann, indem es betätigungsfokussierende, holistische, evidenzbasierte und personenzentrierte Praxis fördert, sowie unterstützende Instrumente zur Verfügung stellt, die dazu befähigen, professionelle Interventionen zu verbessern.

Ich habe enorm von vielerlei großartigen Ressourcen profitiert, die u.a. das Manual von *The Remediation Process* (de las Heras et al., 2003) als auch das Textbuch *The Intentional Relationship* (therapeutic use of self; Taylor, 2008) einschließen. Auf verschiedene Art und Weise beschreiben beide Ansätze Vorgehensweisen, die von ErgotherapeutInnen zum Verständnis benötigt werden, *wie* Teilhabe gefördert werden kann. Gleichzeitig konzentriert sich das Programm *Genesung durch Aktivierung* auf die unterschiedlichen Aktivitäten, die unterstützt werden könnten – in anderen Worten: an *was* Personen teilhaben könnten. Es zielt darauf ab, vielfältige Möglichkeiten zum Gespräch aufzuzeigen, um in einen zielführenden Austauch mit den Teilnehmenden zu treten. MOHO bleibt ein zentraler Bestandteil, um die Diskussion voranzutreiben, indem es einen Rahmen für ErgotherapeutInnen bereitstellt, die richtigen Fragen zu stellen, messbare Ziele zu setzen und Veränderung(en) zu evaluieren.

Ursprünglich hatte ich intendiert, sechs Themen im Programm *Genesung durch Aktivierung* aufzunehmen, jedoch erweiterte sich deren Zahl auf zwölf, nachdem ich begann, die existierende Literatur zu berücksichtigen. Je mehr Nachforschungen ich betrieb, desto stärker wurde ich mir der Vor- und Nachteile vieler der Aktivitäten bewusst. Zum Beispiel gibt es sowohl Vor- als auch Nachteile, passiven Freizeitbeschäftigungen nachzugehen, und soziale Aktivitäten können sowohl Belastung als auch Genuss verursachen. Genauso ist das Etablieren einer beruflichen Rolle nicht die Lösung aller Probleme für jede Person, während fürsorgliche als auch Aktivitäten im Haushalt einerseits als lästige Pflichten angesehen werden, und andererseits als tiefe Quellen von Sinnhaftigkeit gelten können.

Ich war davon überrascht, wie leicht ErgotherapeutInnen Möglichkeiten verpassen, den Wert bestimmter Aktivitäten zur Sprache zu bringen – vielleicht, weil sie nicht technisch gesinnt oder unsicher sind, wie sie Gespräche über Glaubensangelegenheiten initiieren können oder weil „Selbstfürsorge" als ein zu sensibles Thema angesehen wird. Zudem scheinen Aktivitäten, die körperliche Anstrengung oder gesellschaftliche Integration erfordern, leichter voranzutreiben zu sein, während der Wert von Outdoor- und kreativen Aktivitäten schwerer zu vermitteln sein mag.

Ich hoffe, dass ErgotherapeutInnen mit *Genesung durch Aktivierung* in der Lage sein werden, ein maßgeschneidertes Programm aufzubauen, das den Bedürfnissen der Teilnehmenden gerecht wird, indem sie ausgewogene Anteile von Freizeit-, Selbstfürsorge- als auch produktiven Aktivitäten einbeziehen. Mit dem Blick darauf, relevante Themen, die das jeweilige Programm enthalten sollte, zu identifizieren, findet sich im Anhang eine Aktivitäten-Checkliste. Zudem werden Schlüsselthemen für jedes Themengebiet bereitgestellt, um zu helfen, den Wert jeder Aktivität zu verdeutlichen. Letztlich jedoch sollte dieses Handbuch lediglich als eine Grundlage für die Praxis gesehen werden; Praktizierende können mit der Zeit weitere Inhalte zu den Themen ergänzen oder neue Wege zur Förderung der Aktivitäten finden.

Als Klinikerin hatte ich das Privileg mit vielen talentierten ErgotherapeutInnen zusammen zu arbeiten. Wir lernten, unsere eigenen Interventions-Programme zu entwickeln, und mussten hart daran arbeiten, unseren Betätigungsfokus beizubehalten. Trotz all seiner Limitationen hätte ich liebend gern ein Manual wie das vorliegende zur Verfügung gehabt!

Sue Parkinson

Literatur

de las Heras, C.G., Llerena, V. & Kielhofner, G. (2003). *A User's Manual for Remotivation Process: Progressive Intervention for Individuals with Severe Volitional Challenges.* Version 1.0, University of Illinois: Chicago, IL.

Kielhofner, G. (ed.) (2008). *Model of Human Occupation. Theory and Application* (4th edn.). Baltimore, MD: Lippincott, Williams and Wilkins.

Taylor, R.R. (2008). *The Intentional Relationship. Occupational Therapy and Use of Self.* Philadelphia, PA.: FA Davis.

Danksagungen

Ich fühle mich Mary Morley (Director of Therapies, South West London and St George's Mental Health Trust) für ihren grenzenlosen Enthusiasmus, ihren unermüdlichen Einsatz sowie ihren unerschütterlichen Glauben an das Potenzial des Programms *Genesung durch Aktivierung* zutiefst verpflichtet.

Zusätzlich möchte ich meinen früheren KollegInnen meinen herzlichsten Dank ausdrücken, die den ersten Entwurf pilotierten und positives Feedback von Leistungsempfängern erhielten:

- Sarah Carter, die ein achtwöchiges Programm anleitete, um den Bedarfen von Leistungsempfängern einer psychiatrischen Einrichtung gerecht zu werden, und die den (englischen) Titel *Recovery through Activity* vorschlug
- Miriam Rowe und Deborah Mitchell, die das Programm in einem Rehabilitations-Setting anwendeten und Leistungsempfänger auf effektive Art und Weise einem breiten Angebot an lokalen Ressourcen zuführten
- Kalwran Sangha für die Verbindung der Gesprächs- bzw. Diskussionsthemen aus *Genesung durch Aktivierung* mit auf Erfahrung beruhenden Aktivitäten in einzelnen Einheiten und für die Nutzung des Programms *Genesung durch Aktivierung* als Basis für offene Gruppen in einem Akut-Setting.

Ich möchte ebenfalls dem großen Interesse, das ErgotherapeutInnen an der Entwicklung des Programms *Genesung durch Aktivierung* gezeigt haben und früheren KollegInnen, die geholfen haben, meine Ideen zu formen, meine Wertschätzung zum Ausdruck bringen. Insbesondere:

- Rachel Humphries und Sara Bains, die halfen, ein Projekt mit Ergotherapie-Studierenden der Universität Derby ins Leben zu rufen, um die Original-Themenbereiche des Programms *Genesung durch Aktivierung* zu erkunden
- Karen Wheeler, für die Förderung der Rolle der Ergotherapie in der Gesundheitsförderung und die Koordination von finanziellen Mitteln für die Studierenden-Projekte und Pilot-Gruppen des National Health Service (NHS) Derbyshire County Public Health als Teil des „Choosing Health – Mental Health“ Programms.

Außerdem bin ich stolz darauf anzuerkennen, dass das Model of Human Occupation (MOHO) mein professionelles Reasoning seit vielen Jahren geleitet hat und den Rahmen von *Genesung durch Aktivierung* bildet. Ich bin zutiefst dankbar für die großzügige Unterstützung und die warme Bestätigung, die mir der Autor des Modells, Gary Kielhofner, zur Verfügung stellte als auch für die fortlaufende Unterstützung durch Renée Taylor, die das MOHO Clearing House an der Universität Illinois in Chicago leitet. Das Kapitel, welches die theoretischen Grundlagen, die Beschreibungen der Assessments, die auf das MOHO zurückgehen, und Bezüge zu Ebenen der Veränderung (levels of change) als auch unterstützende Strategien, die auf dem MOHO basieren, erklärt, wurden mit freundlicher Genehmigung des MOHO Clearing House für das Programm *Genesung durch Aktivierung* übernommen.

Mein Verständnis des MOHO schulde ich zu großen Teilen dem wissenschaftlich-praktischen Austausch (scholarship of practice) zwischen dem Ergotherapie-Service, in dem ich als Practice Development Advisor arbeitete, und dem UK Centre for Outcomes, Research and Education (UKCORE). UKCORE wird von Professorin Kirsty Forsyth geleitet und es war ein großes Privileg für mich, jahrelang mit Kirsty zusammen arbeiten zu dürfen. Ich habe immens von ihrer Betreuung, Beratung und Anleitung profitiert. Insbesondere mein Nachdenken darüber, wie ich messbare Ziele formulieren kann, wurde transformiert, und dieses Wissen hat die Erläuterung der Interventionsplanung im Programm *Genesung durch Aktivierung* geprägt. Ich bin Kirsty ebenfalls dafür dankbar, dass sie mir die Wichtigkeit der Erstellung umfassender Gruppenprofile verdeutlicht hat – ein Beispiel-Gruppenprofil ist dem Programm *Genesung durch Aktivierung* im Anhang beigefügt.

Danke auch an Peter Bates vom National Development Team for lnclusion, dass er mir erlaubt hat, das „Inclusion Web" zu umreißen und das „Social Inclusion Ampelsystem" in einer Übung zu nutzen, die bestimmt, in welchem Grad gesellschaftliche bzw. gemeindenahe Versorgungsorte sozial integrativ sind.

Schlussendlich wäre die Fertigstellung des Manuals von *Genesung durch Aktivierung* nicht ohne die liebevolle Unterstützung meines Partners Peter Gray und seinen festen Glauben an mich möglich gewesen.

Vorwort der Herausgeberinnen

Im Fokus ergotherapeutischer Interventionen gewinnen die Faktoren „Zeit“ und „gesellschaftliche Zeitkultur“ zunehmend an Bedeutung: So stehen die Anliegen der KlientInnen im Arbeitsfeld der Psychiatrie durchaus auch im Zusammenhang mit einer beschleunigten Gesellschaft, der Zeitverdichtung oder auch dem Erleben, dass die eigene Work-Life-Balance unausgewogen ist (vgl. Wöckel, 2014; Techniker Krankenkasse, 2016). Der Gestaltung von Zeit als Interventionsfokus der Ergotherapie kann aber auch im Sinne von Heidegger (1962: Vortrag Zeit und Sein, zitiert in Müller et al., 1986) begegnet werden, wobei er der „Zeit“ den Sinn von „Sein“ beimisst. Ein „In der Welt sein“ erfolgt, in dem Zukunft durch Intentionalität gestaltet wird und durch „Zeitigen“ an Bedeutung gewinnt. Hier knüpfen die Themen schwer psychisch Erkrankter – wie z.B. Betätigungseinseitigkeit oder passive singuläre Aktivitäten bis hin zu Inaktivität – an. In diesem Sinne wird Betätigungsdysbalance als ein Ungleichgewicht zwischen den individuellen Kapazitäten und den äußeren Möglichkeiten bzw. Anforderungen verstanden (vgl. Eklund et al., 2009). Dies bildet den Ausgangspunkt als auch Ansatz des Gruppeninterventionsprogramms *Genesung durch Aktivierung,* indem u. a. Aktivitäten rund um die Betätigungskategorien Produktivität, Freizeit, Selbstfürsorge als auch Erholung fokussiert werden.

Mit den Schwerpunkten „Betätigungsteilhabe“ und „Aktivierung“ sowie den Ansätzen der Edukation und Befähigung, entspricht es als ergotherapeutische Intervention dem aktuellen Berufs- und Therapieverständnis. Dies wird der derzeitigen Entwicklung der Berufspraxis im Arbeitsfeld Psychiatrie gerecht, in der Partizipation als Qualitätsmaß sowie die Orientierung an Evidenzen vermehrt eine Rolle spielen. In der heutigen Zeit, in der die Forderung nach evidenzbasierter Praxis und Wirksamkeitsnachweisen in der Ergotherapie auch rechtlich verankert ist (vgl. Mangold 2015, S. 149), kann die Manualisierung von Interventionen als Schlüsselschritt gesehen werden, um Nachweise für Behandlungseffektivität zu ermöglichen, als auch erfolgreiche Interventionen in der Praxis weit zu verbreiten. Indem die Interventionen durch ein Handbuch in manualisierter Form dargelegt werden, wird die Behandlungsdurchführung präzisiert – eine Voraussetzung dafür, dass die Ergebnisse von Wirksamkeitsstudien eindeutig und unverfälscht sind, da die Intervention einheitlich durchgeführt werden kann (vgl. Blanche et al. 2011, o.S.).

Mit *Genesung durch Aktivierung,* liegt nun ein ergotherapeutisches Gruppeninterventionsprogramm vor, welches im Sinne einer manualisierten Intervention zur Strukturierung und Standardisierung von Behandlungsabläufen (Zamath 2016, S. 25) beiträgt: *Genesung durch Aktivierung* bietet praktizierenden ErgotherapeutInnen einen klientenzentrierten praxisnahen Zugang in der Gestaltung ergotherapeutischer Gruppeninterventionen und zugleich eine breite theoretisch fundierte sowie evidenzbasierte Herleitung der einzelnen Aktivitätskategorien als Interventionsfokus. Damit erhalten praktizierende ErgotherapeutInnen umfassende Informationen und vielfältige Beispiele sowie Ideen zur Gestaltung ihrer Interventionen und können hierdurch ihren KlientInnen Impulse hinsichtlich einer veränderten Alltagsgestaltung geben. Mit dem Gruppenformat knüpft *Genesung durch Aktivierung* an ein bereits etabliertes Setting der Ergotherapie im Arbeitsfeld Psychiatrie an. Speziell dieser edukative aktivierende Interventionskontext bietet KlientInnen eine „Gesprächsplattform“, um sich mit ihren Aktivitätsmustern und ihrer Zeitgestaltung auseinanderzusetzen und die damit verbundenen Auswirkungen auf ihren Gesundheitszustand zu reflektieren.

Die Übersetzung des Manuals erfolgte eng an dem Original und wir haben hierfür u.a. die bereits etablierten übersetzten Termini des Model of Human Occupation genutzt (Kielhofner, Marotzki & Mentrup, 2004; Jerosch-Herold et al., 2009). Dennoch fiel es zum Teil schwer, einzelne ergotherapeutische Begrifflichkeiten wie auch Angebote des britischen Gesundheitssystems wörtlich zu übersetzen. In diesen Fällen haben wir recherchiert, diskutiert und uns letztlich davon leiten lassen, bestmöglich die inhaltliche Aussage zu transportieren.

Danken möchten wir an dieser Stelle Lisa Becker und Sarah Ravé, die sich im Rahmen eines wissenschaftlichen Projektes als Studentinnen der Hochschule Osnabrück mit dem Original-Programm *Recovery through Activity* befasst und in diesem Zusammenhang die Arbeitsblätter in einem ersten Entwurf übersetzt und erstellt haben. Die Arbeitsblätter des Therapieprogramms sind über den Download-Link: https// www.hogrefe.ch/Downloads/Genesung-durch-Aktivierung abrufbar. Zusätzlich gilt unser herzlicher Dank der Autorin Sue Parkinson für ihre Einwilligung zur Übersetzung des Programms *Recovery through Activity* in die deutsche Sprache, als auch Barbara Müller vom Hogrefe Verlag, die uns hervorragend durch den Publikationsprozess geleitet hat.

Jutta Berding & Christina Haupt

Literatur

Blanche, E.I., Fogelberg, D., Diaz, J., Carlson, M. & Clark, F. (2011). Manualization of Occupational Therapy interventions: illustrations from the pressure ulcer prevention research program. *American Journal of Occupational Therapy, 65* (6), 711–719.

Eklund, M., Leufstadius, C. & Bejerholm, U. (2009). Time use among people with psychiatric disabilities: implications for practice. *Psychiatric Rehabilitation Journal, 32* (3), 177–91.

Jerosch-Herold, C., Marotzki, U., Hack, B.M., Weber, P. (2009). *Konzeptionelle Modelle für die ergotherapeutische Praxis* (3. Aufl.). Berlin, Heidelberg: Springer.

Kielhofner, G., Marotzki, U. & Mentrup, C. (2004). *Model of Human Occupation (MOHO) – Grundlagen für die Praxis.* Berlin, Heidelberg: Springer.

Müller, C. et al. (1986). *Lexikon der Psychiatrie: Gesammelte Abhandlungen der gebräuchlichsten psychiatrischen Begriffe.* Berlin, Heidelberg: Springer.

Techniker Krankenkasse (2016). Entspann dich, Deutschland – Die TK Stressstudie. In: https://www.tk.de/centaurus/servlet/contentblob/921466/Datei/3654/TK-Stressstudie_2016_PDF_barrierefrei.pdf (letzter Zugriff: 7.02.2018)

Wöckel, P. (2014). *Die „Beschleunigte Gesellschaft": Wie wir als Schöpfer der Zeit zu ihrem Opfer werden.* Hamburg: Diplomica.

Zamath, F. (2016). Sind Behandlungsmanuale für die Arbeitstherapie wichtig? Der Nutzen von manualisierten Interventionen. *Et Reha, 55* (3), 25–28.

Teil 1

Einführung in das Programm *Genesung durch Aktivierung*

Aktuelle ergotherapeutische Praxis

Die Evidenz weist darauf hin, dass das Beibehalten einer einzigartigen professionellen Identität für ErgotherapeutInnen in der derzeitigen Gesundheitsversorgung schwieriger geworden ist (Farnworth, 2003). Während einige ErgotherapeutInnen aktivitäts- oder betätigungsfokussiert arbeiten, sind andere gefordert, eine Menge generischer klinischer und unterstützender Rollen zu erfüllen. Zusätzlich haben viele ErgotherapeutInnen sich dazu entschieden, Interventionsproramme anzubieten, die sich vordergründig auf die Reduzierung von Symptomen konzentrieren, wie zum Beispiel Angst-Management (Meeson, 1998). Ein Risiko besteht darin, dass ErgotherapeutInnen Bewältigungsstrategien zur Betätigungsteilhabe vermitteln könnten, ohne dabei jedoch den Wert der Betätigungen selbst oder die Zunahme an Betätigungsteilhabe zu bekräftigen. In der Tat gibt es Bedenken, dass sich ErgotherapeutInnen so sehr von ihrer ursprünglichen Rolle entfremden könnten, dass sie nicht mehr dazu in der Lage sind, ihren einzigartigen Beitrag zur Gesundheitsförderung zum Ausdruck zu bringen (Tremblay & Brousseau, 2011). Aus diesem Grund wurden ErgotherapeutInnen angemahnt, in ihrer täglichen Praxis gesundheitsförderliche Aktivitäten zu ermitteln und weiter zu verfolgen (College of Occupational Therapists, 2008). Außerdem hat Pierce (2001) ErgotherapeutInnen dazu angehalten, hoch differenzierte konstruktive Fertigkeiten zu entwickeln, um sicherzustellen, dass die Aktivitäten den Zielen der KlientInnen entsprechen.

Mehrere ergotherapeutische Programme sind bereits entwickelt worden, um ErgotherapeutInnen darin zu unterstützen, ihr Verständnis bezüglich des Wertes von Aktivitäten und dem Bedürfnis nach ausgewogener Teilhabe umzusetzen. Am bemerkenswertesten sind das *Lifestyle Redesign*- Programm (Mandel et al., 1999) und das *Lifestyle Matters*-Programm (Craig & Mountain, 2007), die für die Anwendung mit älteren Erwachsenen konzipiert wurden. Das Original *Lifestyle Redesign*-Programm wurde in den USA entwickelt und bekräftigte die Wichtigkeit der Einbettung von „gesunden Betätigungen" in Lebensstil-Veränderungen. Seine Effektivität wurde in einer randomisierten kontrollierten Studie (RCT) untersucht, die belegte, dass es höchst erfolgreich in der Verbesserung der physischen und psychischen Gesundheit älterer Menschen war (Jackson et al., 1998). So sehr, dass in einer erneuten Untersuchung aller StudienteilnehmerInnen sechs Monate nach Interventionsende etwa 90 Prozent des Therapieerfolgs erhalten blieben (Clark et al., 2001). Zudem bestätigte eine weitere Studie die ökonomische Effektivität des Programms (Clark et al., 2012), indem die Kosten nach Beendigung der Intervention in der Interventionsgruppe geringer waren als in den Kontrollgruppen (Hay et al., 2002). Zwischenzeitlich wurde das *Lifestyle Matters*-Programm in Großbritannien (UK) entwickelt, und Forschende führten eine erfolgreiche Machbarkeitsstudie im gemeindenahen Setting durch (Mountain et al., 2008).

Andere Lifestyle-Programme wurden über die Jahre konzipiert, unter anderem das *Wellness and Lifestyle Renewal*-Manual (Rosenfeld, 1993), basierend auf dem Model of Human Occupation (Kielhofner, 1985). Dieses Modell stellt seit mehr als 30 Jahren ein Framework für die Analyse des Betätigungslebens zur Verfügung (Kielhofner & Burke, 1980; Kielhofner, 1985, 1995, 2002, 2008). Es bietet einen Rahmen für die Analyse des Betätigungslebens entsprechend Volition, Rollen und Routinen, Performanz und Umwelt einer Person (Kielhofner, 2008), und wurde umfassend dafür genutzt, ergotherapeutische Interventionen zu leiten (de las Heras de Pablo, 2011). Die Zielgruppe für diese Interventionen umfasst ältere Menschen (Yamada et al., 2010) und stationär behandelte Erwachsene in Akutkrankenhäusern (Melton et al., 2008), Menschen mit Angst vor Erkrankungen („worried-well“) (Rosenfeld, 1993, piii), betroffenen Personen in Rehabilitation (de las Heras et al., 1993) als auch geschlossenen psychiatrischen Settings (Lee & Harris, 2010).

Genesung durch Aktivierung – Zweck und Inhalt

Genesung durch Aktivierung folgt der Zielsetzung des japanischen Programms für ältere Menschen (Yamada et al., 2010), das auf dem Model of Human Occupation (MOHO) beruht und im Folgenden umschrieben wird:

Zielsetzung:
- Ein Forum für Teilnehmende mit psychischen Erkrankungen zur Verfügung zu stellen, um sie bei der Reflexion ihrer Betätigungsleben und dem Einfluss, die diese auf ihre allgemeine Gesundheit haben, zu unterstützen.
- Die Diskussion und Erprobung von Lifestyle-Entscheidungen, die den Betätigungs- und Gesundheits-Bedürfnissen der Teilnehmenden besser gerecht werden.

Es bleibt zudem zu hoffen, dass das Programm die Teilnehmenden dazu befähigt, einige der Vorteile wahrzunehmen und zu erfahren, die Beteiligte an einem Lifestyle-Programm in Schweden zuschrieben: ein erhöhtes Bewusstsein für die eigene (Lebens-) Situation, Veränderungen des Lebensalltags, verbesserte Gesundheit sowie ein stärker gleichberechtigtes Verhältnis zu den Anleitenden (Forsberg et al., 2011).

Genesung durch Aktivierung unterscheidet sich insofern von den oben genannten Programmen, dass es für Erwachsene, die psychiatrische Gesundheitsleistungen in Anspruch nehmen, konzipiert wurde – unabhängig davon, ob im Krankenhaus oder gemeindenah. Das MOHO hat die gesamte Konzeption der Intervention geleitet, wird aber insbesondere in den Elementen des individuellen Assessments und der Behandlungsplanung des Programms ersichtlich. Der Gruppenaspekt des Programms verfolgt das Ziel, die KlientInnen zu einer gesteigerten Teilnahme an einer Reihe von Aktivitäten in den Bereichen Freizeit, Selbstfürsorge und Beruf zu ermutigen.

Die Intention für die Erstellung des Manuals war es, eine flexible Intervention zu umschreiben, die für Erwachsene im Erwerbsalter geeignet ist und auf weithin anerkannten Kategorien von Betätigungsteilhabe beruht. Das entstandene Programm kombiniert gesprächs- bzw. diskussionsbasierte Einheiten mit Möglichkeiten zur Selbsterfahrung von Aktivitäten oder dem tiefergehenden Erkunden verschiedener Themenbereiche. Gruppeneinheiten werden um individuelle Assessments sowie Behandlungsplanung ergänzt und können von ErgotherapeutInnen in verschiedenen psychiatrischen Settings durchgeführt werden. Die Anleitenden sollten beachten, dass der Schwerpunkt der Gruppengespräche und -diskussionen darin liegt, den Nutzen von Aktivität bzw. Aktivierung zu erkennen und die eigenen Stärken zu reflektieren, anstatt bei Barrieren und persönlichen Einschränkungen zu verweilen.

Dieses Manual enthält:
- einen Frage-und-Antwort Abschnitt für Anleitende des Gruppenprogramms *Genesung durch Aktivierung*
- Optionen für formelle und informelle individuelle Assessments, die in Verbindung mit dem Gruppenprogramm angeboten werden können
  - Vorschläge für formelle Assessments
  - Unterstützende, informelle Assessment-Fragen für die Erhebung von Bedürfnissen der einzelnen Teilnehmenden
  - Guidelines zur Bestimmung messbarer Ziele mit den einzelnen Teilnehmenden
- einen Anhang mit folgenden Inhalten:
  - ein Gruppenprotokoll für das Programm *Genesung durch Aktivierung,* einen Beispiel-Flyer und Vorschläge für ein Vorab-Interview als auch für Re-Evaluationen nach Programmende.

Der Mittelteil des vorliegenden Manuals ist in 12 Unterkapitel unterteilt, wobei jedes separate Aktivitäten-Kategorien anführt, die jeweils als Themenbereich für Gruppeninterventionen verwendet werden können. Diese Kategorien umfassen:

1 Freizeitaktivitäten
  - Identifizierung des Unterschiedes zwischen passiver und aktiver Freizeitbeschäftigung
2 Kreative Aktivitäten
  - Erkenntnis, dass Kreativität Prozesse der Risikobereitschaft und Problemlösung beinhaltet
3 Technische Aktivitäten
  - Abwägen positiver und negativer Ergebnisse
4 Körperliche Aktivitäten
  - Bestätigung der Vorteile und des Nutzens physischer und psychischer Gesundheit

5 Outdoor-Aktivitäten
  - Verständnis der Kraft der natürlichen Umgebung für das Wiederherstellen von Wohlbefinden

6 Glaubensaktivitäten
  - Entdecken von Arten und Weisen, in der spirituelle und religiöse Überzeugungen den Alltag formen können

7 Aktivitäten der Selbstfürsorge
  - Würdigung dessen, dass Selbstfürsorge das Managen von Gesundheits- und Krankheitszuständen, das Achtgeben auf unseren Körper als auch unser Aussehen mit einschließt

8 Aktivitäten im Haushalt
  - Verständnis der kulturellen Bedeutung, die der „häuslichen Identität" und Haushaltsführung zukommt

9 Fürsorgliche Aktivitäten
  - Unterscheidung von „jemanden/etwas als wichtig erachten", „sich um jemanden/etwas kümmern", und „für etwas/jemanden Verantwortung übernehmen"

10 Berufliche Aktivitäten
  - Reflektieren der Vorteile von bezahlter Arbeit, von Ehrenamt und des Lernens bzw. Studierens

11 Soziale Aktivitäten
  - Erkennen des Wertes sozialer Interaktion zum Aufbau sozialer Netzwerke

12 Gemeinschaftsaktivitäten
  - Nachdenken darüber, wie gesellschaftliche Einbindung ausgedehnt werden kann.

Jedes Unterkapitel enthält:

- Kernaussagen, die mit den Teilnehmenden besprochen werden
- Hintergrundinformationen zum Wert und Nutzen jeder Aktivität
- Vorschläge für die Unterstützung von Reflexion, Diskussionen und Gesprächen, einschließlich
  - Anregungen zur Gesprächseröffnung
  - Gruppenübungen
  - Handouts als Kopiervorlagen
- Ideen für praktische weiterführende Aktivitäten zur Weiterentwicklung der bereits gewonnenen Erkenntnisse.
- Literaturangaben

Literatur

Clark, F., Azen, S.P., Carlson. M., Mandel, D., LaBree, L., ... Lipson, L. (2001). Embedding health-promoting changes into the daily lives of independent-living older adults: long-term follow-up of occupational therapy intervention. *The Journals of Gerontology Series B: Psychological Sciences and Social Sciences, 56* (1), P60-P63.

Clark, F., Jackson, J., Carlson, M., Chou, C.-P., Cherry, B.J., ... Azen, S.P. (2012). Effectiveness of a lifestyle intervention promoting the well-being of independently living older people: results of the Well Elderly 2 Randomised Controlled Trial. *Journal of Epidemiology and Community Health, 66* (9), 782–90.

College of Occupational Therapists. (2008). *Health Promotion in Occupational Therapy,* College of Occupational Therapists: London.

Craig, C. & Mountain, G. (2007). *Lifestyle Matters: An Occupational Approach to Healthy Aging.* Bicester: Speechmark Publishing.

de las Heras, C.G. & da Pablo, C.G. (2011). Promotion of occupational participation: integration of the Model of Human Occupation in practice. *Israeli Journal of Occupational Therapy, 20* (3), E67-E88.

de las Heras, C.G., Dion, G.L. & Walsh, D. (1993). Application of rehabilitation models in a state psychiatric hospital. *Occupational Therapy in Mental Health, 12* (3), 1–32.

Farnworth, L. (2003). Time use, tempo and temporality: occupational therapy's core business or someone else's business? *Australian Occupational Therapy Journal, 50* (3), 116–26.

Forsberg, K.A., Lindqvist, O., Bjorkmann, R.N., Sandlund, M. & Sandmann, P.O. (2011). Meanings of participation in a lifestyle programme for persons with psychiatric disabilities. *Scandinavian Journal of Caring Sciences, 25* (2), 357–64.

Hay, J., LaBree, L., Luo, R., Clark, F., Carlson, M., ... Azen, S.P. (2002). Cost-effectiveness of preventive occupational therapy for independent-living older adults. *Journal of the American Geriatrics, 50* (8), 1381–8.

Jackson, J., Carlson, M., Mandel, D., Zemke, R. & Clark, F. (1998). Occupation in Lifestyle Redesign: the well elderly study occupational therapy program. *American Journal of Occupational Therapy, 52* (5), 326–36.

Kielhofner, G. (ed.). (1985). *Model of Human Occupation: Theory and Application* (1st edn.). Baltimore, MD: Lippincott, Williams and Wilkins.

Kielhofner, G. (ed.). (1995). *Model of Human Occupation: Theory and Application* (2nd edn.). Baltimore, MD: Lippincott, Williams and Wilkins.

Kielhofner, G. (ed.). (2002). *Model of Human Occupation: Theory and Application* (3rd edn.). Baltimore, MD: Lippincott, Williams and Wilkins.

Kielhofner, G. (ed.). (2008). *Model of Human Occupation: Theory and Application* (4th edn.). Baltimore, MD: Lippincott, Williams and Wilkins.

Kielhofner, G. & Burke, J. (1980). A model of human occupation, part 1: conceptual framework and content. *American Journal of Occupational Therapy, 34* (9), 572–81.

Lee, S. & Harris, M. (2010). The development of an effective occupational therapy assessment and treatment pathway for women with a diagnosis of borderline personality disorder in an inpatient setting: implementing the Model of Human Occupation. *British Journal of Occupational Therapy, 73* (11), 559–63.

Lloyd, C., King, R. & Bassett, H. (2002). A survey of Australian mental health occupational therapists. *British Journal of Occupational Therapy, 65* (2), 88–96.

Mandel, D.R., Jackson, Z.M., Zemke, R., Nelson, L. & Clark, F.A. (1999). *Lifestyle Redesign: Implementing the Well Elderly Program.* Bethesda, MD: The American Occupational Therapy Association Inc.

Meeson, B. (1998). Occupational therapy in community mental health, part 1: intervention choice. *British Journal of Occupational Therapy, 61* (1), 7–12.

Melton, J., Forsyth, K., Metherall, A., Robinson, J., Hill, J. & Quick, L. (2008). Program redesign based on the model of human occupation: inpatient services for people experiencing acute mental illness in the UK. *Occupational Therapy in Health Care, 22* (2), 37–50.

Mountain, G., Mozley, C., Craig, C. & Ball, L. (2008). Occupational therapy led health promotion for older people: feasibility of the lifestyle matters programme. *British Journal of Occupational Therapy, 71* (10), 406–13.

Pierce, D. (2001). Occupation by design: dimensions, therapeutic power, and creative process. *American Journal of Occupational Therapy, 55* (3), 249–59.

Rosenfeld, M.S. (1993). *Wellness and Lifestyle Renewal: Manual for Personal Change.* Bethesda, MD: The American Occupational Therapy Association Inc..

Tremblay, M.M. & Brousseau, M. (2011). Theoretical perspectives on health education and record-keeping. *Canadian Journal of Occupational Therapy, 78* (1), 6–12.

Yamada, T., Kawamata, H., Kobayashi, N., Kielhofner, G. & Taylor, R.R. (2010). A randomized clinical trial of a wellness programme for healthy older people. *British Journal of Occupational Therapy, 73* (11), 540–8.

Anwendung des Model of Human Occupation

Überblick über die theoretischen Grundlagen des MOHO

Das Model of Human Occupation (**Abbildung 1**) basiert auf der Annahme, dass Betätigungsteilhabe eine zentrale Kraft für Gesundheit, Wohlbefinden und Entwicklung darstellt. Es sieht Menschen als dynamische, selbst-organisierte Wesen an, die fortlaufend auf Veränderungen reagieren und Veränderungen anregen. Diese Selbst-Organisation erwächst aus dem Betätigungsverhalten einer Person. Anders ausgedrückt können wir unser Leistungsvermögen, unsere Überzeugungen und Charaktere aufrechterhalten, bekräftigen und aufbauen, während wir uns mit beruflichen und Freizeit-Aufgaben als auch der Selbstfürsorge beschäftigen.

Wie wir uns an Betätigung beteiligen und unsere Betätigungsumstände anpassen, wird vom Zusammenspiel unserer *individuellen Charakteristika* und den vorherrschenden *Umgebungsbedingungen* gestaltet.

Individuelle Charakteristika umfassen Volition, Habituation und Performanzvermögen.

- *Volition* – das universelle Bedürfnis zu agieren, wird auf einzigartige Weise in der Betätigungsperformanz eines jeden in Übereinstimmung mit seiner Volition ausgedrückt. Die Volition besteht aus drei Hauptbestandteilen: Selbstbild, Interessen und Werte. Diese beeinflussen die Einschätzung der Effektivität unseres Tuns, was wir als angenehm und befriedigend empfinden als auch das, was wir als wichtig erachten.
- *Habituation* – der Prozess des sich Aneignens und Wiederholens wiederkehrender Muster von Betätigungsperformanz, die einen Großteil unseres Alltags ausmachen und durch unsere Rollen und Routinen gesteuert werden.
- *Performanzvermögen* – das komplexe Wechselspiel von muskuloskelettalen, neurologischen, perzeptuellen und kognitiven Komponenten

Die Umwelt wirkt folgendermaßen auf Betätigungsteilhabe ein: (a) durch das zur Verfügung stellen von

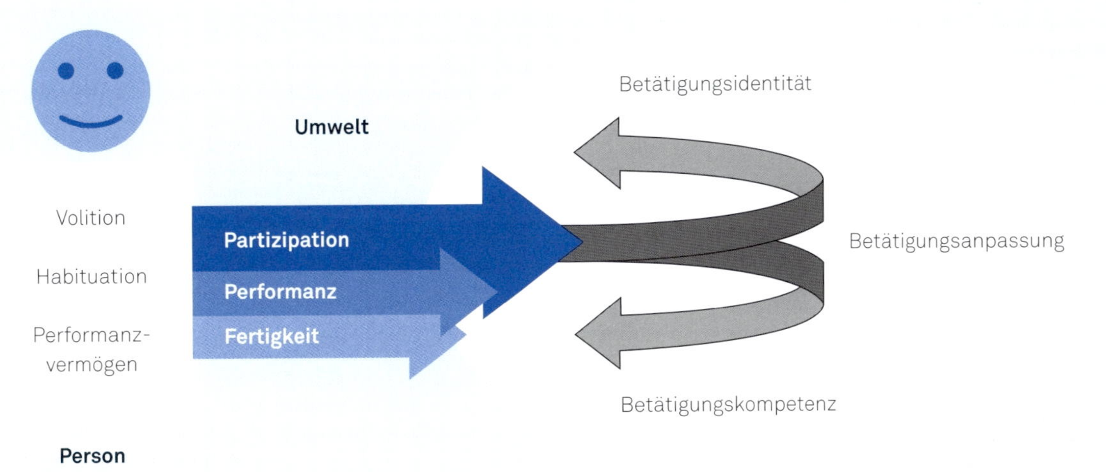

Abbildung 1: Das Model of Human Occupation (i. A. an Parkinson et al., 2006)

Möglichkeiten und Ressourcen sowie (b) das Kreieren von Bedingungen, die einerseits Ansprüche an eine Person stellen als auch diese hemmen.

Eine reduzierte Kapazität ist nicht alleiniger Hinderungsgrund, an Betätigungen teilzunehmen. Unsere grundlegenden Kapazitäten verbinden sich mit persönlichen als auch Umwelt-Faktoren, was uns ermöglicht, an Betätigung beteiligt zu sein, indem wir Betätigungsentscheidungen treffen, unterstützende Rollen und Routinen innehaben und wir auf adäquate umweltbedingte Unterstützung zugreifen können.

Betätigungs*teilhabe* bezieht sich auf die Einbindung einer Person in Lebensrollen und wird von ihrer persönlichen Betätigungs*performanz* als auch ihren *Fertigkeiten* gestützt – sie bilden gemeinsam die drei *Ebenen des Tuns.*

- **Teilhabe** ist der breiteste Begriff und beschreibt die Beteiligung an bedeutsamen Betätigungen, die sowohl sozial als auch persönlich wesentlich sind.
- **Performanz** ist spezifischer und wird dafür genutzt, die vielfältigen individuellen Aktivitäten zu verdeutlichen, die als Teil einer größeren Betätigung ausgeführt werden. Zum Beispiel erfordert die Beteiligung an täglichen persönlichen Aktivitäten die Performanz einer Anzahl von Aufgaben, einschließlich des Zähneputzens, des Hände- und Gesicht Waschens, Duschens und Toilettenganges, etc.
- **Fertigkeiten** sind Grundlage zielgerichteter Handlungen, die für jede Aktivität benötigt werden.
  - *Kommunikations- und Interaktionsfertigkeiten,* einschließlich der non-verbalen, Konversations-, Ausdrucks- und Beziehungsfähigkeit einer Person.
  - *Prozesshafte Fertigkeiten*, einschließlich des Wissens über Aktivitäten, über den Objektgebrauch, zur Zeit- und Raumnutzung und Problemlösefähigkeiten einer Person.
  - *Motorische Fertigkeiten*, einschließlich der Haltung und Mobilität, Koordination, Kraft, Anstrengung sowie Energie einer Person.

Teilhabe führt zu Adaptation (Anpassung), die als ein Zustand von Wohlbefinden definiert ist, der erreicht wird, wenn wir effektiv auf die Herausforderungen in unserem Leben reagieren. Betätigungsadaptation entsteht aus dem Zusammenspiel zweier Komponenten: *Betätigungsidentität* und *Betätigungskompetenz.*

- **Betätigungsidentität** ist im Grunde eine Selbstwahrnehmung davon, wer wir sind und wer wir sein möchten, wobei Elemente der Volition, Habituation als auch Wahrnehmungen der Umwelt miteinander verbunden werden.
- **Betätigungskompetenz** beschreibt den Grad dessen, inwieweit wir Muster an Betätigungsteilhabe aufrechterhalten, die Identität spiegeln. Kompetenz umfasst das in Bewegung setzen unserer Identität, das Umsetzen bestimmter Lebensstile als auch Fertigkeiten, die unsere Identität (unter)stützen. Während die Betätigungsidentität subjektiv ist, ist die Betätigungskompetenz die objektive Manifestation dessen, ob eine Person das Leben dahingehend organisieren kann, dass es ihren Verantwortlichkeiten und Verpflichtungen entspricht.

Das Identitätsgefühl einer Person und ihre Kompetenzen entwickeln sich im Laufe der Zeit, von Exploration über Kompetenz und Leistung, in Abhängigkeit des Entwicklungsalters und der relativen Erfahrung verschiedener Betätigungen und Umgebungen.

- **Exploration** stellt die erste Stufe der Veränderung dar, wenn wir neue Dinge ausprobieren und etwas über unser Leistungsvermögen, unsere Präferenzen als auch Werte lernen.
- **Kompetenz** stellt die Folgestufe dar, in der wir damit beginnen, neue Wege des Tuns zu integrieren und mehr damit befasst sind, unsere Standards im Hinblick auf eine größere Wirksamkeit und Effizienz hin zu verbessern.
- **Leistung** stellt die finale Stufe dar, wenn hinreichende Fertigkeiten und Gewohnheiten vorliegen, um vollständig an der jeweiligen Betätigung teilzuhaben.

MOHO und *Genesung durch Aktivierung*

Die Stufen der Veränderung sollten bei der Umsetzung des Programms *Genesung durch Aktivierung* das Handeln leiten. Grundsätzlich sollte das Gruppenprogramm das Explorieren zum Schwerpunkt haben, während das individuelle Setting mehr auf den Kompetenzaufbau des Einzelnen abzielt. Entsprechend liegt das Ziel der Gruppensitzungen darin, das Selbstbild der Teilnehmenden als *sich betätigende Wesen* zu verstärken – um ihre Betätigungsidentitäten zu stützen und ihnen zu ermöglichen, ihre Interessen, Werte und Überzeugungen zu erkunden.

Die Rolle der Anleitenden besteht darin, den Teilnehmenden eine Struktur zur Verfügung zu stellen, um verschiedene Betätigungen erfahren zu können, um ihre Erfahrungen auf Gültigkeit hin zu überprüfen als auch dazu anzuregen, zukünftige Betätigung in Aktivitäten zu antizipieren. (Beachten Sie: Dies passt zu Stufe 4 des Remotivation Process: *Pleasure and Efficacy in Action* von de las Heras et al., 2003). Derweil führt der Prozess im Einzelsetting einen Schritt weiter, indem Einzelne dabei unterstützt werden, ihre Rollen und Routinen zu ordnen. Die Anleitenden bieten im Einzelsetting weiterhin eine unterstützende Struktur, individuelle Absicherung und Ermutigung. Sie arbeiten zudem daran, spezifische Aspekte zu identifizieren, die Betätigungsteilhabe begünstigen können, persönliche Ziele auszuhandeln, spezifisches Feedback, gezielte Beratung sowie individuelles Coaching anzubieten, und – falls notwendig – körperliche Unterstützung zur Verfügung zu stellen, um den Zugang zu neuen Betätigungen und Umwelten zu ermöglichen. Dadurch könnten sie Teilnehmenden dabei helfen, etwaige Einschränkungen bezüglich Fertigkeiten und Performanz zu thematisieren, mit Blick auf das Gesamtziel, ihre Betätigungsteilhabe zu erhöhen. (Beachten Sie: Dies passt zu den Stufen 5 und 6 des Remotivation Process: *Internalised Sense of Efficacy* und *Living and Telling One's Story* von de las Heras et al., 2003). Die nachfolgende Tabelle fasst die Unterschiede zwischen Gruppenintervention und Einzelsetting zusammen.

Literatur

de las Heras, C.G., Llerena, V. & Kielhofner, G. (2003). *A User's Manual for Remotivation Process: Progressive intervention for Individuals with Severe Volitional Challenges.* Version 1.0, University of Illinois: Chicago, IL.

Forsyth, K. & Kielhofner, G. (2008). Therapeutic strategies for enabling change. In G. Kielhofner (ed.), *Model of Human Occupation: Theory and Application* (4th edn.) (pp. 185–203). Baltimore, MD: Lippincott, Williams & Wilkins.

Kielhofner, G. (ed.). (2008). *Model of Human Occupation: Theory and Application* (4th edn.). Baltimore, MD: Lippincott, Williams & Wilkins.

Parkinson, S., Forsyth, K. & Kielhofner, G. (2006). *User's Manual for the Model of Human Occupation Screening Tool (MOHOST)* (version 2.0). University of Illinois: Chicago, IL.

Tabelle 1: Differenzierung von *Genesung durch Aktivierung* als Gruppenintervention im Vergleich zum Einzelsetting unter Verwendung von Konzepten des MOHO

Charakteristika	Gruppenintervention	Einzelsetting
Zielausrichtung: Zum Aufbau von: Durch:	Explorationsebene Betätigungsidentität Gespräche und Reflexion	Kompetenzebene Betätigungskompetenz Analyse, Erproben und Üben
Fokus:	Volition Interessen Werte Persönliche Kausalität Möglichkeiten der Umwelt	Habituation Rollen Routinen Performanzvermögen Fertigkeiten, Performanz und Partizipation
Verwendete Schlüsselstrategien:	Strukturieren Absichern und Bestätigen Ermutigen	Identifizieren Verhandeln Feedback geben Beraten Coachen Körperliche Unterstützung zur Verfügung stellen

(Quelle: Forsyth & Kielhofner, 2008)

Verdeutlichung des Wertes von Aktivierung

Aktivität und Betätigung

Aktivitäten füllen unsere Tage aus und Handeln kennzeichnet unser Dasein. Alle Menschen benötigen Betätigung, um zu überleben und sich zu entfalten (Wilcock, 1993). Unser Leben dreht sich um die Dinge, die wir tun müssen oder tun wollen, unabhängig davon, ob es sich hierbei um selbstfürsorgliche Aufgaben handelt, um unseren persönlichen und häuslichen Bedürfnissen gerecht zu werden, oder um Freizeitgestaltung bzw. berufsbezogene Verantwortlichkeiten. Bei der Beschreibung all dessen, was dieses nach sich zieht, werden die Begriffe *Aktivität* und *Betätigung* oftmals synonym verwendet (Royeen, 2002), jedoch gibt es subtile und dennoch fundamentale Unterschiede zwischen ihnen.

- **Aktivität** beschreibt eine „kulturell geteilte Idee hinsichtlich einer Kategorie von Handlungen" (Pierce, 2001a), und bietet damit einen sinnvollen Ausgangspunkt. Die drei Hauptkategorien umfassen Aktivitäten, die zum Selbstzweck ausgeführt werden (Spiel oder Freizeit), Aktivitäten, die notwendig für Selbstfürsorge sind, sowie produktive Aktivitäten, die anderen Menschen dienen (Kielhofner, 2008). Wohlbefinden entsteht aus einem ausgewogenen Alltag (Håkansson et al., 2006) – eine Balance zwischen verpflichtenden Aktivitäten und solchen, denen wir gerne nachgehen würden (Majnemer, 2010).
- **Betätigung** ist ein breiteres und [gleichzeitig] stärker individualisiertes Konzept. Durch die Einbindung in ein Cluster miteinander verbundener Aktivitäten entwickeln wir eine Reihe persönlich konstruierter Betätigungen (Hinojosa & Kramer, 1997), die durch unsere spezifischen Lebensverhältnisse geprägt werden (Pierce, 2001a). Durch Beteiligung an diesen Betätigungen können wir langfristige Rollen und Beziehungen aufbauen, die ein Gefühl von Zugehörigkeit, Verpflichtung und Beständigkeit vermitteln, welche unweigerlich unsere Werte und die Art und Weise, wie wir uns selbst definieren, formen (Kielhofner, 2008).

Kielhofner (2008) beschreibt sowohl Aktivität als auch Betätigung als Formen des Handelns oder Tuns, die uns ermöglichen, auf unsere Umwelt Einfluss zu nehmen, und dabei unterstützen, uns die Zeit zu vertreiben.

Es ist bekannt, dass Zeit bedrückend wirkt, wenn wir inaktiv sind, so dass wir alle dazu angehalten sind, unsere Zeit zu füllen oder aktiv zu nutzen, und wir kennzeichnen die verstreichende Zeit gemäß dessen, was wir getan haben (Essenszeiten, die Arbeitswoche etc.). Auf diese Weise füllt unser Tun unsere Gegenwart aus und wir antizipieren die Zukunft hinsichtlich dessen, was wir zu tun gedenken.

Während die Wahl von Aktivitäten kurzfristige Entscheidungen darstellt, die lediglich eine geringe Abwägung benötigt, erfordert die Betätigungswahl eine tiefere Auseinandersetzung, weil sie stärkere Konstanz und Performanz über einen längeren Zeitraum impliziert. Dies beinhaltet die Übernahme neuer Rollen und das Herstellen von Routinen und erfordert größeren Einsatz.

Die Intervention *Genesung durch Aktivierung* befasst sich damit, den Einzelnen bei der Reflexion von Betätigung in ihrem Leben zu unterstützen, wobei *Aktivität* unbestritten den geläufigeren Begriff darstellt (Craig & Mountain, 2007) und deshalb im gesamten Manual verwendet wird.

Aktivität und psychische Gesundheit

Dauerhafte psychische Erkrankungen haben große Auswirkungen auf die Betätigungsteilhabe und führen dazu, dass Menschen weniger gesellig und aktiv sind (Law, 2002). Es gibt viele unterschiedliche Gründe für den Rückgang an Aktivität: zum Beispiel könnten Betroffene einen Rückfall fürchten, oder verschiedene sozioökonomische Einschränkungen erleben (Nagle et al., 2002) oder die Symptome der psychischen Erkrankung stellen als solches Barrieren dar (Leufstadius & Eklund, 2008).

Ebenso können institutionelle Umgebungen die Teilnahme an wertgeschätzten Aktivitäten behindern (Farnworth et al., 2004), wobei das Leben in der Gesellschaft ebenso Probleme mit sich bringt. Shimitras et al. (2003) stellten fest, dass an Schizophrenie Erkrankte im Norden Londons die meiste Zeit mit Schlafen, Selbstpflege oder passiver Freizeit verbrachten und wenig(er) Zeit damit, sich mit beruflichen oder aktiven Freizeitbeschäftigungen zu befassen.

Menschen, die eine psychische Erkrankung durchleben, sind auf unterschiedliche Weise betroffen. Insgesamt verbringen Frauen mehr Zeit mit Aktivitäten im Haushalt als Männer (Shimitras et al., 2003). Diese Erkenntnis wurde von Leufstadius & Eklund (2008) bestätigt, die herausfanden, dass Frauen und Personen, die mit Kindern zusammenlebten, mehr Zeit mit Selbstpflege oder Selbsterhalt verbrachten. Währenddessen haben ältere Menschen im Vergleich zu anderen Gruppen dadurch einen besseren Tagesrhythmus, dass sie eher gewissen regelmäßigen Aktivitäten nachgehen (Leufstadius & Eklund, 2008), während jüngere Menschen mehr Zeit mit sozialen Betätigungen verbringen (Shimitras et al., 2003).

Gesteigerte Aktivität, unabhängig davon ob sozial oder häuslich ausgerichtet, ist mit Genesung von psychischer Erkrankung assoziiert. Aubin et al. (1999) fanden heraus, dass bei Menschen mit schwerer und dauerhafter psychischer Erkrankung die wahrgenommene Kompetenz bezüglich alltäglicher Aktivitäten und Freude an beruflichen und Freizeitaktivitäten beide in Verbindung mit einer höheren subjektiven Lebensqualität standen. Gleichermaßen untersuchten Kelly et al. (2001) den Zusammenhang zwischen der Einbindung in Aktivitäten und der Lebensqualität von Menschen mit schwerer und dauerhafter psychischer Erkrankung. Sie fanden heraus, dass die Einbindung in Aktivitäten Einfluss auf die selbstberichtete Lebensqualität hatte und dieser Zusammenhang stärker hervortrat, wenn die StudienteilnehmerInnen mit ihrer Einbindung *zufrieden* waren. Indessen stellten Eklund et al. (2001) fest, dass an Schizophrenie Erkrankte von stärkerem Wohlbefinden berichteten, wenn sie mit ihrem Anstellungsverhältnis zufrieden waren, und dass die Zufriedenheit bezüglich ihrer Teilhabe an alltäglichen Betätigungen als Ganzes noch wichtiger war. Um befriedigend zu sein, müssen Aktivitäten als geeignet wahrgenommen werden, die Eigenidentität zu stützen, Normalität zu ermöglichen, soziale Interaktion zu erleichtern (Hvalsøe & Josephsson, 2003), sowie ein Gefühl des Nutzens zu erzeugen (Legarth et al., 2005).

Aktivität und der ergotherapeutische Prozess

ErgotherapeutInnen glauben nicht nur, dass Betätigungsteilhabe Gesundheit und Wohlbefinden beeinflussen kann (Kielhofner, 2008), sondern auch, dass die Ergotherapie bei der Nutzung von Aktivität eine einzigartige Rolle einnimmt, Menschen dazu zu befähigen, ein erfüllendes Leben zu führen (Law, 2002). Die gesamte Ergotherapie fußt als Profession auf der „großartigen Hypothese, ... dass der Mensch durch den Gebrauch seiner Hände, die vom Geist und Willen angetrieben werden, den Status seiner eigenen Gesundheit beeinflussen kann" (frei übersetzt nach Reilly, 1962; S. 2). Mit anderen Worten können wir die Verbesserung unserer Gesundheit dadurch angehen, indem wir uns gezielt dafür entscheiden, uns an Aktivitäten zu beteiligen.

Der Begriff *zielgerichtete Aktivität* wird in der Ergotherapie verwendet, um jene Aktivitäten zu beschreiben, die im therapeutischen Setting genutzt werden (Golledge, 1998), aber um wirklich therapeutisch zu sein, müssen die Aktivitäten gleichzeitig *bedeutsam* sein. Es ist die Bedeutsamkeit, die Performanz motiviert (Trombly, 1995), also müssen ErgotherapeutInnen zuerst verstehen, was für ihre KlientInnen wichtig ist, um dann zielgerichtete Aktivitäten zu initiieren, die diese Werte reflektieren. Zudem müssen sie die Verwendung jeglicher Gruppenaktivitäten mit der individualisierten Zielsetzung zusammenbringen, um die spezifischen Betätigungen der Teilnehmenden aufzubauen und wiederherzustellen. Auf diese Weise verbleibt der endgültige Schwerpunkt bzw. das Endziel der Ergotherapie bei der Nachhaltigkeit wertgeschätzter Betätigungen, womit die „Aktivität" lediglich das Instrument darstellt, mit dem Veränderung initiiert wird.

Der Übergang von Aktivität zu Betätigung und von eingeschränkter Gesundheit zu Wohlbefinden umfasst einen dynamischen Prozess, der vom *Tun, Sein* und *Werden* (doing, being and becoming) charakterisiert ist (Wilcock, 1998). *Doing* umfasst das Üben und Erproben von Fertigkeiten und Fähigkeiten der Teilnehmenden in Aktivitäten (Fidler & Fidler, 1978) und bedarf ausreichender Zeit hinsichtlich *being* (Wilcock, 1998), so dass Zeit für Reflexion und Evaluation vorhanden ist. Indem sich Zeit genommen wird, die Er-

Der Wert von Aktivitäten – Kernaussagen

- Handeln hilft uns dabei, Einfluss auf unsere Umwelt zu nehmen und Zeit zu vertreiben. Ohne Handeln wirkt Zeit bedrückend, so dass wir alle dazu angehalten sind, unsere Zeit zu füllen oder aktiv zu nutzen.
  - Wir kennzeichnen die verstreichende Zeit, gemäß dessen, was wir getan haben (Essenszeiten, die Arbeitswoche etc.).
  - Unser Tun füllt unsere Gegenwart aus.
  - Wir antizipieren die Zukunft hinsichtlich dessen, was wir zu tun gedenken.
- Wohlbefinden entsteht durch eine Ausgewogenheit dreier Formen an Aktivität:
  - Aktivitäten des täglichen Lebens oder Selbstfürsorge
  - Freizeit oder Spiel
  - Arbeit oder Produktivität.
- Wohlbefinden kann dadurch aufrechterhalten werden, dass wir Rollen und Routinen etablieren, um Aktivitäten in langfristige „Betätigungen" einzubinden, die auf unsere Werte und Interessen zurückgehen:
  - Betätigungen sind dauerhafter und erfordern (mehr) Einsatz.
  - Betätigungen helfen uns dabei, Beziehungen aufzubauen und vermitteln uns ein Gefühl von Zugehörigkeit.
- Weil Betätigungen das beschreiben, was uns ausmacht, verändern sie, wie wir über uns selbst denken:
  - Die Wahl dessen, was wir tun, verändert unser Fühlen und hat damit die Kraft, unser Leben zu verändern.

fahrungen des Einzelnen zu besprechen, wird deutlich, dass Aktivitäten eine unterschiedliche Bedeutung für verschiedene Menschen haben. Für einige Personen ist Freizeit eine Sache von Vergnügen, für andere hat sie einen produktiven Schwerpunkt und für wiederum andere hat sie einen erholsamen bzw. stärkenden Charakter (Pierce, 2001b). Somit ist das Therapieergebnis nicht allein, dass Menschen sich an verschiedenen Kategorien von Aktivität beteiligen, sondern dass sie ihre verschiedenen Betätigungsbedürfnisse erfüllen, einschließlich Leistung, Bestätigung, Gemeinschaft und Vergnügen (Doble & Santha, 2008). Dies ermöglicht ihnen, „die Vergangenheit und die Gegenwart zu einer hoffnungsvollen Zukunft zusammenzufügen" (Hammell, 2009; S. 107).

Literatur

Aubin, G., Hachey, R. & Mercier, C. (1999). Meaning of daily activities and subjective quality of life in people with severe mental illness. *Scandinavian Journal of Occupational Therapy, 6* (2), 53–62.

Craig, C. & Mountain, G. (2007). *Lifestyle Matters: An Occupational Approach to Healthy Aging.* Bicester: Speechmark Publishing.

Doble, S. E. & Santha, J. C. (2008). Occupational well-being: rethinking occupational therapy outcomes. *Canadian Journal of Occupational Therapy, 75* (3),184–90.

Eklund, M., Hansson, L. & Bejerholm, U. (2001). Relationships between satisfaction with occupational factors and health-related variables in schizophrenia outpatients. *Social Psychiatry and Psychiatric Epidemiology, 36* (2), 79–85.

Farnworth, L., Nikitin, L. & Fossey, E. (2004). Being in a secure forensic psychiatric unit: every day is the same, killing time or making the most of it. *British Journal of Occupational Therapy, 67* (10), 430–8.

Fidler, G. & Fidler, J. (1978). Doing and becoming: purposeful action and self-actualisation. *American Journal of Occupational Therapy, 32* (5), 305–10.

Golledge, J. (1998). Distinguishing between occupation, purposeful activity and activity, part 1: review and explanation. *British Journal of Occupational Therapy, 61* (3), 100–5.

Håkansson, C., Dahlin Ivanoff, F. & Sonn, U. (2006). Achieving balance in everyday life. *Journal of Occupational Science, 13* (1), 74–82.

Hammell, K.W. (2009). Self-care, productivity, and leisure, or dimensions of occupational experience? Rethinking occupational "categories". *Canadian Journal of Occupational Therapy, 76* (2), 107–14.

Hinojosa, J. & Kramer, P. (1997). Statement: fundamental concepts of occupational therapy: occupation, purposeful activity, and function. *American Journal of Occupational Therapy, 51* (10), 864–6.

Hvalsøe, B. & Josephsson, S. (2003). Characteristics of meaningful occupations from the perspective of mentally ill people. *Scandinavian Journal of Occupational Therapy, 10* (2), 61–71.

Kelly, S., McKEnna, H., Parahoo, K. & Dusoir, A. (2001). The relationship between involvement in activities and quality of life for people with severe and enduring mental illness. *Journal of Psychiatric and Mental Health Nursing, 8* (2), 139–46.

Kielhofner, G. (ed.).(2008). *The Model of Human Occupation: Theory and Application* (4th edn.). Baltimore, MD: Lippincott, Williams & Wilkins.

Law, M. (2002). Participation in the occupations of everyday life. *American Journal of Occupational Therapy, 56* (6), 640–9.

Legarth, K.H., Ryan, S. & Avlund, K. (2005). The most important activity and the reasons for that experience reported by a Danish population at age 75 years. *British Journal of Occupational Therapy, 68* (11), 501–8.

Leufstadius, C. & Eklund, M. (2008). Time use among individuals with persistent mental illness: identifying risk factors for imbalance in daily activities. *Scandinavian Journal of Occupational Therapy, 15* (1), 23–33.

Majnemer, A. (2010). Balancing the boat: enabling an ocean of possibilities. *Canadian Journal of Occupational Therapy, 77* (4),198–205.

Nagle, S., Cook, J.V. & Polatajko, H.J. (2002). I'm doing as much as I can: occupational choices of persons with a severe and persistent mental illness. *Journal of Occupational Science, 9* (2), 72–81.

Pierce, D. (2001a). Untangling occupation and activity. *American Journal of Occupational Therapy, 55* (2), 138–46.

Pierce, D. (2001b). Occupation by design: dimensions, therapeutic power, and creative process. *American Journal of Occupational Therapy, 55* (3), 249–59.

Reilly, M. (1962). The 1961 Eleanor Clarke Slagle lecture: Occupational therapy can be one of the great ideas of the 20th century medicine. *American Journal of Occupational Therapy, 16* (1), 1–9.

Royeen, C.B. (2002). Occupation reconsidered. *Occupational Therapy International, 9* (2), 111–20.

Shimitras, L., Fossey, E. & Harvey, C. (2003). Time use of people living with schizophrenia in a North London catchment area. *British Journal of Occupational Therapy, 66* (2), 46–54.

Trombly, C.A. (1995). The 1995 Eleanor Clarke Slagle lecture: Purposefulness and meaningfulness as therapeutic mechanisms. *American Journal of Occupational Therapy, 49* (10), 960–72.

Wilcock, A. (1993) A theory of the human need for occupation. *Journal of Occupational Science, 1* (1), 17–24.

Wilcock, A. (1998). Reflections on doing, being and becoming. *Canadian Journal of Occupational Therapy, 65* (5), 248–57.

Durchführung des Gruppenprogramms *Genesung durch Aktivierung*

Fragen und Antworten

Die Materialien dieses Manuals können flexibel genutzt werden, um den individuellen Bedürfnissen der Teilnehmenden gerecht zu werden. Insofern entwickelt sich jedes Angebot unterschiedlich und es bedarf sachkundiger Unterstützung, um maßgeschneiderte Einheiten zu planen. Anleitende sollten folgende Fragen bei der Planung der Intervention *Genesung durch Aktivierung* berücksichtigen.

Wie oft sollten die Einheiten angeboten werden?

Dies hängt von dem jeweiligen Behandlungsauftrag und dem veranschlagten zeitlichen Rahmen der Intervention ab. Die gesprächsbasierten Einheiten könnten in einem wöchentlichen, vierzehntägigen oder monatlichen Abstand angeboten werden. Größere zeitliche Abstände zwischen den Einheiten stellen vermehrte Möglichkeiten weiterführender Aktivitäten zur Verfügung, um den Themenbereich tiefergehend zu erkunden, jedoch könnte das Angebot einschließlich Einzel-Assessments und Coachings oder ergänzender Einheiten zu langwierig werden. Insofern könnten Kompromisse notwendig sein, um den Bedarfen vor Ort zu entsprechen.

Sollte das Gruppenangebot offen oder geschlossen sein?

Beides ist möglich – je nach Setting:

- In einem Akutkrankenhaus ist es wahrscheinlicher, dass die Intervention als offenes Gruppenangebot gestaltet wird
- In der gemeindenahen ambulanten Versorgung ist es wahrscheinlicher, dass die Intervention als geschlossenes Gruppenangebot stattfindet.

Wer kann teilnehmen?

Ein Gruppenprofil wird im Anhang zur Verfügung gestellt. Die Teilnehmenden sollten den Überweisungskriterien entsprechen und bei einem geschlossenen Gruppenangebot sollten die Anleitenden Teilnehmende mit ähnlichen Bedürfnissen und Interessen zusammenfassen. Das Folgekapitel beschreibt verschiedene Betätigungs-Assessments, die bei dieser Auswahl unterstützen können.

Wie viele Personen können teilnehmen?

Die optimale Teilnehmerzahl pro Einheit umfasst üblicherweise sechs bis acht Personen. Einige Anleitende könnten sich dafür entscheiden, ein geschlossenes Angebot mit zehn Teilnehmenden zu beginnen, wenn davon ausgegangen wird, dass die Teilnahme während des Angebotes fluktuieren könnte.

Sollten alle Themenbereiche der Einheiten in einem einzelnen Programmdurchlauf behandelt werden?

Nein – das Angebot sollte auf die Bedürfnisse der Teilnehmenden und das Setting zugeschnitten werden:

- Wenn in einem Akutkrankenhaus ein offenes Gruppenangebot stattfindet, könnte der Themenbereich entsprechend der Bedürfnisse der Teilnehmenden jede Woche neu entschieden werden.
- Im Bereich der Langzeitrehabilitation könnten alle Themenbereiche auf systematische Art und Weise behandelt werden.
- In der gemeindenahen ambulanten Versorgung ist es wahrscheinlicher, dass ErgotherapeutInnen ein Gruppenangebot mit einer reduzierten Anzahl an Themen, die auf die Bedürfnisse der Teilnehmenden zugeschnitten sind, gestalten. Zum Beispiel

könnte das Programm folgende thematische Schwerpunkte haben:

- Fokus auf *Freizeitinteressen* mit folgenden Inhalten: Freizeitaktivitäten, soziale Aktivitäten, kreative Aktivitäten und körperliche Aktivitäten
- Fokus auf *aktiv bleiben* mit folgenden Inhalten: körperliche Aktivitäten, Outdoor-Aktivitäten, berufliche Aktivitäten und Gemeinschaftsaktivitäten
- Fokus auf *Eigenverantwortung übernehmen* bzw. *auf sich selbst achten* mit folgenden Inhalten: Aktivitäten der Selbstfürsorge, Aktivitäten im Haushalt, Glaubens- sowie Outdoor-Aktivitäten
- Oder das Angebot könnte eine Mischung vielseitiger Themenbereiche beinhalten, die den identifizierten Bedürfnissen und Interessen der Teilnehmenden entsprechen.

Können Aktivitäten verschiedener Themenbereiche zusammengefügt werden?

Ja, zum Beispiel:

- Mehrere der Themenbereiche sind eng miteinander verwandt. Falls ganze Einheiten nicht im Angebot eingeschlossen wurden, können Anleitende trotzdem einige der Aktivitäten dieser Einheiten auswählen und einschließen.
- Einige der Einheiten widmen sich Themenbereichen, die miteinander kombiniert werden können. Zum Beispiel:
  - Die Einheit „Körperliche Aktivitäten" könnte einige Inhalte der Einheit „Outdoor-Aktivitäten" einschließen
  - Die Einheit „Freizeitaktivitäten" könnte einige Inhalte der Einheit „Soziale Aktivitäten" einschließen
  - Die Einheit „Soziale Aktivitäten" könnte einige Inhalte der Einheit „Gemeinschaftsaktivitäten" einschließen
  - Die Einheit „Kreative Aktivitäten" könnte einige Inhalte der Einheit „Technische Aktivitäten" einschließen
  - Die Einheit „Aktivitäten im Haushalt" könnte einige Inhalte der Einheit „Fürsorgliche Aktivitäten" einschließen
  - Einige Inhalte der Einheit „Berufliche Aktivitäten" könnten gemeinsam mit Inhalten der Einheit „Gemeinschaftsaktivitäten" angeboten werden, um insbesondere ehrenamtliche Aktivitäten in den Blick zu nehmen
  - Einige Inhalte der Einheit „Aktivitäten der Selbstfürsorge" könnten in Kombination mit Inhalten der Einheit „Aktivitäten im Haushalt" angeboten werden, um sich auf allgemeine Aktivitäten des täglichen Lebens zu konzentrieren.

Wie viele Aktivitäten sollten in einer einzelnen Einheit berücksichtigt werden?

Die in den Unterkapiteln aufgeführten Aktivitäten sind lediglich Vorschläge. Es ist nicht beabsichtigt, alle von ihnen in einer einzigen Einheit zu verwenden, zudem könnten die Anleitenden eigene Ideen hinsichtlich Aktivitäten haben, um die jeweiligen Themenbereiche zu erkunden. Aktivitäten können danach ausgewählt werden, ein ausgewogenes Angebot zu kreieren, das den Fähigkeiten und Interessen der Teilnehmenden entspricht. Dabei ist sicherzustellen, dass ausreichend Zeit für Gespräche und Diskussionen zur Verfügung steht.

- In der stationären Akutversorgung könnten Anleitende gesprächsbasierte Themen mit erfahrungsbasierten weiterführende Aktivitäten in einer einzelnen Einheit verbinden.
- Im forensischen Setting wird wahrscheinlich weniger Zeit auf das Erkunden örtlicher Gegebenheiten verwendet.
- Falls Teilnehmende Diskussionen als schwierig erachten, könnten verschiedene Gesprächsimpulse (z. B. Blitzlicht) gesetzt werden, um kurze Antworten anzuregen.
- Grundsätzlich sollten die Anleitenden sich bemühen, Folgendes mit aufzunehmen:
  - Eine Warm-Up-Übung
  - Eine Übung, die in Hauptthemen und Schlüsselfragen des jeweiligen Themenbereiches einführt
  - Eine Hauptaktivität – unabhängig davon, ob diese praktisch oder gesprächsbasiert ausgerichtet ist
  - Eine abschließende reflektierende Übung.

Müssen die Aktivitäten genau wie im Manual beschrieben durchgeführt werden?

Nein, zum Beispiel:

- können die Anleitenden die Übungen so ausrichten, dass die Teilnehmenden für sich, paarweise, in Kleingruppen oder als Gesamtgruppe arbeiten
- könnten sie die Arbeitsblätter aus dem Manual fotokopieren oder sie auf ein Flipchart übertragen oder Gespräche und Diskussionen ohne Rückgriff auf schriftliche Information anregen

- könnten sie Ideen generieren, indem sie den Einzelnen Zeit dafür geben, ihre Gedanken zu sammeln, bevor der Reihe nach jede Person befragt wird; Zweier- oder Kleingruppen dazu auffordern, von ihren Gesprächen zu berichten, oder dazu einladen, ihre Ideen ohne Vorgabe oder feste Reihenfolge in die Gesamtgruppe hineinzurufen
- könnten sie die Kernaussagen verstärken, indem sie eine formale Präsentation halten und Handouts verteilen oder auf informelle Art einzelne Themen nacheinander im Gespräch einführen.
- könnten sie zudem die Teilnehmenden dazu auffordern, jedes Thema zu reflektieren und eine eigene Zusammenfassung der Kernpunkte ihrer Lernerfahrungen zu formulieren.

Ist es notwendig, die Einheiten um weiterführende Aktivitäten zu ergänzen?

Die Einheiten sind so konzipiert, den Teilnehmenden ein Erproben und Erkunden der Wichtigkeit einzelner Aktivitäten für ihre Genesung zu ermöglichen. Zusätzliche Einzelintervention ist notwendig, um die individuelle Zielsetzung der Teilnehmenden zu unterstützen und ihnen die Möglichkeit zu geben, den Nutzen von Aktivität zu erfahren als auch zu reflektieren – allerdings kann dies mit oder ohne das Hinzunehmen ergänzender Einheiten für die Gesamtgruppe erreicht werden.

- Anleitende könnten sich dafür entscheiden, eine praktische, erfahrungsbasierte Aktivität in der gesprächsbasierten Einheit einzuschließen.
- Dort, wo der Zugang zu Ressourcen herausfordernd ist, könnten sich Anleitende dazu entschließen, nicht für alle, sondern nur für eine Auswahl an Einheiten weiterführende Aktivitäten anzubieten.

Welche Art von Hintergrundwissen ist sinnvoll?

Es wird empfohlen, dass die Anleitenden das einführende Kapitel einer jeden Einheit lesen. Die Literaturangaben können einen sinnvollen Ausgangspunkt zum Weiterlesen bieten, wobei sie jedoch unausweichlich im Verlauf an Aktualität verlieren. Insofern wird empfohlen, eine aktuelle rudimentäre Literaturrecherche vorzunehmen, bevor sie die Gruppenintervention anbieten, um auf dem Laufenden zu sein, was den derzeitigen Diskurs angeht, frische Ideen zu bekommen und den Teilnehmenden auf die neuesten Webseiten hinweisen zu können.

Wie kann auf das Programm aufmerksam gemacht werden?

Der Anhang enthält den Prototyp eines Informationsflyers für Teilnehmende als auch ein Gruppenprofil, die beide dem erweiterten Team bzw. überweisenden Agenturen den Zweck des Programms näherbringen können. Zusätzlich dazu sollten die Kernaussagen des Arbeitsblattes „Der Wert von Aktivität“ (S. 16) mit den Beteiligten breit diskutiert werden. Außerdem könnten die Anleitenden erwägen, unter Berücksichtigung der im Manual enthaltenen Informationen ein Poster zu entwerfen, um auf die Gruppenintervention hinzuweisen.

Wie kann das Programm evaluiert werden?

Im Anhang finden sich ein Evaluationsbogen für Teilnehmende als auch ein Reflexions-Protokoll für Anleitende, allerdings könnten Einrichtungen, [in denen das Programm durchgeführt wird über eigene Vorgehensweisen bzw. Vorgaben zur Erfassung von Feedback verfügen. ErgotherapeutInnen könnten zudem erwägen, Assessments, die auf dem MOHO basieren, für die Ergebnismessung zu verwenden. Beschreibungen dieser Assessments finden sich im Folgekapitel.

Können Angehörige anderer Professionen (außer ErgotherapeutInnen) das Programm anbieten?

Es ist vorgesehen, dass primär ErgotherapeutInnen als Haupt-Anleitende der Intervention *Genesung durch Aktivierung* in Frage kommen, auch wenn Angehörige anderer Professionen das Programm mit unterstützen können. ErgotherapeutInnen sind diejenigen, die die erforderliche Expertise aufweisen, die Betätigungsbedürfnisse der Teilnehmenden zu erfassen, sowie die notwendige nachfolgende Intervention anzubieten, um Betätigungsteilhabe zu maximieren. Darüber hinaus ist das Programm darauf angewiesen, dass die Anleitenden ausreichend Training und Erfahrung hinsichtlich therapeutischer Gruppenarbeit mitbringen, um die Gruppenintervention zu koordinieren, und die am besten passenden Übungen für jede Kohorte an Leistungsempfängern auszuwählen.

Obwohl dieses Manual ein effektives Instrument für diejenigen darstellt, die die richtige Kombination an Fertigkeiten mitbringen, hält es keine detaillierte Anleitung bereit, die jeden dazu befähigen könnte, das essentielle individuelle Coaching durchzuführen und eine umfassende Gruppenintervention von *Genesung durch Aktivierung* anzuleiten.

Durchführung des individuellen Assessments und Therapieplanung

Zusätzlich zur Anleitung und Durchführung der Gruppenintervention müssen ErgotherapeutInnen den Teilnehmenden individuelle Unterstützung gewähren, um:

- deren spezifische Betätigungsbedürfnisse zu erfassen
- individuelle Behandlungspläne mit messbaren Zielen zu erstellen
- sie im Rahmen von Einzelinterventionen therapeutisch zu versorgen.

Assessment von Betätigungsbedürfnissen

Um Betätigungsperformanz zu verbessern benötigen ErgotherapeutInnen Assessment-Instrumente, die diesen spezifischen Schwerpunkt abbilden, um Informationen über den Alltag einer Person als auch die Gründe dafür, warum sie tut, was sie tut, zu sammeln (Law, 2005). Hierfür sollten ErgotherapeutInnen eine Kompetenz für die Nutzung von Fachsprache entwickeln (Loftus & Higgs, 2008). Es wird zudem empfohlen, dass sie ein betätigungsfokussiertes, konzeptionelles Praxismodell verwenden, das in der Lage ist, einen Rahmen für die Konstruktion ihres Reasonings zu bieten sowie die notwendige Terminologie zur Verfügung stellt, um die Betätigungsbedürfnisse der Teilnehmenden auszudrücken (Melton et al., 2009).

Die Autorin empfiehlt Assessments, die auf dem Model of Human Occupation beruhen, welches eine Struktur für unaufwendiges und gleichzeitig umfassendes Assessment bietet (Kielhofner, 2008), indem es systematisch die persönlichen als auch die Umweltfaktoren identifiziert, die die Betätigungsadaptation eines Menschen beeinflussen (Kramer et al., 2008). Das Modell ermöglicht klientenzentrierte Messungen (Law, 2005), indem es verschiedene Assessments zur Verfügung stellt, die unterschiedlichen Situationen gerecht werden, und die hinsichtlich ihrer Reliabilität und klinischen Nützlichkeit überprüft wurden (Kramer et al., 2008).

Verwendung formeller Assessments vor und nach der Intervention

Bei den in diesem Abschnitt betrachteten fünf Assessments handelt es sich allesamt um Selbst-Assessments, die potenziellen Teilnehmenden angeboten werden könnten, um:

- ein Gespräch über (ihre) Betätigungsbedürfnisse anzuregen
- Bereiche von Betätigungsbedürfnissen zu identifizieren, die in der Gruppenintervention *Genesung durch Aktivierung* thematisiert werden könnten.

Aktivitäten-Checkliste (siehe Anhang)

Die Aktivitäten-Checkliste wurde speziell für *Genesung durch Aktivierung* konzipiert. Sie basiert auf der englischen Version der Interessen Checkliste (Heasman & Salhotra, 2008), die Informationen über die Stärke des Interesses und der Beteiligung an Aktivitäten von KlientInnen sammelt – im Hinblick auf die Vergangenheit, die Gegenwart und die Zukunft. Der Schwerpunkt der Interest Checklist liegt auf Freizeitinteressen, während die Aktivitäten-Checkliste so adaptiert wurde, dass sämtliche Interessen aus *Genesung durch Aktivierung* berücksichtigt werden. Als solches könnte sie bei der Auswahl geeigneter Themenbereiche für die Gruppenintervention assistieren. Alternativ könnte die Checkliste auch innerhalb der Einheit „Freizeitaktivitäten" verwendet werden, um ein Gespräch bzw. eine Diskussion über die Interessen der Teilnehmenden anzuregen.

Occupational Self Assessment (OSA) Version 2.2 (Baron et al., 2006)

Durch die Reflexion der Einzigartigkeit der Werte und Bedürfnisse eines jeden Menschen, stellt das OSA ein Instrument dar, das personenzentrierte Therapie ermöglicht. Das Selbstbericht-Format assistiert den Einzelnen dabei, ihre Betätigungsbedürfnisse zu erkennen, den Grad an Zufriedenheit auszudrücken, den sie derzeit empfinden, sowie Prioritäten für Veränderung festzulegen. Das OSA könnte dafür genutzt werden, die Planung der Gruppenintervention *Genesung durch Aktivierung* zu unterstützen als auch für die Einzelintervention informativ sein. Zudem kann es für die Ergebnisbestimmung wiederholt werden, um den Erfolg am Ende der Intervention zu evaluieren.

Das Inclusion Web (Bates, 2010)

Das Inclusion Web basiert eher auf der Social Role Valorisation (Wolfensberger, 2011) als auf dem Model of Human Occupation (Kielhofner, 2008). Es unterstützt Menschen dabei, über die Orte nachzudenken, an denen sie verschiedene Betätigungen erleben, als auch die Personen, die mit diesen Orten verbunden sind. Insofern könnte es sowohl vor als auch nach dem

Programm *Genesung durch Aktivierung* eingesetzt werden, um einerseits die Planung der Einheiten zu unterstützen und andererseits Veränderung(en) zu erfassen bzw. zu evaluieren.

Rollen-Checkliste Version 2 (Scott et al., 2014)

Die Version 1 der Rollen-Checkliste (Oakley et al., 1986) wurde konzipiert, um Informationen über die subjektive Wertschätzung hinsichtlich zehn verschiedener Betätigungsrollen durch KlientInnen zu sammeln. Sie forderte die KlientInnen zudem dazu auf, die jeweiligen Rollen anhand des Wertes, den sie ihnen zumaßen, einem Ranking zu unterziehen. Patricia Scott von der Indiana University modifizierte die Checkliste, um „Performanzqualität" zu erfassen, wobei dem Einzelnen ermöglicht wird, seine Zufriedenheit hinsichtlich der eigenen Performanz in Bezug auf die zehn Rollen zu bewerten. Die Rollen-Checkliste könnte in Verbindung mit der Aktivitäten-Checkliste verwendet werden, um relevante Themenbereiche für die Einheiten der Gruppenintervention *Genesung durch Aktivierung* zu identifizieren als auch zur Erfassung und Bewertung der Outcomes.

Betätigungsfragebogen (Occupational Questionnaire – OQ) (Smith et al., 1986)

Das Occupational Questionnaire dokumentiert in halbstündigen Intervallen die Betätigungen, denen eine Person über den gesamten Tag nachgeht. Der Fragebogen könnte im Einzelsetting durchgeführt werden, um den Teilnehmenden zu helfen, ihre Betätigungsteilhabe und die Veränderungen, die sie gegebenenfalls diesbezüglich vornehmen möchten, zu reflektieren.

Zusätzliche formelle Assessments

Die nachfolgenden Assessments werden nicht unbedingt mit allen Teilnehmenden durchgeführt, könnten jedoch zu unterschiedlichen Zeitpunkten der Gruppenintervention *Genesung durch Aktivierung* eingesetzt werden, um detailliertere Informationen über die Betätigungsteilhabe der Einzelnen zu erhalten.

Der Fragebogen zur Volition (Volitional Questionnaire – VQ) Version 4.1 (de las Heras et al., 2007)

Hierbei handelt es sich um ein Beobachtungsinstrument, welches die Volition einer Person evaluiert, einschließlich Motivation, Werten, Interessen und den Einfluss der Umwelt. Der Fragebogen ermöglicht einen Einblick in die inneren, persönlichen Motive einer Person und vermittelt Informationen darüber, inwiefern die Umwelt Auswirkungen auf die Volition hat, indem er systematisch erfasst, wie eine Person auf ihre Umwelt reagiert und gleichzeitig in ihr agiert. Das Assessment findet über Beobachtung statt und stellt damit ein effektives Instrument für ErgotherapeutInnen dar, um die Antworten einer Person zu evaluieren, wenn diese an erfahrungsbasierten Aktivitäten teilnehmen, um zu bestätigen, welche für sie am bedeutungsvollsten sind. Der VQ könnte zudem zur Reflexion der Reaktionen der Teilnehmenden auf erfahrungsbasierte Aktivitäten innerhalb der Gruppenintervention *Genesung durch Aktivierung* verwendet werden.

Das Assessment der Kommunikations- und Interaktionsfähigkeiten (Assessment of Communication and Interaction Skills – ACIS) Version 4.0 (Forsyth et al., 1998)

Das ACIS ist ein Beobachtungsinstrument, welches Daten zu Kommunikations- und Interaktionsfähigkeiten sammelt, die zur Verrichtung alltäglicher Aufgaben notwendig sind. Dabei werden drei Bereiche unterschieden, um die unterschiedlichen Aspekte von Kommunikation und Interaktion zu beschreiben: non-verbale Kommunikation, verbale Kommunikation sowie die Fähigkeit, sich mit jemandem zu identifizieren. Falls Probleme bezüglich der Beteiligung an sozialen oder Gemeinschaftsaktivitäten in der Gruppenintervention *Genesung durch Aktivierung* identifiziert werden, könnten ErgotherapeutInnen dieses Assessment zur Identifizierung von Problemen nutzen, die berücksichtigt werden sollten.

Das Assessment der motorischen und prozesshaften Fertigkeiten (Assessment of Motor and Process Skills – AMPS) (Fisher & Jones, 2010)

Das AMPS ist ein Beobachtungsinstrument, das ursprünglich auf das Model of Human Occupation zurückgeht und erfordert von den DiagnostikerInnen das Durchlaufen eines formellen Trainingsprogramms für seine erfolgreiche Durchführung. Es wird zur Messung der Performanzqualität einer Person hinsichtlich Aktivitäten im Haushalt oder der Selbstversorgung verwendet.

Falls bei Teilnehmenden der Gruppenintervention *Genesung durch Aktivierung* Probleme mit diesen besonderen Aktivitäten auftreten oder ihre motorischen als auch prozesshaften Fertigkeiten sie beeinträchtigen, könnte dieses Assessment zur Identifizierung spezifischer Herausforderungen als auch möglicher Lösungsvorschläge genutzt werden.

Interview zur Rolle des Arbeitenden (Worker Role Interview – WRI) Version 10.0 (Braveman et al., 2005) und Fragebogen zum Einfluss der Arbeitsumgebung auf den Stelleninhaber (Work Environment Impact Scale – WEIS) Version 2.0 (Moore-Corner et al., 1998)

Diese semi-strukturierten Interviews erfassen Informationen über die beruflichen Bedürfnisse einer Person und könnten als Teil der Gruppenintervention *Genesung durch Aktivierung* verwendet werden, um die Thematisierung von Umwelt- und psychosozialen Faktoren zu ermöglichen, die die Beteiligung an beruflichen Aktivitäten behindern.

Informelles Assessment

Die Anleitenden sollten konstant darum bemüht sein, die einzelnen Stärken sowie Herausforderungen in Verbindung mit den verschiedenen Aktivitäten der Gruppenintervention *Genesung durch Aktivierung* zu verstehen. Zusätzlich zu jeglichen formellen Assessments werden sie Fragen zur Motivation bezüglich der Teilnahme an jeder Aktivität stellen müssen: wie jede Aktivität in das Leben der Person integriert werden kann, ob die Person die notwendigen Fähigkeiten zur Durchführung der Aktivität hat, und inwiefern ihre Umwelt sie unterstützen wird.

Konzepte des Models of Human Occupation (Kielhofner, 2008) können verwendet werden, um das Reasoning der Anleitenden zu lenken, was dazu führen könnte, dass sie sich die folgenden Fragen stellen:

- Erwartet die [teilnehmende] Person, die Aktivität ausüben zu können? (Selbstbild)
- Erfreut sich die Person an der Ausübung der Aktivität? (Interessen)
- Wie wichtig ist der Person die Aktivität? (Werte)
- Unterstützen oder behindern Verantwortungen der Person ihre Fähigkeit, an der Aktivität teilzunehmen? (Rollen)
- Wie kann die Aktivität in die Routinen und Abläufe der Person integriert werden? (Gewohnheiten)
- Ist irgendeine Beeinträchtigung vorhanden, die die Fähigkeit der Person einschränkt, an der Aktivität teilzunehmen? (Performanzkapazität)
- Weist die Person angemessene motorische und prozesshafte Fertigkeiten, Kommunikations- und Interaktionsfähigkeiten auf, um die Aktivität auszuüben? (Fertigkeiten)
- Wo kann die Person der Aktivität nachgehen? (Umwelt/Örtlichkeiten)
- Sind ausreichende Ressourcen für die Person vorhanden, um an der Aktivität teilzunehmen? (Umwelt/Objekte)
- Wer könnte die Person bei der Teilnahme an der Aktivität unterstützen? (Soziales Umfeld)

Erstellen von Behandlungsplänen

Das Aushandeln von Behandlungszielen führt in der Praxis zu verbesserten Outcomes (Scott & Haggerty, 1984; Annesi, 2002; Arnetz et al., 2004; Parkinson et al., 2011), wie beispielsweise:

- Zunehmende Identifizierung mit den Zielen als auch der Wichtigkeit bzw. Bedeutsamkeit der Interventionen – dadurch gesteigerte Motivation, fortgesetzte Beteiligung und Einhaltung (Randall & McEwan, 2000; Law et al., 2004; Armstrong, 2008)
- Durchdringen und Informieren der individualisierten Behandlung sowie Verbesserung der Qualität des angebotenen Feedbacks (Law et al., 2004; Park, 2009)
- Sicherstellung, dass Zeit und Ressourcen effektiver genutzt werden (Park, 2009), was zu verbesserten Outcomes führt (Levack et al., 2006)
- Zur Verfügung stellen eines klareren Schwerpunktes für das Team (Armstrong, 2008), sowie Verbesserung der Versorgungskontinuität (Scott & Haggerty, 1984)
- Einhalten legislativer Anforderungen hinsichtlich der Ergebnismessung (Levack et al., 2006)
- Ermöglichung einer stärkeren KlientInnen-Autonomie (Levack et al., 2006) sowie der Fähigkeit, sich zukünftig eigene Ziele zu setzen (Annesi, 2002).

Je spezifischer die Ziele, desto besser sind die Ergebnisse (Law et al., 2004), insofern sollten Ziele messbar, erreichbar und personenzentriert sein (Levack et al., 2006; Wilson & Dobson, 2008) sowie einen festgelegten zeitlichen Rahmen als auch Vorgaben aufweisen (Webb & Glueckauf, 1994), die dazu genutzt werden können, kleinere Ziele abzuleiten (Annesi, 2002).

Wo diese Prinzipien in die Praxis eingebettet waren, konnten Parkinson et al. (2011) feststellen, dass Leistungsempfänger die Unterstützung schätzten und entsprechend konzentriert blieben. Sie waren zudem besser in der Lage, ihre Leistungen zu würdigen, sobald sie ihre Ziele erreicht hatten. Unterdessen bemerkten die Teammitglieder, dass ihre KlientInnen gut darauf ansprachen, Ziele zu haben. Dadurch dass sie sowohl bedeutsam als auch bewältigbar waren, wurden Ziele als befähigend erlebt.

Bestandteile der jeweiligen Ziele

Nach Forsyth und Kielhofner (2008), sollte jedes Betätigungsziel die folgenden Bestandteile aufweisen: eine Aktion, ein Setting, den notwendigen Grad an Abhängigkeit oder Unterstützung sowie einen zeitlichen Rahmen. Insofern empfiehlt das Programm *Genesung durch Aktivierung* Folgendes festzulegen:

- einen Zeitrahmen
- einen Grad von Betätigungsbeteiligung
- eine Betätigung (Aktivität)
- ein Betätigungssetting (falls dieses nicht aus der Betätigung abgeleitet werden kann)
- einen Hinweis auf den Grad der erforderlichen Eigenständigkeit oder Unterstützung.

Veränderungsebenen (Levels of Change)

Das Model of Human Occupation bestimmt verschiedene Grade von Betätigungsbeteiligung (Kielhofner & Forsyth, 2008a). Mit der Verwendung von Veränderungsebenen können wir sicherstellen, dass das Ziel auf eine aktive Veränderung hin ausgerichtet bleibt, die vom Teilnehmenden vollzogen werden kann. Obwohl die genauen Begriffe angepasst werden können, stellt die Taxonomie des MOHO-Textbuches einen exzellenten Ausgangspunkt dar:

- Auswählen
- (Sich) Festlegen/Verpflichten
- Erkunden
- Bestimmen/Ermitteln
- Verhandeln
- Planen
- Ausüben/Trainieren
- Überprüfen
- Aufrechterhalten/Beibehalten.

Unterstützungsstrategien

Das Model of Human Occupation bestimmt zudem verschiedene Strategien zur Ermöglichung von Veränderung (Kielhofner & Forsyth, 2008a). Diese beschreiben die Arten von Unterstützung, die ErgotherapeutInnen regelmäßig bereitstellen:

- Validieren
- Bestimmen/Ermitteln
- Feedback Geben
- Beraten
- Aushandeln
- Strukturieren
- Coachen
- Ermutigen
- Bereitstellen körperlicher Unterstützung.

Durch das Festsetzen der Form von Unterstützung, die gewährt wird, sind ErgotherapeutInnen besser dazu in der Lage:

- ihre Rolle bei der Befähigung des/der Einzelnen, sein/ihr Ziel zu erreichen, auszuhandeln
- zu erklären, wie BetreuerInnen und andere Mitglieder des multiprofessionellen Teams den/die Einzelne/n unterstützen könnten
- den Umfang ihrer Rolle aufzuzeigen.

Einmal mehr sind die einzelnen Begriffe nicht als exklusiv anzusehen, sondern bieten vielmehr einen geeigneten Ausgangspunkt.

Beispiele von Zielen, die Veränderungsebenen und Unterstützungsstrategien aufzeigen

Im Folgenden werden unter Verwendung oben angeführter Taxonomien mögliche Ziele formuliert:

- Anna wird innerhalb von zwei Wochen eine Freizeitaktivität *auswählen*, der sie zu Hause nachgehen möchte – unter Einbezug der *Beratung* durch ihre/n ErgotherapeutIn.
- Ben *verpflichtet sich* dazu, innerhalb von vier Wochen seine Teilnahme an sozialen Aktivitäten zu steigern – mithilfe von *Coaching* durch seine/n ErgotherapeutIn.
- Chloe wird innerhalb von drei Wochen Optionen für die Beschäftigung mit kreativen Aktivitäten zu Hause *prüfen* – mit *Ermutigung* durch ihre/n ErgotherapeutIn.
- David wird innerhalb von drei Wochen die Gelegenheiten zur Teilnahme an körperlichen Aktivitäten aus Angeboten der Erwachsenenbildung *selbstständig ermitteln*.

- Emily wird innerhalb von zwei Wochen mit ihren BetreuerInnen eine Routine für ihre Selbstfürsorge-Bedürfnisse zu Hause *aushandeln* – unter Einbezug der *Beratung* durch ihre/n ErgotherapeutIn.
- Frances wird innerhalb von zwei Wochen *planen*, wie sie ihre Aktivitäten im Haushalt bewältigen kann, als auch Lösungskonzepte *identifizieren* – unterstützt durch ihre/n ErgotherapeutIn.
- George wird über die nächsten sechs Wochen hinweg Fertigkeiten *trainieren*, die notwendig für eine Anstellung sind – mit Feedback von seinem/r ErgotherapeutIn.
- Holly wird über die nächsten vier Wochen hinweg ihren Fortschritt in einem Hochschulkurs *überprüfen* – mit *Validierung* durch ihre/n KursleiterIn.
- Isabella wird über die nächsten acht Wochen hinweg ihre Teilnahme an Glaubensaktivitäten *aufrechterhalten* – mit Unterstützung ihres Support Workers, der *körperliche Unterstützung* zur Verfügung stellt, sodass sie die Kirche aufsuchen kann.

Der Zeitrahmen für jedes Ziel wird mit den Teilnehmenden ausgehandelt, und spezifische Betätigungen (z.B. Gartenarbeit, die ehrenamtliche Mitarbeit in einer Tierrettungsstation) könnten mit generellen Aktivitäten ausgetauscht werden, falls spezifische Betätigungen ausgewählt wurden. Sobald diese anfänglichen Ziele erreicht wurden, würden nachfolgend neue Ziele ausgehandelt, indem der Level an Beteiligung gestreckt wird, eine Erweiterung der Betätigungssettings stattfindet oder aber der Grad an Unterstützung verringert wird. Zum Beispiel:

- Anna wird innerhalb von zwei Wochen die Ressourcen *ausfindig machen*, die sie zur Verfolgung der von ihr gewählten Freizeitbeschäftigung benötigt – mit *Beratung* durch ihre/n ErgotherapeutIn.
- Ben wird binnen zwei Wochen innerhalb der geschlossenen Abteilung eine soziale Aktivität *auswählen* – mithilfe von *Ermutigung und Aufforderung* durch sein/e ErgotherapeutIn.
- Chloe wird innerhalb von zwei Wochen die (Hilfs) Mittel *bestimmen*, die sie für die Karten-Gestaltung benötigt – mit *praktischer Unterstützung* durch ihre Eltern.
- David *verpflichtet sich*, in den kommenden vier Wochen einmal wöchentlich Schwimmen zu gehen – *in Begleitung* seines Support Workers.
- Emily wird in den kommenden drei Wochen ihre ermittelten Selbstfürsorge-Routinen *trainieren* – mit *Ermutigung* und *Feedback* von ihren Eltern.
- Frances wird über die nächsten drei Wochen hinweg ihre Haushaltsroutinen *aufrechterhalten* – mit *Coaching* durch das Ergotherapie-Team.
- Innerhalb von vier Wochen wird George die Möglichkeiten für ehrenamtliches Arbeiten *erkundet haben* – durch *Beratung* vom Büro für Ehrenamt.
- Innerhalb von zwei Wochen wird Holly *eigenständig* eine Hausaufgaben-Routine *erstellen*.
- Isabella wird innerhalb der nächsten zwei Wochen ihre Teilnahme an Glaubensaktivitäten *überprüfen* – mit *Validierung* durch ihren Gemeindepfarrer.

Es ist unwahrscheinlich, dass die Teilnehmenden langfristige Ziele für jeden Themenbereich entwickeln werden, der in dem Programm *Genesung durch Aktivierung* abgedeckt wird. Jedoch könnte es sein, dass sie verschiedene Optionen *erkunden* und den damit assoziierten Nutzen sowie Herausforderungen *bestimmen*, bevor sie bestimmte Aktivitäten *auswählen* und ihre Erfahrungen dafür nutzen, ihre Performanz zu *überprüfen* oder bestimmte Rollen *auszuhandeln*. Letztendlich bleibt zu hoffen, dass die Teilnehmenden zwei oder drei Aktivitäten *planen*, um diese zu *trainieren* und dann *beizubehalten*. Dieser Prozess könnte länger dauern als die Gruppenintervention *Genesung durch Aktivierung*, insofern sollte – falls möglich – die individuelle Unterstützung nach Beendigung des Programms auf einige weitere Wochen ausgedehnt werden.

Literatur

Annesi, J.J. (2002). Goal-setting protocol in adherence to exercise by Italian adults. *Perceptual and Motor Skills, 94* (2), 453–8.

Armstrong, J. (2008). The benefits and challenges of interdisciplinary, client-centered goal-setting in rehabilitation. *New Zealand Journal of Occupational Therapy, 55* (1), 20–25.

Arnetz, J.E., Almin, I., Bergström, K., Franzén, Y. & Nilsson, H. (2004). Active patient involvement in the establishment of physical therapy goals: effects on treatment outcome and quality of care. *Advances in Physiotherapy, 6* (2), 50–69.

Baron, K., Kielhofner, G., Lyenger, A., Goldhammer, V. & Wolenski, J. (2006). *A User's Manual for the Occupational Self Assessment (OSA).* (Version 2.2). University of Illinois: Chicago, IL.

Bates, P. (2010). *Inclusion Web Resource Pack.* Bath: National Development Team for Inclusion.

Braveman, B., Robson, M., Velozo, C., Kielhofner, G., Fisher, G., ... Kerschbaum, J. (2005). *A User's Guide to the*

Worker Role Interview (WRI). (Version 10.0). Chicago, IL.: University of Illinois.

de las Heras, C.G., Geist, R., Kielhofner, G. & Li, Y. (2007). *A User's Manual for the Volitional Questionnaire.* (Version 4.1). Chicago, IL.: University of Illinois.

Fisher, A.G. & Jones, K.W. (2010). *Assessment of Motor and Process Skills* (Vol. 2: User Manual, 7th edn.). Fort Collins, CO.: Three Star Press.

Forsyth, K. & Kielhofner, G. (2008). Communication and documentation In G. Kielhofner (ed.), *Model of Human Occupation: Theory and Application* (4th edn.) (pp. 407–41). Baltimore, MD: Lippincott, Williams & Wilkins.

Forsyth, K., Salamy, M., Simon, S. & Kielhofner, G. (1998). *A User's Guide to the Assessment of Communication and Interaction Skills (ACIS).* (Version 4.0). University of Illinois: Chicago, IL.

Heasman, D. & Salhotra, D. (2008). *Interest Checklist UK: Guidance Notes.* University of Illinois: Chicago, IL.

Kielhofner, G. (ed.). (2008). *Model of Human Occupation: Theory and Application* (4th edn.). Baltimore, MD: Lippincott, Williams & Wilkins.

Kielhofner, G. & Forsyth, K. (2008a). Occupational engagement: how clients achieve change In G. Kielhofner (ed.), *Model of Human Occupation: Theory and Application* (4th edn.) (pp. 171–84). Baltimore, MD: Lippincott, Williams & Wilkins.

Kielhofner, G. & Forsyth, K. (2008b). Therapeutic strategies for enabling change In G. Kielhofner (ed.), *Model of Human Occupation: Theory and Application* (4th edn.) (pp. 185–203). Baltimore, MD: Lippincott, Williams & Wilkins.

Kramer, J., Kielhofner, G. & Forsyth, K. (2008). Assessments used with the Model of Human Occupation In B.J. Hemphill-Pearson (ed.), *Assessments in Occupational Therapy Mental Health* (pp. 159–84). Thorofare, NJ: Slack Incorporated.

Law, M. (2005). Measurement in occupational therapy In M. Law, C. Baum, & W. Dunn (eds.), *Measuring Occupational Performance* (2nd edn.) (pp. 3–20). Thorofare, NJ: Slack Incorporated.

Law, M., Pollock, N. & Steward, D. (2004). Evidence-base occupational therapy: concepts and stragegies. *New Zealand Journal of Occupational Therapy, 51* (1), 1–22.

Levack, W.M. M., Taylor, K., Siegert, R.F., Dean, S.G., McPherson, K.M. & Weatherall, M. (2006). Is goal-planning in rehabilitation effective? A systematic review. *Clinical Rehabilitation, 20* (9), 739–55.

Loftus, S. & Higgs, J. (2008). Learning the language of clinical reasoning In J. Higgs, M. Jones, & S. Loftus (eds.), *Clinical reasoning in the Health Professions* (3rd edn.) (pp. 339–48). Oxford: Butterworth Heinemann.

Melton, J., Forsyth, K. & Freeth, D. (2009). Using theory in practice In E.A. S. Duncan (ed.), *Skills for Practice in Occupational Therapy* (pp. 9–23). Edinburgh: Churchill Livingston.

Moore-Corner, R.A., Kielhofner, G. & Olsen, L. (1998). *A User's Manual for Work Environment Impact Scale (WEIS).* (Version 2.0). University of Illinois: Chicago, IL.

Oakley, F., Kielhofner, G., Barris, R. & Reichter, R. (1986). The Role Checklist: development and empirial assessment of reliability. *Occupational Therapy Journal of Research, 6* (3), 157–69.

Park, S. (2009). Goal-setting in occupational therapy: a client-centered perspective In E.A. S. Duncan (ed.), *Skills for Practice in Occupational Therapy* (pp. 105–22). Edinburgh: Churchill Livingston.

Parkinson, S., Shenfield, M., Reece, K. & Elliott, J. (2011). Enhancing clinical reasoning through the use of evidence-based assessments, robust case formulations and measurable goals. *British Journal of Occupational Therapy, 74* (3), 148–52.

Randall, K.E. & McEwan, I.R. (2000). Writing patient-centred functional goals. *Physical Therapy, 80* (12), 1197–1203.

Scott, A.H. & Haggerty, E.J. (1984). Structuring goals via goal attainment scaling in occupational therapy groups in a partial hospitalisation setting. *Occupational Therapy in Mental Health, 4* (2), 39–58.

Scott, P.J., McFadden, R., Yates, K., Baker, S. & McSoley, S. (2014). The Role Checklist V2: QP: Establishment of reliability and validation of electronic administration. *The British Journal of Occupational Therapy, 77* (2), 96–102.

Smith, M.R., Kielhofner, G. & Watts, J.H. (1986). *Occupational Questionnaire.* University of Illinois: Chicago, IL.

Webb, P.M. & Glueckauf, R.L. (1994). The effects of direct involvement in goalsetting on rehabilitation outcome for persons with traumatic brain injuries. *Rehabilitation Psychology, 39* (3), 179–88.

Wilson, S.B. & Dobson, M.S. (2008). *Goalsetting: How to Create an Action Plan and Achieve Your Goals* (2nd edn.). New York: American Management Association.

Wolfensberger, W. (2011). Social Role Valorisation: a proposed new term for the principle of normalization. *Intellectual and Developmental Disabilities, 49* (6), 435–40.

Für Informationen über den Zugang zu Assessments, die auf dem Model of Human Occupation basieren, besuchen Sie die MOHO-Webseite unter: https://www.moho.uic.edu/products.aspx

Für weitere Details über den Zugang zum „Inclusion Web", besuchen Sie die Webseite des „National Development Teams for Inclusion" unter: https://www.ndti.org.uk/resources/useful-tools-top/the-inclusion-web

Teil 2

Einheit 1 Freizeitaktivitäten

Kernaussagen

- Eine ausgeglichene Lebensweise beinhaltet:
  - Freizeitaktivitäten
  - arbeitsbezogene Aktivitäten
  - Aktivitäten der Selbstfürsorge.

- Freizeit umfasst:
  - die Nutzung freier Zeit
  - Entscheidungsfreiheit
  - die Freiheit von alltäglichem Druck.

- Freizeit ermöglicht Genuss und Zufriedenheit und beinhaltet häufig:
  - eine Erweiterung sozialer Kontakte
  - die Chance zur Verbesserung von Fähigkeiten.

- Freizeit kann die Balance im Leben wiederherstellen, indem sie entspannend *oder* herausfordernd wirkt:
  - Ihre Ausübung kann passiv (in der Betrachtung von Dingen) oder aktiv (in der Durchführung von Aktivitäten) erfolgen.
  - Ein Zuviel an passiver Freizeit ist nicht erfüllend und wenig unterstützend für die psychische Gesundheit.

- Freizeitaktivitäten können vielseitig gestaltet werden, jedoch müssen sie bedeutsam für die einzelne Person sein.

Der Wert von Freizeitaktivitäten

Einleitung

Selbstfürsorge, Arbeit und Freizeit sind alles wesentliche Aspekte einer ausgeglichenen Lebensweise (Majnemer, 2010), und eines der entscheidenden Merkmale von Freizeit ist die Abwesenheit von Druck (Craik & Pieris, 2006). Im Zusammenwirken mit Arbeit ist Freizeit stärker mit einem höheren Level an Lebenszufriedenheit als tägliche Aufgaben oder Erholung verbunden (Smith et al., 1986). Die besondere Rolle von Freizeit im Bereich der psychischen Gesundheit ist schon immer von ErgotherapeutInnen sehr geschätzt worden (Turner et al., 2000; Specht et al., 2002).

Der Einfluss von Freizeit wird sowohl von MitarbeiterInnen als auch von KlientInnen anerkannt (Hutcheson et al., 2010). Auf der ganzen Welt haben psychiatrische Versorgungssysteme die Bedeutung der Freizeit für das Konzept des *aktiven Lebens* erkannt - ein Konzept, das viel weiter gefasst ist als reine körperliche Übung, und welches grundsätzlich Freizeiterfahrungen umfassen sollte (Iwasaki et al., 2010). In der Tat verweist ein Blick in die Literatur auf „empirische Nachweise, dass Freizeit zur physischen, sozialen, emotionalen und kognitiven Gesundheit durch Prävention, Coping und Transzendenz beiträgt" (Caldwell, 2005, S. 7). Darüber hinaus fanden Lloyd et al. (2007) dort, wo Aktivitäten intellektuelle und soziale Bedürfnisse sowie das Gefühl von Kompetenz oder Können berücksichtigten einen statistisch signifikanten Zusammenhang zwischen der Motivation zur Teilnahme an Freizeitaktivitäten und der Wahrnehmung von Genesung.

Passive und aktive Freizeit

Bestimmte Aktivitäten sind im Vergleich als besonders passiv zu bewerten, dazu gehört z. B. das „Für-sich"-Sitzen und Beobachten Anderer bei der Ausübung von Aktivitäten, anstatt aktiv beteiligt zu sein - das Leben beobachten, anstatt es selbst zu leben. Dies umfasst u. a. das Fernsehen, Surfen im Internet oder Lesen.

Solche Beschäftigungen sind nicht völlig wertlos - wir alle kennen das Bedürfnis nach einem „Chill-Out" oder Zeit für uns selbst, wenn das Leben geschäftig ist; jedoch ist eine Balance erforderlich, um Gesundheit und Wohlbefinden aufrecht zu erhalten (Westhorp, 2003).

Durch die Befriedigung von Bedürfnissen kann Freizeit dort Balance wiederherstellen, wo Bedürfnisse andernfalls unbefriedigt blieben: Insofern hilft Freizeit Arbeitsstress zu bekämpfen, weil sie im Vergleich zu den üblichen Arbeitsaufgaben einer Person entweder eher passiv und erholsam *oder* eher aktiv und herausfordernd ist (Trenberth & Dewe, 2002).

Manche Aktivitäten sind besser auf unsere individuellen Bedürfnisse zugeschnitten als andere, unabhängig davon, ob es sich um edukative, körperliche, soziale oder ästhetische Bedürfnisse handelt. Allerdings ist generell weithin anerkannt, dass passives Fernsehen eine wenig zufriedenstellende Aktivität ist (Di Bona, 2000). Dasselbe gilt für jegliche Freizeitbeschäftigung, deren einzige Motivation darin liegt, vor Lebensanforderungen zu flüchten. Dies wird als nicht unterstützend für die Genesung verstanden (Lloyd et al., 2007).

Bedauerlicherweise sind Menschen mit schweren psychischen Gesundheitsproblemen dafür bekannt, dass sie ein überproportionales Maß an Zeit in Form von passiver Freizeit (Krupa et al., 2003) oder mit einfachem „Nichtstun" (Scanlan et al., 2011) verbringen. Sie können folglich vielfache Barrieren in der Partizipation an Freizeitangeboten erfahren (Hodgson et al., 2001), z. B. durch physische Einschränkungen, fehlende finanzielle Mittel bzw. mangelndem Zugang zu Fortbewegungsmitteln (Pieris & Craik, 2004). Diese Aspekte haben stärkere negative Auswirkungen, wenn KlientInnen alleine leben (Harvey et al., 2006).

Bedeutsamkeit

Aktive Freizeit bedarf nicht notwendigerweise intensiver physischer Aktivität - dabei ist eine weniger bewegungsintensive Aktivität immer noch besser als gar keine. Entscheidend ist, ob die TeilnehmerInnen die Erfahrung genießen oder sie als befriedigend empfinden, da Vergnügen und Entspannung Schlüsselmotive sind (Ball et al., 2007). Tatsächlich fand Fine (2001; S. 45) heraus, dass: „Personen, die an Freizeitaktivitäten teilnahmen, unabhängig davon ob es sich um körperliche Übungen oder eher statische Aktivitäten wie z. B. Kartenspiel handelte, weniger depressiv waren als jene, die nicht an Freizeitaktivitäten teilnahmen." Vielleicht liegt es daran, weil jegliche Aktivität eine Erfahrung von „*Flow*" auslösen kann - einen psychischen Belohnungszustand, der entsteht, wenn wir vollkommen in einer Aktivität versunken sind (Csikszentmihalyi, 1995; Emerson, 1998). Die Tatsache, dass positive subjektive Erfahrungen darauf beruhen, dass die zugrunde liegenden

Aktivitäten für Personen bedeutsam sind (Pereira & Stagnitti, 2008), hat folgende Implikationen: ErgotherapeutInnen müssen sicherstellen, dass die gewählten Freizeitaktivitäten von persönlicher Bedeutung für die einzelnen KlientInnen sind; Basis dafür ist das Erstellen und Berücksichtigen der individuell gewichteten Ziele sowie der Einbezug besonderer Bedürfnisse (Blacker et al, 2008). ErgotherapeutInnen können individuelle Unterstützung zur Verfügung stellen, um das Überwinden jeglicher Barrieren zu ermöglichen (Heasman & Atwal, 2004). Sie müssen sich ebenfalls darüber bewusst sein, dass eine adäquate soziale Unterstützung der wichtigste Faktor für die Aufrechterhaltung von Freizeitinteressen darstellt (Pieris & Craik, 2004).

Beispielaktivitäten

Einleitung

Diese Einheit stellt einen nützlichen Ausgangspunkt für jegliches Angebot des Programms *Genesung durch Aktivierung* dar. Die Anleitenden sollten die Notwendigkeit eines ausbalancierten Lebensstils sowie den Unterschied zwischen Aktivität und Betätigung bezüglich der Kernaussagen, die sich auf Freizeitaktivitäten beziehen, verdeutlichen und unterstützen (S. 41). Sie sollten die Gelegenheit nutzen, die Teilnehmenden an Themen, Zeitpunkte und Termine zu erinnern, die für anschließende Einheiten ausgewählt wurden.

Ideen für Übungen und Gespräche

Freizeitinteressen aus der Kindheit
Fragen Sie die Teilnehmenden nach Aktivitäten, die ihnen als Kindern Freude bereitet haben – z.B. auf Bäume klettern, Höhlen bauen, Spiel mit dem Lieblingsspielzeug, Fantasie-Spiele. Schlagen Sie vor, dass die Teilnehmenden ihre Erfahrungen zu zweit besprechen, bevor diese gemeinsam in der Gruppe reflektiert werden. Regen Sie angenehme Erinnerungen über die Bedeutung des Spielens an.

Aktivitäten-Checkliste
Überprüfen Sie die Aktivitäten-Checklisten, die vor dem Beginn des Programms *Genesung durch Aktivierung* ausgefüllt wurden. Bitten Sie die Teilnehmenden sowohl über ein früheres Hobby oder Interesse zu sprechen als auch eines, dem sie in Zukunft gerne nachgehen würden.
Fragen Sie:

- Haben sich die Interessen der Teilnehmenden über die Zeit verändert?
- Welches sind die möglichen Gründe dafür – z.B. die Suche nach einer neuen Herausforderung, das Entdecken neuer Interessen, die Veränderung von Umständen, der Verlust von Interessen?

Was nützen uns unsere Interessen? (Arbeitsblatt S. 45)
Diskutieren Sie, was mit der Zeit geschieht, wenn wir beschäftigt sind. Im Besonderen, was passiert mit Symptomen, wenn wir in etwas vertieft sind? Diskutieren Sie sowohl die Symptome physischer als auch psychischer Gesundheit – z.B. ein Jucken oder Reizhusten sowie die Symptome von Angst.

Was bedeutet Freizeit für Sie? (Arbeitsblatt S. 46)
Diskutieren Sie den Unterschied zwischen Freizeit, Selbstfürsorge und Arbeit sowie die Vorstellung, dass sich manche Aktivitäten je nach Kontext unterscheiden – z.B. Kochen oder Einkaufen. Führen Sie dabei das Konzept des *Flows* ein.

Fragen Sie:

- Wie können wir „Freizeit" definieren? Was bedeutet diese?
- Wenn der Sinnspruch „Arbeit allein macht nicht glücklich" gilt, wäre stattdessen ein rein vergnügliches Leben besser?
- Ist es möglich, dass eine Aktivität Vergnügen bereitet, aber dennoch unbefriedigend ist?

Passiv oder aktiv? (Arbeitsblatt S. 47)
Diese Übung wird am besten als Gruppenaktivität durchgeführt, indem das Schaubild des Arbeitsblattes auf ein großes Stück Papier gezeichnet wird. Nehmen Sie sich Zeit, um die Teilnehmenden an die Unterschiede zwischen passiven und aktiven Freizeitaktivitäten zu erinnern.

Fragen Sie:

- Ist es besser irgendetwas zu tun als überhaupt nichts?
- Welcher Anteil unserer freien Zeit entfällt auf passive Freizeitaktivitäten?

Was haben unsere Großeltern getan?
Bitten Sie die Teilnehmenden darüber nachzudenken, was Menschen unternahmen, bevor das Fernsehen und der Computer erfunden wurden – z.B. Gesellschaftsspiele wie Charade, Kartenspiele, Musizieren.
Fragen Sie:

- Hat jeder einen Fernseher?
- Würden Sie auch ohne Fernseher zurechtkommen?
- Sind Fernsehen und der Umgang mit dem Computer zwangsläufig schlecht für Sie?
- Wie können Sie das Fernsehen erfüllender gestalten? Zum Beispiel:
  - Laden Sie einige Freunde ein, um einen Film gemeinsam anzuschauen.
  - Schauen Sie eine Kochsendung und probieren Sie dann das Rezept aus.
  - Versuchen Sie die Fragen eines Fernsehquiz zu beantworten.
  - Schauen Sie ausgewählte Programme, anstatt ständig den Sender zu wechseln.

Welcher Art von Aktivität gehen Sie nach, um sich die Zeit zu vertreiben? (Arbeitsblatt S. 48)

Diese Einheit kann eine nützliche Erweiterung der Aktivitäten-Checkliste sein, insbesondere wenn sich zukünftige Einheiten auf soziale, kreative und körperliche Aktivitäten beziehen.

Wenn Geld keine Rolle spielt

Bitten Sie die Teilnehmenden sich über Freizeitaktivitäten auszutauschen, denen sie nachgehen würden, wenn Geld keine Rolle spielte – z. B. Reisen, kostspielige Sportarten, sich „verwöhnen lassen".

Planen Sie weiterführende Aktivitäten

Erkunden Sie Möglichkeiten vor Ort

- Besuchen Sie die örtliche Bibliothek, um sich über Gruppenangebote zu informieren.
- Überprüfen Sie den „Was ist los"-Teil der lokalen Tageszeitung oder Zeitschriften.
- Erkunden Sie das Angebot für Gruppen von Menschen mit psychischen Erkrankungen.

Erfahrungen teilen

Schaffen Sie eine Möglichkeit für Teilnehmende wie auch Mitarbeitende, kleine Präsentationen über ihre Lieblingsinteressen zu halten.

Alternative Gesellschaftsabende

Spielen Sie alternativ zum Fernsehen ein Spiel zusammen, z. B.:

- Gesellschaftsspiele
- Brettspiele
- Kartenspiele

Aktive Erfahrungen

Falls die Bereiche kreativer, körperlicher oder Outdoor-Aktivitäten nicht später im Programm *Genesung durch Aktivierung* erkundet werden, arrangieren Sie eine Schnupperstunde für eine dieser Aktivitäten. Ermutigen Sie die Teilnehmenden, ihre eigenen Erfahrungen zu reflektieren.

Planen Sie weiterführende Aktivitäten für den Rest des Programms

Je nachdem, welche Themen bereits für den späteren Teil des Programms *Genesung durch Aktivierung* vereinbart wurden, finalisieren Sie die Auswahl von erfahrungsorientierten Einheiten in Übereinstimmung mit spezifischen gesprächsbasierten Themen.

Was nützen uns unsere Interessen?

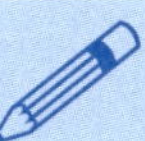

Denken Sie an Interessen, die Sie haben oder in der Vergangenheit hatten und umkreisen Sie die unten stehenden Aussagen, die zu Ihren Erfahrungen passen.

Ich verliere das Zeitgefühl	Ich entspanne	Es macht Spaß
Es ist eine Flucht	Die Zeit vergeht langsamer	Ich empfinde einen Kick
Es ist faszinierend	Es ist gesund	Die Zeit vergeht wie im Fluge
Ich verliere mich	Es passt zu allen meinen Fähigkeiten	Es ist anregend
Es passt zu meinen Werten	Es ist fesselnd	Es ist herausfordernd

Was bedeutet Freizeit für Sie?

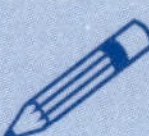

Kennzeichnen Sie, entsprechend Ihrer Überzeugungen, jede der folgenden Aussagen als Richtig oder Falsch.

		Richtig	Falsch
1	Eine Möglichkeit zu ruhen oder meine Batterien aufzuladen.		
2	Die Welt ‚außen vor' lassen.		
3	Sich für etwas wirklich interessieren.		
4	Etwas tun, das mir Vergnügen bereitet.		
5	Etwas außerhalb meiner üblichen Routine tun.		
6	Freiheit von Regeln, Vorschriften und Verpflichtungen.		
7	Das Gefühl der Kontrolle oder der Flexibilität im Hinblick auf Dauer und Tempo der Aktivität zu haben.		
8	Einen abwechslungsreichen Lebensstil mit vielerlei Interessen haben.		
9	Genug Geld haben, um Dinge zu tun, zu reisen und auszugehen.		
10	Zeit und Raum für mich selbst haben.		
11	Keine Herausforderungen haben.		
12	Etwas, das dem Leben Qualität verleiht.		
13	Etwas, das für mich gesund ist.		
14	Die Teilnahme an einem Hobby oder Sport.		
15	Die Teilnahme an organisierten Aktivitäten.		
16	Das Gegenteil von Arbeit.		
17	Zeit, um ich selbst zu sein und um mich zu entwickeln.		

Passiv oder aktiv?

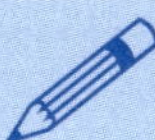

Was sind positive bzw. negative Aspekte von passiven Freizeitaktivitäten wie z.B.:
- Lesen?
- Fernsehen?
- Internetsurfen?

Was sind positive bzw. negative Aspekte aktiver Freizeit, die folgendes beinhaltet:
- Kreativität?
- Soziale Aktivitäten?
- Körperliche Aktivitäten?

	Positiv	**Negativ**
Passive Freizeitaktivitäten		
Aktive Freizeitaktivitäten		

Welche Arten von Aktivitäten üben Sie aus, um sich die Zeit zu vertreiben?

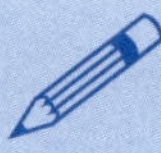

Denken Sie über Aktivitäten nach, denen Sie eigenständig zum Zeitvertreib nachgehen. Lassen Sie Aktivitäten unberücksichtigt, die verpflichtend sind oder durch den Gesundheitsdienst organisiert werden. Denken Sie über Dinge nach, die Sie unabhängig davon tun, um sich die Zeit zu vertreiben.

Notieren Sie in der unteren Spalte Ihre Aktivitäten zum Zeitvertreib und kreuzen Sie den Hauptgrund für das Ausführen der Aktivität an. Obwohl Beispiele für jede Kategorie vorgegeben sind, gibt es keine richtige oder falsche Antwort: Manche Menschen üben gewisse Aktivitäten aus, um zu entspannen, andere zum Zeitvertreib oder in Gesellschaft zu sein.	**1. Zum Zeitvertreib** (z. B. Fernsehen, im Internet surfen)	**2. Zur Entspannung** (z. B. Musik hören, Vögel beobachten)	**3. Zum Erhalt der Gehirnaktivität** (z. B. Kreuzworträtsel, Puzzles, Ratespiele)	**4. Um Gesellschaft zu haben** (z. B. Freunde besuchen, in die Kneipe gehen)	**5. Um kreativ zu sein** (z. B. Nähen, Fotografieren, Kunst, Musik)	**6. Um fit zu bleiben** (z. B. Übungen, Sport)	**7. Um zu genießen** (z. B. ausgehen, Dinge ansehen, essen gehen)
Aktivität							

Wie oft nehmen Sie an Aktivitäten der folgenden Kategorien teil und wie gut gefallen Ihnen diese Aktivitäten?

	Das tue ich				Das mag ich			
	Nie	Manchmal	Oft	Immer	Gar nicht	Ein wenig	Gern	Sehr gern
1. Zum Zeitvertreib								
2. Zur Entspannung								
3. Kognitive Aktivitäten								
4. Soziale Aktivitäten								
5. Kreative Aktivitäten								
6. Körperliche Aktivitäten								
7. Sinnliche Aktivitäten								

Welchen Aktivitäten würden Sie gerne mehr, welchen weniger nachgehen?

Literatur

Ball, V., Corr, S., Knight, J. & Lowis, M. (2007). An investigation into the leisure occupations of older adults. *British Journal of Occupational Therapy, 70* (9), 393–400.

Blacker, D., Broadhurst, L. & Teixeira, L. (2008). The role of occupational therapy in leisure adaptation with complex neurological disability: a discussion using two case study examples. *Neurorehabilitation, 23* (4), 313–19.

Caldwell, L.L. (2005). Leisure and health: why is leisure therapeutic? *British Journal of Guidance & Counselling, 33* (1), 7–26.

Craik, C. & Pieris, Y. (2006). Without leisure ... "it wouldn't be much of a life": the meaning of leisure for people with mental health problems. *British Journal of Occupational Therapy, 69* (5), 209–16.

Csikszentmihalyi, M. (1995). *Beyond Boredom and Anxiety: Experiencing Flow in Work and Play.* San Francisco: Jossey-Bass.

Di Bona, L. (2000). What are the benefits of leisure? An exploration using the Leisure Satisfaction Scale. *British Journal of Occupational Therapy, 63* (2), 50–58.

Emerson, H. (1998). Flow and occupation: a review of the literature. *Canadian Journal of Occupational Therapy, 65* (1), 37–43.

Fine, J. (2001). The effect of leisure activity on depression in the elderly: implications for the field of occupational therapy. *Occupational Therapy in Health Care, 13* (1), 45–59.

Harvey, C., Fossey, E., Jackson, H. & Shimitras, L. (2006). Time use of people with schizophrenia living in North London: predictors of participation in occupations and their implications for improving social inclusion. *Journal of Mental Health, 15* (1), 43–55.

Heasman, D. & Atwal, A. (2004). The Active Advice pilot project: leisure enhancement and social inclusion for people with severe mental health problems. *British Journal of Occupational Therapy, 67* (11), 511–14.

Hodgson, S., Lloyd, C. & Schmid, T. (2001). The leisure participation of clients with a dual diagnosis. *British Journal of Occupational Therapy, 64* (10), 487–92.

Hutcheson, C., Ferguson, H., Nish, G. & Gill, L. (2010). Promoting mental wellbeing through activity in a mental health hospital. *British Journal of Occupational Therapy, 73* (3), 121–8.

Iwasaki, Y., Coyle, C.P. & Shank, J.W. (2010). Leisure as a context for active living, recovery, health, and life quality for persons with mental illness in a global context. *Health Promotion International, 25* (4), 483–94.

Krupa, T., McLean, H., Eastabrook, S., Bonham, A. & Baksh, L. (2003). Daily time use as a measure of community adjustment for persons served by Assertive Community Treatment Teams. *American Journal of Occupational Therapy, 57* (5), 558–65.

Lloyd, C., King, R., McCarthy, M. & Scanlan, M. (2007). The association between leisure motivation and recovery: a pilot study. *Australian Occupational Therapy Journal, 54* (1), 33–41.

Majnemer, A. (2010). Balancing the boat: enabling an ocean of possibilities. *Canadian Journal of Occupational Therapy, 77* (4), 198–208.

Pereira, R.B. & Stagnitti, K. (2008). The meaning of leisure for well-elderly Italians in an Australian community: implications for occupational therapy. *Australian Occupational Therapy Journal, 55* (1), 39–46.

Pieris, Y. & Craik, C. (2004). Factors enabling and hindering participation in leisure for people with mental health problems. *British Journal of Occupational Therapy, 67* (6), 240–7.

Scanlan, J.N., Bundy, A.C. & Matthews, L.R. (2011). Promoting wellbeing in young unemployed adults: the importance of identifying meaningful patterns of time use. *Australian Occupational Therapy Journal, 58* (2), 111–19.

Smith, N.R., Kielhofner, G. & Watts, J.H. (1986). The relationships between volition, activity pattern, and life satisfaction in the elderly. *American Journal of Occupational Therapy, 40* (4), 278–83.

Specht, J., King, G., Brown, E. & Foris, C. (2002). The importance of leisure in the lives of persons with congenital physical disabilities. *American Journal of Occupational Therapy, 56* (4), 436–45.

Trenberth, L. & Dewe, P. (2002). The importance of leisure as a means of coping with work related stress: an exploratory study. *Counselling Psychology Quarterly, 15* (1), 59–72.

Turner, H., Chapman, S., McSherry, A., Krishnagiri, S. & Watts, J. (2000). Leisure assessment in occupational therapy: an exploratory study. *Occupational Therapy in Health Care, 12* (2–3), 73–85.

Westhorp, P. (2003). Exploring balance as a concept in Occupational Science. *Journal of Occupational Science, 10* (2), 99–106.

Einheit 2 Kreative Aktivitäten

Kernaussagen

- Kreativität untermauert alle menschlichen Errungenschaften und ist Teil des alltäglichen Lebens.
- Kreativität ist wichtig für das Lernen und die Entwicklung:
  - Sie erfordert Vorstellungskraft und Ideenreichtum.
  - Sie beinhaltet Problemlösung und Risikobereitschaft.
  - Sie erlaubt uns, unsere Umgebung zu verändern.
- Durch die Veränderung der uns umgebenden Dinge können wir unsere inneren Gedanken und Gefühle ändern. Kreative Aktivitäten:
  - erschließen unser kreatives Potenzial.
  - versehen uns mit Bewältigungsmechanismen.
  - erlauben uns, unsere Fähigkeiten zu erkennen.
- Kreative Aktivität ist wichtig für unsere Gesundheit, weil sie:
  - Chaos in Ordnung verwandelt und Hoffnung vermittelt.
  - Lernprozesse umfasst zum „Loslassen“ und „Fehler machen“.
  - Zielstrebigkeit und eine Form des Selbstausdrucks bietet.
  - die Aufmerksamkeit von Stress und Angst weglenkt.
- Kreative Aktivitäten können angepasst werden an:
  - unsere Interessen, Fähigkeiten und Erfahrungen.
  - die verfügbare Zeit.

Der Wert von kreativen Aktivitäten

Einleitung

Kreative Aktivitäten stellen für ErgotherapeutInnen ein wichtiges Werkzeug dar, um Menschen zu helfen, alternative Wege zu finden, die Herausforderungen in ihrem Leben zu meistern (la Cour et al., 2007). Zudem sind sie „ein Mittel für Entscheidungen und Beteiligung" (Griffiths, 2008; S. 49). Ihre therapeutische Anwendung beruht auf der Tatsache, dass Kreativität ein Teil des alltäglichen Lebens ist, welches Risikobereitschaft (Schmid, 2004) und Problemlösen beinhaltet und dadurch eine Kraft besitzt, Selbstständigkeit und Kompetenzen zu fördern (Schmid, 2005). Mit anderen Worten regen kreative Aktivitäten Kreativität an, die definiert werden kann als: „[e]ine angeborene Kapazität zum originellen Denken und Handeln, erfinderisch und einfallsreich zu sein sowie neue und originelle Lösungen für Bedürfnisse, Probleme und Ausdrucksformen zu finden. Sie kann in allen Aktivitäten eingesetzt werden. Ihre Prozesse und Ergebnisse sind bedeutungsvoll für den Anwender und generieren positive Gefühle" (Schmid, 2005; S. 6). Kreativität erfordert eine unterstützende Umgebung (Schmid, 2004). Sie ist nicht nur ein Merkmal, das der Aktivität innewohnt, sie ist ebenso eine persönliche Eigenschaft, die bewusst von KlientInnen als auch TherapeutInnen eingesetzt werden kann, sodass der therapeutische Prozess als solches kreativ ist (Atkinson & Wells, 2000). Die Vielseitigkeit kreativer Aktivitäten erlaubt es, sie effektiv in Einzel- als auch Gruppeninterventionen (Griffiths & Corr, 2007) und als Alternative zur Verhaltenstherapie einzusetzen (Körlin et al., 2000; Odell-Miller et al., 2006). Ebenso kann sie ErgotherapeutInnen bei der Beurteilung funktioneller Leistungen unterstützen (Mitchell & Neish, 2007). Wenn KlientInnen von den lebensverändernden Eigenschaften [der Kreativität] wirklich profitieren sollen, müssen ErgotherapeutInnen den Wert kreativer Aktivitäten mit ihnen erörtern (-Schmid, 2005).

Handwerk und Gestaltung als therapeutische Betätigung

Nach Harris (2008, S. 133), „war[en Handwerk und] Gestaltung die erste therapeutische Betätigung der Ergotherapie". Seitdem hat allerdings ein Rückgang der Nutzung von kreativen Aktivitäten durch ErgotherapeutInnen dazu geführt, das Thompson und Blair (1998, S. 48) hinterfragen, ob diese therapeutische Rolle „alte Geschichte oder zeitgenössische Praxis" darstellt. Sie fanden Unterstützung durch ein leidenschaftliches Plädoyer von Perrin (2001), das dazu anhielt, die Wichtigkeit von Kreativität in der Therapie erneut anzuerkennen sowie die kreative Kunst in der Profession zu erhalten und zu fördern.

Eine 1988 veröffentlichte Befragung von ErgotherapeutInnen in Großbritannien zeigte, dass die Nutzung kreativer Aktivitäten als therapeutisches Medium nicht aufgegeben wurde und sie nach wie vor eine der am häufigsten genutzten Interventionen darstellte (Craik et al., 1998). Tatsächlich bestätigte eine spätere Querschnittsbefragung dieser professionellen Gruppe, dass 82 Prozent der Befragten kreative Aktivitäten nutzten (Griffiths & Corr, 2007).

Eine aktuellere schwedische Studie von im physischen und psychischen Gesundheitssetting tätigen ErgotherapeutInnen zeigte, dass 44 Prozent von ihnen kreative Aktivitäten nutzten; dabei wurden Kunst und Handwerk am häufigsten genannt, gefolgt von Gartenarbeit (Müllersdorf & Ivarsson, 2012). Außerdem ist die Nutzung von Kunstmaterialien, Musik und kreativem Schreiben immer noch stark in der chinesischen und japanischen Gesundheitsversorgung vertreten (Crawford & Paterson, 2007).

Evidenzbasis

Bedauerlicherweise ist die Forschungsbasis, die die Nutzung von kreativen Aktivitäten in der Ergotherapie stützt, bisher nicht sehr stark (Lloyd & Papas, 1999; Hacking et al., 2006; Griffiths, 2008). Viele Spekulationen basieren auf der Annahme eines möglichen Zusammenhangs zwischen kreativem Ausdruck und psychischer Gesundheit, da von vielen berühmten Künstlern und Autoren bekannt ist, dass sie an psychischen Erkrankungen litten (Crawford & Paterson, 2007). 2012 wurde eine bahnbrechende Studie veröffentlicht, die den Einfluss der Teilnahme an einer Gruppenintervention mit kreativen Aktivitäten auf KlientInnen einer Psychiatrie untersuchte. Über einen Fünf-Jahres-Zeitraum wurden vier Messinstrumente genutzt, um die psychische Gesundheit von 403 KlientInnen zu erfassen; die ermittelte positive Korrelation zeigt einen Zusammenhang zwischen der Teilnahme an kreativen Aktivitäten und verbesserter psychischer Gesundheit auf (Caddy et al., 2012).

Vor der o.a. quantitativen Studie wurden bereits zahlreiche Studien veröffentlicht, die die Qualität der subjektiven Erfahrungen von Menschen bei der Teilnahme an kreativen Aktivitäten darstellten. Positive

Erfahrungen wurden in einer Vielzahl von Settings beobachtet: in der Arbeit mit Obdachlosen (Thomas et al., 2011), chronisch Kranken (Reynolds, 2004; Reynolds et al., 2008), alten Menschen (Howie et al., 2004; la Cour et al., 2005) und in der Krebsbehandlung (Reynolds & Prior, 2006; Daykin et al., 2007).

Diese Studien haben unser theoretisches Verständnis der Natur kreativer Aktivitäten erweitert und konnten aufzeigen, dass diese zum Genesungsprozess beitragen (Lloyd et al., 2007), indem sie optimale Erfahrungen von *Flow* bereitstellen (Reynolds & Prior, 2006; Griffiths, 2008), Hoffnung fördern, Bedeutsamkeit und Zweck erzeugen und den Menschen erlauben, neue Bewältigungsmechanismen zu entwickeln und ihre Identitäten wiederaufzubauen (Spandler et al., 2007).

Viele dieser Studien wurden in einem Review von Perruzza und Kinsella (2010) untersucht, der 23 Artikel umfasste, die ein Peer-Review-Verfahren durchlaufen hatten. Die wichtigsten Vorteile für Gesundheit und Wohlbefinden wurden folgendermaßen zusammengefasst:

- Verbesserte wahrgenommene Kontrolle
- Aufbau von Selbstwahrnehmung
- Ausdruck
- Transformation der Krankheitserfahrung
- Erlangen von Zielstrebigkeit
- Aufbau sozialer Unterstützung.

Wer entscheidet also, sich an kreativen Aktivitäten zu beteiligen? Bei der Beantwortung dieser Frage sind ErgotherapeutInnen Frances Reynolds für ihre umfangreichen Untersuchungen über die Bedeutung von Kunst, Handwerk und Gestaltung zum Dank verpflichtet. Spandler et al. (2007, S. 791) hingegen merken an, dass künstlerische Aktivitäten „nicht unbedingt für alle KlientInnen angebracht" sind. Reynolds fand jedoch heraus, dass sich KlientInnen nicht als künstlerisch oder kreativ ansehen müssen (Reynolds, 2004, 2009). Stattdessen wählen Menschen die Teilnahme an kreativen Aktivitäten, weil sie dazu neigen, mit gestalterischen Tätigkeiten vertraut zu sein (Reynolds et al., 2008) und möglicherweise sogar von Familienmitgliedern ermutigt wurden, daran teilzunehmen (Reynolds, 2009). Dadurch entdecken sie, dass kreative Aktivitäten an die vorhandene Zeit angepasst werden können (Reynolds, 2000), und dass diese trotz der gesundheitlichen Einschränkungen handhabbar sind (Reynolds et al., 2008).

Tatsächlich konnte bestätigt werden, dass KlientInnen mit Depressionen sich intuitiv über die potentiellen therapeutischen Vorteile aus der Teilnahme an kreativen Aktivitäten bewusst waren (Reynolds, 2000). Eine Studie von Reynolds und Prior (2003) zeigte, dass ungefähr die Hälfte der Interviewten eine kreative Tätigkeit aufgenommen hatte, seit sie erstmalig erkrankten. Es scheint also, dass Menschen mit psychischen Erkrankungen die Vorzüge einer Teilnahme an kreativen Aktivitäten schätzen, unabhängig davon, ob deren genauer Nutzen schlüssig bewiesen werden kann.

Beispielaktivitäten

Einleitung

Zusätzlich zur Einführung der Kernaussagen für diese Einheit können die Anleitenden betonen, dass *kreative Aktivitäten* nicht unbedingt *gestalterisch-basierte Aktivitäten* sind. Zum Beispiel können Kochen, Gartenarbeit und Trommeln allesamt als kreative Aktivitäten gelten.

Ideen für Übungen und Gespräche

Kreatives Denken

Bitten Sie die Teilnehmenden sich vorzustellen, dass sie auf einer einsamen Insel gestrandet sind. Fragen Sie sie, wie viele kreative Möglichkeiten ihnen einfallen, ein Stück Seil zu nutzen (z. B. ein Haltestrick für eine wilde Ziege, ein Gürtel, ein Wedel, eine Hängematte – wenn das Seil lang genug ist). Bitten Sie die Teilnehmenden, der Reihe nach einen Vorschlag zu machen, bis es keine weiteren Ideen mehr gibt.

Dinge aus einem neuen Blickwinkel betrachten

Führen Sie an, dass Kreativität der Aufmerksamkeit gegenüber unserem Umfeld sowie unseren Handlungen bedarf.

- Denken Sie darüber nach, wie Kinder alles erkunden. Hat jemand ein Beispiel dafür, wie ein Kind von etwas ganz Gewöhnlichem beeindruckt war?
- Kann Ihnen der Blick durch eine Kameralinse helfen, Dinge anders zu sehen?

Kreativität definieren

Regen Sie ein Gespräch über die Bedeutung von Kreativität an, indem Sie die folgenden Fragen stellen:

- Was ist Kreativität? Zum Beispiel, etwas Neues schaffen, in eine „andere Richtung" denken, künstlerisch tätig sein, Problemlösen, die Hände benutzen.
- Welche Gedanken verbinden Sie mit „kreativ sein"? Zum Beispiel: es ist therapeutisch, es ist

zeitaufwändig, es kann nicht auf Anweisung/Bestellung erfolgen; Hippie sein, Energie haben, Dinge schön machen, sich zu helfen wissen.
- Was ist der Unterschied zwischen „etwas tun“ und „kreativem Tun“?

Kreativität und psychische Gesundheit (Arbeitsblatt S. 55)
Diese Aktivität kann eine Diskussion über den Wert von kreativen Aktivitäten als Therapie und der Wichtigkeit von *Flow* einführen.
- Tauschen Sie sich über Dinge aus, die Sie beim Kreativsein genießen.
- Warum meinen Sie, dass kreative Aktivitäten als therapeutisch angesehen werden?
- Gibt es eine Verbindung zwischen Kreativität und psychischer Erkrankung? Von welchen berühmten Menschen ist bekannt, dass sie an einer psychischen Erkrankung leiden bzw. litten?

Welche Art von kreativen Dingen könnte ich tun? (Arbeitsblatt S. 56)
Diese Übung ist inspiriert durch die Beispiele kreativer Aktivitäten, die von Griffiths und Corr (2007) kategorisiert wurden.

Zusätzlich zur Diskussion von persönlichen Interessen und deren Beweggründen, könnte die Gruppe besprechen, welche Fähigkeiten, Zeit und Materialien dafür erforderlich sind.
- Welche kreativen Aktivitäten haben Sie bereits in der Vergangenheit ausprobiert und auf welche sind Sie am meisten stolz?
- Sind alle technischen Aktivitäten kreativ? Zum Beispiel: ist Gartenarbeit kreativ oder Computer programmieren? Was würde diese Aktivitäten kreativ(er) machen?

Kreativität = Problemlösen (Arbeitsblatt S. 57)
Diese Aktivität verlangt von den Teilnehmenden die Fähigkeit, ihre Erfahrungen reflektieren zu können.
- Was hilft Ihnen, sich kreativ zu fühlen?
- Müssen Sie künstlerisch sein, um kreativ zu sein?

Kreative Einflüsse
Haben Ihre Eltern oder Großeltern etwas Kreatives ausgeübt?
- Sind Handwerk und Gestaltung heute so gebräuchlich wie früher?
- Wer ist die kreativste Person, die Sie kennen?

Planen Sie weiterführende Aktivitäten

Erkunden Sie lokale Möglichkeiten
Finden Sie heraus, welche kreativen Aktivitäten es vor Ort in der Erwachsenenbildung gibt.
- Besuchen Sie eine örtliche Galerie oder ein Atelier.
- Arrangieren Sie den Besuch des Theaters oder einer Musikveranstaltung vor Ort.

Aktive Erfahrungen
Organisieren Sie für alle Teilnehmenden eine Schnupperstunde, um etwas Neues auszuprobieren und die gemachten Erfahrungen zu reflektieren: z. B. digitale Fotografie, Filzen, Glasmalerei, Kerzenherstellung, Kartenherstellung, Kunst mit Naturmaterialien.

Kreativität und psychische Gesundheit

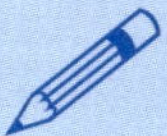

Nachstehend sind einige der positiven Folgen angeführt, die entstehen, wenn sich Menschen an kreativen Aktivitäten beteiligen.

- Kreuzen Sie alle Aussagen an, die Ihren Erfahrungen während des Kreativ-Seins entsprechen.
- Kreisen Sie alle Aussagen ein, die Sie gerne einmal erfahren würden.

Gesteigertes Gefühl der Selbstkontrolle	Möglichkeiten der Wertschätzung und des Lobes	Ein gesundes Selbstbild aufrecht erhalten
Vertrauen in Erreichtes	Erhöhtes Gefühl der Kontrolle über die Umwelt	Ein Weg ohne Worte zu kommunizieren
Einen Beitrag für Andere leisten	Umwandlung negativer Gefühle in positive	Gefühl der Kraft/Stärke
Zeit, um über unsere Erfahrungen nachzudenken	Anderen ermöglichen, uns als kompetent zu sehen	Gesteigerte Fähigkeit, mit Fehlern umgehen zu können
Gefühl von Freiheit	Eine Möglichkeit unser Leben neu zu bewerten	Gefühle Wirklichkeit werden zu lassen
Gesteigerte Fähigkeit Risiken einzugehen	Größeres Zutrauen, sich selbst auszudrücken	Gefühle der Erleichterung
Wiederentdeckung der Person, die wir vor der Erkrankung waren	Mit anderen teilen	Gefühl von Sinnhaftigkeit entwickeln

Welche kreativen Dinge könnte ich tun?

Denken Sie über kreative Aktivitäten nach, die Sie in der Vergangenheit ausprobiert haben, solche, die Sie noch ausüben und jene, die Sie in der Zukunft gerne ausprobieren würden. Füllen Sie die untenstehende Tabelle aus und planen Sie mindestens eine kreative Aktivität, die Sie in den kommenden zwei Wochen ausüben möchten.

	Das habe ich früher ausprobiert	Das tue ich zur Zeit	Das möchte ich in der Zukunft ausüben
Künstlerisches Arbeiten (z. B. Malen, Kunsthandwerk, Zeichnen, Anmalen, Collage, Bilder rahmen)			
Papierarbeiten (z. B. Kartenherstellung, Papiergestaltung, Pappmaché, Drucken)			
Arbeiten mit Stoffen und Garn (z. B. Nähen, Sticken, Kleidung herstellen, Patchwork, Stricken)			
Modellieren (z. B. mit Ton, Salzteig, Fimo; Plastizieren, Modellbau)			
Handwerklich-technisches Arbeiten (z. B. mit Holz, Metall; Fotografie)			
Arbeiten mit Wort und Schrift (z. B. Theater, kreatives Schreiben, Theaterstücke lesen, Gedichte schreiben, Kalligraphie)			
Arbeiten mit Musik (z. B. Tanzen, Musizieren, Musik hören, Singen)			
Handwerkliches Arbeiten (z. B. Blumenarrangement, Schmuckherstellung, Mosaik, Kerzenherstellung, Glasmalerei, Gravieren)			
Arbeiten mit Lebensmitteln (z. B. Backen, Verzieren)			

Aktionsplan

Innerhalb der nächsten zwei Wochen werde ich:

Um dies zu vorzubereiten, brauche ich:

Kreativität = Problemlösen

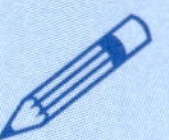

Erinnern Sie sich an eine kreative Aktivität, die Sie durchgeführt haben, und schreiben Sie einige Antworten zu den folgenden Fragen auf.
(Wenn Ihnen dazu nichts einfällt, befragen Sie jemanden, der Sie unterstützt.)
Diskutieren Sie anschließend den kreativen Prozess in der Gruppe.

1 Was haben Sie getan, und wieso haben Sie sich für diese Aktivität entschieden?
2 Was haben Sie zuerst erledigen müssen?
3 Woher wussten Sie, wann die Aktivität zu beenden war?
4 Gibt es einen „besten Weg“, um diese Aktivität auszuführen?
5 Benötigten Sie Hilfe, um die Aktivität zu Ende zu bringen?
6 Wie könnten Sie das, was Sie getan haben, verbessern?
7 Entsprach das Handlungsergebnis der ursprünglichen Planung?
8 Gefiel Ihnen, was Sie gestaltet haben?
9 Denken Sie, das, was Sie gemacht haben, würde anderen Menschen gefallen?

Literatur

Atkinson, K. & Wells, C. (2000). *Creative Therapies: A Psychodynamic Approach within Occupational Therapy.* Cheltenham: Stanley Thornes.

Caddy, L., Crawford, F. & Page, A.C. (2012). "Painting a path to wellness": correlations between participating in a creative activity group and improved measured mental health outcome. *Journal of Psychiatric and Mental Health Nursing, 19* (4), 327–33.

Craik, C., Chacksfield, J.D. & Richards, G. (1998). A survey of occupational therapy practitioners in mental health. *British Journal of Occupational Therapy, 61* (5), 227–34.

Crawford, M.J. & Peterson, S. (2007). Arts therapies for people with schizophrenia: an emerging evidence base. *Evidence-Based Mental Health, 10* (3), 69–70

Daykin, N., McClean, S. & Bunt, L. (2007). Creativity, identity and healing: participants' accounts of music therapy in cancer care. *Health: An interdisciplinary Journal for the Social Study of Health, Illness and Medicine, 11* (3), 349–70.

Griffiths, S. (2008). The experience of creative activity as a treatment medium. *Journal of Mental Health, 17* (1), 49–63.

Griffiths, S. & Corr, S. (2007). The use of creative activities with people with mental health problems: a survey of occupational therapists. *British Journal of Occupational Therapy, 70* (3), 107–14.

Hacking, S., Secker, J., Kent, L., Shenton, J. & Spandler, H. (2006). Mental health and arts participation: the state of art in England. *Journal of the Royal Society for the Promotion of Health, 126* (3), 121–7.

Harris, E. (2008). The meanings of craft to an occupational therapist. *Australian Occupational Therapy Journal, 55* (2), 133–42.

Howie, L., Coulter, M. & Feldman, S. (2004). Crafting the self: older persons' narratives of occupational identity. *American Journal of Occupational Therapy, 58* (4), 446–54.

Körlin, D., Nybäck, H. & Goldberg, F.S. (2000). Creative arts groups in psychiatric care: development and evaluation of a therapeutic alternative. *Nordic Journal of Psychiatry, 54* (5), 333–40.

Ia Cour, K., Josephsson, S. & Luborsky, M. (2005). Creating connections to life during life-threatening illness: creative activity experienced by elderly people and occupational therapists. *Scandinavian Journal of Occupational Therapy, 12* (3), 98–109.

la Cour, K., Josephsson, S., Tishelman, C. & Nygård, L. (2007). Experiences of engagement in creative activity at a palliative care facility. *Palliative & Supportive Care, 5* (3), 241–50.

Lloyd, C. & Papas, V. (1999). Art as therapy within occupational therapy in mental health settings: a review of the literature. *British Journal of Occupational Therapy, 62* (1), 31–35.

Lloyd, C., Wong, S.R. & Petchkovsky, L. (2007). Art and recovery in mental health: a qualitative investigation. *British Journal of Occupational Therapy, 70* (5), 207–14.

Mitchell, R. & Neish, J. (2007). The use of a ward-based art group to assess the occupational participation of adult acute mental health clients. *British Journal of Occupational Therapy, 70* (5), 215–17.

Müllersdorf, M. & Ivarsson, A.B. (2012). Use of creative activities in Occupational Therapy practice in Sweden. *Occupational Therapy International, 19* (3), 127–34.

Odell-Miller, H., Hughes, P. & Westacott, M. (2006). An investigation into the effectiveness of the arts therapies for adults with continuing mental health problems. *Psychotherapy Research, 16* (1), 122–39.

Perrin, T. (2001). Don't despise the fluffy bunny: a reflection from practice. *British Journal of Occupational Therapy, 64* (3), 129–34.

Perruzza, N. & Kinsella, E.A. (2010). Creative arts occupations in the therapeutic practice: a review of the literature. *British Journal of Occupational Therapy, 73* (6), 261–8.

Reynolds, F. (2000). Managing depression through needlecraft creative activities: a qualitative study. *The Arts in Psychotherapy, 27* (2), 107–14.

Reynolds, F. (2004). Textile art promoting well being in long term illness: some general and specific influences. *Journal of Occupational Science, 11* (2), 58–67.

Reynolds, F. (2009). Taking up arts and crafts in later life: a qualitative study of the experimental factors that encourage participation in creative activities. *British Journal of Occupational Therapy, 72* (9), 393–400.

Reynolds, F. & Prior, S. (2003). "A lifestyle coat-hanger": a phenomenological study of the meanings of artwork for women coping with chronic illness and disability. *Disability and Rehabilitation, 25* (14), 785–94.

Reynolds, F. & Prior, S. (2006). Creative adventures and flow in art-making: a qualitative study for women living with cancer. *British Journal of Occupational Therapy, 69* (6), 255–62.

Reynolds, F., Vivat, B. & Prior, S. (2008). Women's experiences of increasing subjective well-being in CFS/ME through leisure-based arts and crafts activities: a qualitative study. *Disability and Rehabilitation, 30* (17), 1279–88.

Schmid, T. (2004). Meanings of creativity within occupational therapy practice. *Australian Occupational Therapy Journal, 51* (2), 80–88.

Schmid, T. (ed.). (2005). *Promoting Health through Creativity for Professionals in Healthcare Arts and Education.* London: Whurr.

Spandler, H., Secker, J., Kent, L., Hacking, S. & Shenton, J. (2007). Catching life: the contribution of arts initiatives to recovery approaches in mental health. *Journal of Psychiatric and Mental Health Nursing, 14* (8), 791–9.

Thomas, Y., Gray, M., McGinty, S. & Ebringer, S. (2011). Homeless adults' engagement in art: first steps towards identity, recovery and social inclusion. *Australian Occupational Therapy Journal, 58* (6), 429–36.

Thompson, M. & Blair, S.E. (1998). Creative arts in occupational therapy: ancient history or contemporary practice? *Occupational Therapy International, 5* (1), 48–64.

Einheit 3 Technische Aktivitäten

Kernaussagen

- Technische Aktivitäten spielen zunehmend eine Rolle im alltäglichen Leben und haben Veränderungen in folgenden Bereichen zur Folge:
  - Freizeitaktivitäten (z. B. Video-Spiele und soziale Netzwerke)
  - Aktivitäten im Haushalt (z. B. Online-Einkauf)
  - Berufliche Aktivitäten (z. B. E-Mail-Nutzung, um von zu Hause aus zu arbeiten).
- Technologische Fortschritte wurden mit verschiedenen Bedenken in Verbindung gebracht. Beispielsweise:
  - Cyber-Mobbing
  - Internet-Sucht
  - Weniger persönliche Kontakte und gesteigerte Einsamkeit.
- Jedoch kann die Technologie auch echte Vorteile bieten:
  - Sie ermöglicht es Menschen, soziale Kontakte aufrechtzuerhalten.
  - Sie verschafft Zugang zu Informationen.
  - Zugewinn freier Zeit für Freizeitaktivitäten.
  - Sie bereitet Vergnügen sowie herausfordernde als auch entspannende Freizeitaktivitäten.
  - Sie verhilft Menschen zu einem Gefühl von Kontrolle über ihr Leben.
- Technologien können zu positiven oder negativen Ergebnissen führen, je nachdem wie sie verwendet werden:
  - Während sich Technologien weiterentwickeln, müssen wir ihren optimalen Nutzen prüfen und dabei Folgendes berücksichtigen:
    - Kontrolle der Informationen und Aspekte der Privatsphäre
    - Balance von „virtueller Realität“ und dem wirklichen Leben.

Der Wert von technischen Aktivitäten

Einleitung

In den letzten Jahren wurden unglaubliche Fortschritte in der Medientechnik erzielt, einhergehend mit einer entsprechenden Ausweitung der Rolle, die sie in unserem Leben spielt. Es hat sich eine Veränderung des Lebensstils vollzogen, beispielsweise verbringen Kinder in manchen Teilen der Welt täglich mehr als fünfeinhalb Stunden damit, auf Bildschirme verschiedener Art zu schauen, ob TV-Bildschirme, PC-Monitore oder Handy-Displays (Nayar et al., 2012). Tatsächlich hat Technologie die Art und Weise verändert, wie wir uns mit vielen unserer traditionellen Freizeitaktivitäten beschäftigen, indem wir Bücher auf digitalen Geräten lesen, Musik herunterladen, Videospiele spielen (Nayar et al., 2012), digitale Fotos machen und Emails anstatt von Briefen schreiben (Chard, 2007).

Während die Gesellschaft immer vertrauter mit den Technologien wird (Gillen & Watkins, 2011), expandiert das Spektrum der Aktivitäten. Digitale Spiele sind zunehmend beliebt (Wang et al., 2008; Boyle et al., 2012) wobei virtuelle Realitäten neue Foren zum Experimentieren (Bacon et al., 2012) und mehr Möglichkeiten zur Kommunikation (Earl, 2011) bieten.

Insofern haben sich nicht nur unsere Freizeitaktivitäten gewandelt, sondern die steigende Nutzung des Internets (Teng & Huang, 2012) hat die Ausführung jeden Aspektes des täglichen Lebens verändert (Khvorostianov et al., 2012). Menschen sind jetzt zunehmend in der Lage, von zuhause aus zu arbeiten (Nie & Erbring, 2000), sie können ihre Lebensmittel online kaufen (Morganosky & Cude, 2000), sie haben neue Möglichkeiten soziale Netzwerke zu nutzen (Nayar et al., 2012) und sie können durch elektronische Geräte in ihrem Wohnraum unterstützt werden (Verdonck et al., 2011). Sie haben sogar online Zugang zu Bildungsangeboten (Takacs, 2005), Gesundheitsinformationen (Christensen & Griffiths, 2000) und Diskussionsforen (Kummervold et al., 2002).

Ein Anlass zur Sorge oder zur Freude?

In den vergangenen Jahren wurden einige Bedenken mit dem verstärkten Einsatz von Technologien in Verbindung gebracht. Diese beinhalten z.B. Sorgen im Zusammenhang mit Übergewicht und Angst vor Cyber-Mobbing (Nayar et al., 2012), eine Beunruhigung in Bezug auf die Qualität der im Internet verfügbaren Informationen (Christensen & Griffiths, 2000), die Angst, dass weniger Zeit, die mit Lesen verbracht wird, eine schädliche Wirkung auf die schulische Bildung haben könnte (Wiecha et al., 2001), und die Besorgnis in Bezug auf Internetsucht (Hall & Parsons, 2011).

Tatsächlich zeigte eine Befragung, die im Jahre 2000 von Nie und Erbring veröffentlicht wurde, dass Personen zunehmend den Kontakt zu ihrer Peergruppe verlieren, je mehr Zeit sie online verbringen (Nie & Erbring, 2000). Darüber hinaus zeigte ein systematisches Review von Earl (2011), dass ausgedehnte Zeit, die online mit „Chatten" verbracht wird, das Gefühl von Einsamkeit bei bereits sozial ausgegrenzten Menschen verschlimmern kann. Dazu erklärt Bell (2007; S. 445): „Das Internet wird typischerweise diskutiert als ob es eine Sammlung von Aktivitäten darstellt, wobei es eigentlich ein Medium ist, in welchem unterschiedliche Aktivitäten auftreten können. Es ist also weder „gut" noch „schlecht" für die mentale Gesundheit, auch wenn spezifische Aktivitäten darauf Einfluss nehmen können.

Generell scheint es, dass „das Konzept der ‚Internetsucht' zunehmend ungültig ist, obwohl depressive und isolierte Personen möglicherweise eher dazu neigen, sich auf bestimmte Tätigkeiten exzessiv zu konzentrieren". Vor diesem Hintergrund könnte nun argumentiert werden, dass Technologie eine positive Kraft darstellt (Salonius-Pasternak & Gelfond, 2005). Sie stellt ein zeitgemäßes Format zur „Befriedigung basaler menschlicher Bedürfnisse unter den Bedingungen einer modernen Gesellschaft" zur Verfügung (Demetrovics et al., 2011).

Beispielsweise bedeutet das Arbeiten von zuhause und online-Einkaufen, dass weniger Zeit mit Pendeln verbracht wird (Nie & Erbring, 2000), was es den Menschen erlaubt, mehr Zeit mit Aktivitäten zu verbringen, die für sie bedeutsam sind. Zudem wird ihnen damit ermöglicht, jegliche physikalische Beschränkungen zu überwinden, die ihre Partizipation bisher verhindert haben könnten (Morganosky & Cude, 2000). Gleichzeitig wird Videospielen als „fesselnd, amüsant, herausfordernd, aber entspannend" angesehen, welches unterhaltsam ist, selbst wenn Menschen das Spiel verlieren (Hoffman & Nadelson, 2010). Dies könnte darauf basieren, dass Videospiele die Kraft haben, Menschen in Phantasiewelten zu transportieren, in denen sich Spieler mit den Charakteren identifizieren (Green et al., 2004), ähnlich wie beim Buchlesen. Die folgenden Vorzüge wurden bei älteren Menschen festgestellt, die sich auf moderne Technologien einlassen:

- White et al. (1999) konnten zeigen, dass Menschen, die in einer Altenwohnanlage mit verfügbarem Internetzugang leben, weniger isoliert waren.
- Aguilar et al. (2010) fanden heraus, dass ältere Menschen dem Computergebrauch ein „Gefühl der Kontrolle" zuschrieben, mit der Angabe, dass er sie befähige, ihr Gehirn aktiv zu halten und in Beziehung mit anderen Menschen zu treten. Dies wurde gleichzeitig als anspruchsvoll wie auch lohnend empfunden und stellte einen wichtigen Teil ihres alltäglichen Lebens dar.
- Khvorostianov et al. (2012) entdeckten, dass ältere Migranten sich auf das Internet stützen, um ihre Gesundheit zu managen, ihre professionellen Interessen zu pflegen, ihre sozialen Netzwerke zu erhalten und auszubauen, um die Vergangenheit zu würdigen, und um Freizeitmöglichkeiten zu genießen. Die Nutzung war mit verbessertem Selbstwertgefühl und besserer Lebensqualität assoziiert.

Inzwischen scheinen die sozialen Netzwerke die Domäne der jungen Menschen zu sein, und obwohl sie für die Verringerung direkter bzw. persönlicher Interaktionen kritisiert wurden, sollten gleichzeitig ihre Vorzüge anerkannt werden (Earl, 2011). Viele Menschen genießen das Gefühl der Freiheit, die sie bieten. Online Foren erleichtern Menschen nicht nur die Diskussion von Problemen (Kummervold et al., 2002), sie heben auch viele der Geschlechterunterschiede auf, welche sich bei Unterhaltungen von Angesicht zu Angesicht zeigen (Lipinski-Harten & Tafarodi, 2012). Während diese Vorteile einerseits befreiend wirken, erschweren sie andererseits den Transfer von Online-Beziehungen in die reale Welt und es überrascht vielleicht nicht, dass soziale Netzwerkforen häufig nicht verwendet werden, um neue Beziehungen aufzubauen (Earl, 2011). Jedoch ist es erwiesen, dass das Internet häufig von Menschen genutzt wird, die bereits miteinander bekannt sind, um in Verbindung zu bleiben (Ellison et al., 2007) und ihre Beziehung zu pflegen (Ledbetter & Kuznekoff, 2012). Ebenso kann die Nutzung von Gruppen-Onlinespielen eine direkte Kommunikation nicht ersetzen, aber sie kann soziale Interaktionen ergänzen (Shen & Williams, 2011). Ob die Nutzung von Technologien positive oder negative Folgen hat, ist abhängig von „Zweck, Kontext und den individuellen Charakteristika der Nutzer" (White et al., 1999; S. 358). Handynutzung unterstützt das Aufrechterhalten von Freundschaften, allerdings kann das zu häufige Anrufen ein Gefühl von übermäßiger Abhängigkeit, von Druck, Bedrängung und Schuld hervorrufen (Hall & Baym, 2012). Ebenfalls könnte der Motivation für Onlinespiele eine „harmonische Leidenschaft" zugrunde liegen, die durch andere Interessen ausgeglichen werden kann oder aber sie stellt eine „zwanghafte Leidenschaft", ähnlich einem Verlangen, das nie gestillt werden kann, dar (Stoeber et al., 2011). Der Erfolg eines Computerspiels ist ebenfalls abhängig vom Kompetenzniveau des Nutzers, weil sich wiederholende Herausforderungen mit einem Gefühl von Langeweile verbunden sind (Teng & Huang, 2012).

Während sich Technologien entwickeln, bilden sich gleichzeitig neue Umgangsformen aus – obwohl manche KritikerInnen sagen würden, dass Letzteres sich nicht schnell genug vollzieht (Furgang, 2011). Es ist anerkannt, dass der Austausch von Online-Nachrichten mit besonderer Vorsicht behandelt werden muss, was dazu führt, dass die Kommunikation weniger sequentiell erfolgt und einen größeren Selbstfokus hat als die persönliche direkte Interaktion (Lipinski-Harten & Tafarodi, 2012).

Informationskontrolle und Privatsphäre sind in diesem Zusammenhang hervortretende Fragen und es scheint, dass Nutzer der sozialen Netzwerke um den Schutz ihrer eigenen Informationen besorgt sind und trotzdem jegliche akzeptablen Grenzen überschreiten, was die Informationen anderer Menschen betrifft (Raynes-Goldie, 2010). Außerdem geben sie – um beliebt zu sein – mehr Informationen über sich selbst preis als angebracht ist, wobei das Aushandeln der komplizierten Sachlage bzgl. der Informationskontrolle besonders Menschen mit wenig widerstandsfähigem Selbstbewusstsein schwerfällt (Christofides et al., 2009).

Verwendung von Technologien in der Therapie

Nayar et al. (2012; S. 96) behaupten: „Weil neue Medientechnologien sehr im Leben junger Menschen verankert sind, stellen sie gleichzeitig wertvolle Ressourcen dar, um die mentale Gesundheit zu begünstigen, eine individuelle Identität zu entwickeln, Möglichkeiten sozialen Netzwerkens zu bieten und ein Gerüst für neue Formen selbstbestimmter interessengerichteter Aktivitäten, peerbasierter Kommunikation, Lernen und Unterstützung bereitzustellen". Die Medien bieten „einen konstanten Fluss von Nachrichten über Familie, Peers, Beziehungen, Geschlechterrollen, Sex, Gewalt, Nahrung, Werte, Kleidung und eine Fülle vieler anderer Themen" (Rideout et al., 2010; S. 1), die genutzt werden können, um die Informationen über mentale Gesundheit zu verbessern

(Bell, 2007). Technologien könnten auch für Online-Therapien genutzt werden (Bell, 2007), einschließlich der Konfrontation mit angstauslösenden Situationen in abgestufter virtueller Umgebung (Lear, 1997). Alternativ könnten Videospiele als Assessment und zu Trainingszwecken verwendet werden, um soziale Interaktionen zu erleichtern (Wilkinson et al., 2008). Technologien werden bereits in verschiedenen therapeutischen Settings verwendet. Beispielsweise wurde eine Trainings-DVD zum Erkennen von Emotionen für Menschen mit Autismus-Spektrum-Störung entwickelt (Baron-Cohen et al., 2007), und Kunsttherapeuten experimentieren mit Möglichkeiten zum Kreieren von Computerkunst (Parker-Bell, 2011), Filmen und Fotografie (Malchiodi & Johnson, 2013). ErgotherapeutInnen nutzen die Vorzüge der Technologie, indem sie z. B. Animation als bedeutungsvolle Aktivität (Mason, 2009) und elektronisch unterstützende Technologien verwenden, um Eigenständigkeit zu fördern. Sie haben Wii-Videospiele in der physischen Rehabilitation (Halton, 2007) und im psychiatrischen Dienst (Liao et al., 2009) erfolgreich eingesetzt. Die Wii-Fit hat ein besonderes Potenzial zur Förderung des Abnehmens (Jacobs et al., 2011). Sie hat es KlientInnen in der geschlossenen Psychiatrie ermöglicht, körperliche Übungen als vergnüglich und herausfordernd zu erleben (Bacon et al., 2012).

Zusammenfassend kann gesagt werden: „Ergotherapie muss sicherstellen, dass sie nicht nur die Veränderungen im Betätigungsengagement begreift, sondern gleichzeitig dazu bereit ist, [technologische Aktivitäten] als Teil des Interventionsangebotes zu verwenden, die sie ihren KlientInnen anbietet.“ (Gillen und Watkins, 2011; S. 92). Das Programm *Genesung durch Aktivierung* unterstützt diesen Prozess, indem es ErgotherapeutInnen hilft, den Wert sowie die sichere Nutzung technologischer Aktivitäten weiterzugeben.

Beispielaktivitäten

Einleitung

Technologien stellen neue Medien zur Ausübung traditioneller Aktivitäten zur Verfügung. Teilnehmende des Programms *Genesung durch Aktivierung* werden dazu ermutigt zu überlegen, wie sie Technologien für sich nutzen können, um ihre möglichen Vorteile zu maximieren.

Ideen für Übungen und Gespräche

Technische Geräte

Fragen Sie, ob die Teilnehmenden sich für „Technikfreaks“ halten. Diskutieren Sie, welche Geräte die Teilnehmenden besitzen oder besitzen möchten:

- in der Küche
- generell im Haushalt.

Mediennutzung (Arbeitsblatt S. 64)

Bevor Sie dieses Arbeitsblatt austeilen und besprechen, bitten Sie die Teilnehmenden, eine eigene Liste mit den verschiedenen Medien, die sie nutzen, anzufertigen.

- Diskutieren Sie, wie häufig die Teilnehmenden verschiedene Medien nutzen und ob sie sich selbst als computerkundig einschätzen oder nicht.
- Prüfen Sie, ob allen Teilnehmenden die verschiedenen Medien bekannt sind.
- Fragen Sie die Teilnehmenden, ob sie beim SMS-Schreiben Abkürzungen verwenden oder nicht.

Emoticon Quiz ☺

Erstellen Sie eine Reihe verschiedener Emoticon-Lernkarten mit Hilfe Ihres Email-Systems und bitten Sie die Teilnehmenden, deren Bedeutung herauszufinden bzw. zu benennen.

- Verwenden die Teilnehmenden Emoticons?
- Wieso oder wieso nicht?

Medienpräferenzen

Was ziehen die Teilnehmenden vor:

- Bücher oder eBooks?
- Fernseher oder i-Player?
- Festnetzanschluss oder Handy?

Bildschirmzeit

Frage: Was denken Sie, wieviel Zeit Kinder in den USA an einem typischen Tag mit der Nutzung von Medien verbringen (einschließlich Musik hören, dem Lesen gedruckter Materialien außerhalb der Schule sowie Fernsehen und Videospielen)?
Antwort: Im Durchschnitt verbringen sie [damit] täglich 7 Stunden und 38 Minuten (29 % der Zeit Multitasking) (Quelle: Rideout et al., 2010).

Fragen Sie:

- Wie viel Zeit verbringen die Teilnehmenden damit auf einen Bildschirm zu schauen?

- Wie viel Technologie nutzen die Teilnehmenden im Vergleich zu älteren oder jüngeren Menschen?

Anlass zur Sorge oder zur Freude?

Regen Sie eine Diskussion über die Vorteile und Herausforderungen der Mediennutzung an. Fragen Sie:

- Was mögen die Teilnehmenden an Computerspielen und sozialen Netzwerken? (Diskutieren Sie favorisierte Spiele und Webseiten.)
- Hat die Technologie die Art und Weise wie wir unser Leben leben verändert?
- Kann Fernsehen schlecht für Sie sein? Oder die Nutzung des Handys?
- Interagieren Menschen anders, wenn sie online sind? Ja oder Nein (Antwort = Ja)

Grundregeln für technologische Etikette

Überprüfen Sie Richtlinien für die Online-Etikette im Netz und erarbeiten Sie mit der Gruppe eine Liste mit Richtlinien, um Informationen zu kontrollieren, die Privatsphäre zu wahren, Grenzen zu etablieren, Höflichkeit zu zeigen, einen ausgewogenen Lebensstil zu ermöglichen, etc.

Planen Sie weiterführende Aktivitäten

Trainingseinheiten

Bieten Sie eine Computer-Trainingseinheit an, z. B. zur Erkundung spezifischer Aspekte wie

- Textverarbeitung
- Email
- Surfen im Internet
- Nutzung eines sozialen Netzwerks etc.

Werden Sie kreativ

Bieten Sie eine Einheit zur Erprobung folgender Aktivitäten an:

- Digitale Fotografie
- Digitale Animation

Oder erstellen Sie ein Poster oder eine Präsentation, um die Grundregeln der technologischen Etikette miteinander zu teilen, die die Gruppe zusammengestellt hat.

Computerspiele

Organisieren Sie eine Spiele-Einheit oder vereinbaren Sie, dass die Teilnehmenden ihre Lieblingsspiele vorstellen, wenn dies angemessen ist.

Mediennutzung

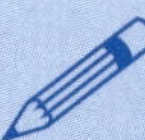

Welche der folgenden Medien oder Media-Anwendungen nutzen Sie?

	Ja	Nein
Computer		
E-Mail		
Instant Messaging		
Office-Anwendungen, z. B. PowerPoint, Excel, Publisher		
Onlinespiele		
Lebensmittel online einkaufen		
Online-Shopping		
‚Photoshop' und Fotoaustausch		
Soziale Netzwerke, z. B. Facebook		
Textverarbeitung		
YouTube		
Handy		
SMS schreiben		
Freisprechen		
Smartphone-Anwendungen		
Musik		
CD		
Mp3 Player oder iTunes		
Radio		
Fernsehen		
Live Fernsehen		
DVDs		
Blu-ray		
iPlayer		
Filme auf Abruf (on-Demand)		
Videospiele		
PlayStation		
Wii		
Xbox		

Literatur

Aguilar, A., Boerema, C. & Harrison, J. (2010). Meanings attributed by older adults to computer use. *Journal of Occupational Science, 17* (1), 27–33.

Bacon, N., Farnworth, L. & Boyd, R. (2012). The use of the Wii Fit in forensic mental health: exercise for people at risk of obesity. *British Journal of Occupational Therapy, 75* (2), 61–68.

Baron-Cohen, S., Golan, O., Chapman, E. & Granader, Y. (2007). Transported to a world of emotion. *The Psychologist, 20* (2), 76–77.

Bell, V. (2007). Online Information, extreme communities und internet therapy: Is the internet good for our mental health? *Journal of Mental health, 16* (4), 445–7.

Boyle, E.A., Connolly, T.M., Hainey, T. & Boyle, J.M. (2012). Engagement in digital entertainment games; a systematic review. *Computers in Human Behavior, 28* (3), 771–80.

Chard, G. (2007). Computer games and karate: the arts and crafts of today. *British Journal of Occupational Therapy, 70* (8), 329.

Christensen, H. & Griffiths, K. (2000). The internet and mental health literacy. *Australian and New Zealand Journal of Psychiatry, 34* (6), 975–9.

Christofides, E., Muise, A. & Desmarais, S. (2009). Information disclosure and control on Facebook: are they two sides of the same coin or two different processes. *Cyber Psychology and Behavior, 12* (3), 341–5

Demetrovics, Z., Urbán, R., Nagygyörgy, K., Farkas, J., Zilahy, D., … Hamath, E. (2011). Why do you play? The development of the Motives of Online Gaming Questionnaire (MOGQ). *Behavior Research Methods, 43* (3), 814–25.

Earl, R. (2011). *The Impact of Online Social Participation on Social Capital and Mental Health Outcomes of Young Adults: A Systematic Review. Participation and quality of life of young adults living in Western Australia: research report.* Edith Cowan University Theses Collections: Perth, Australia.

Ellison, N.B., Steinfield, C. & Lampe, C. (2007). The benefits of Facebook "friends": social capital and college students. *Journal of Computer-Meditated Communication, 12* (4), 1143–68.

Furgang, K. (2011). *Netiquette: A Student's Guide to Digital Etiquette.* New York: Rosen Publishing Group.

Gillen, A. & Watkins, J. (2011). Where is the evidence base to help occupational therapists select technological occupations for current and future service users? *British Journal of Occupational Therapy, 74* (2), 92–94.

Green, M.C., Brock, T.C. & Kaufman, G.F. (2004). Understanding media enjoyment: the role of transportation into narrative worlds. *Communication Theory, 14* (4), 311–27.

Hall, A.S. & Parsons, J. (2001). Internet addiction: college student case study using best practices in cognitive behavior therapy. *Journal of Mental Health Counseling, 23* (4), 312–27.

Hall, J.A. & Baym, N.K. (2012). Calling and texting (too much): mobile maintenance expectations, (over)dependence, entrapment and friendship satisfaction. *New Media and Society, 14* (2), 316–31.

Halton, J. (2007). Virtual rehabilitation with video games: a new frontier for occupational therapy. *Occupational Therapy Now, 9* (6), 12–14.

Hoffman, B. & Nadelson, L. (2010). Motivational engagement and video gaming: a mixed methods study. *Educational Technology Research and Development, 58* (3), 245–70.

Jacobs, K., Zhu, L., Dawes, M., Franco, J., Huggins, A., … Umez-Eronini, A. (2011). Wii health: a preliminary study of the health and wellness benefits of Wii Fit on university students. *British Journal of Occupational Therapy, 74* (6), 262–8.

Khvorostianov, N., Elias, N. & Nimrod, G. (2012). „Without it I am nothing": The internet in the lives of older immigrants. *New Media & Society, 14* (4), 583–99.

Kummervold, P.E., Gammon, D., Bergvik, S., Johnsen, J.-A.-K., Hasvold, T. & Rosenvinge, J.H. (2002). Social support in a wired world: use of online mental health forums in Norway. *Nordic Journal of Psychiatry, 56* (1), 59–65.

Lear, A.C. (1997). Virtual reality provides real therapy. *Computer Graphics and Applications, 17* (4), 16–120.

Ledbetter, A.M. & Kuzenkoff, J.H. (2012). More than a game: friendship relational maintenance and attitudes toward Xbox LIVE communication. *Communication Research, 39* (2), 269–90.

Liao, C.-P., Wang, I.-T., Huang, Y.-C. & Shih, Y.-N. (2009). *Application of virtual reality video games in the occupational group therapy of mental health – take Wii as an example.* Taipei Medical University: Taipei. http://libir.tmu.edu.tw/handle/987654321/44257 (accessed January 2014).

Lipinski-Harten, M. & Tafarodi, R.W. (2012). A comparison of conversational quality in online and face-to-face first encounters. *Journal of Language and Social Psychology, 31* (3), 331–41.

Malchiodi, C.A. & Johnson, E.R. (2013). Digital art therapy with hospitalized children In C.A. Malchioidi (ed.), *Art Therapy and Healthcare* (pp. 106–21). New York: Guilford Press.

Mason, H.R. (2009). Dare to dream: the use of animation in occupational therapy. *Mental Health Occupational Therapy, 14* (3), 111–5.

Morganosky, M.A. & Cude, B.J. (2000). Consumer response to online shopping. *International Journal of Retail and Distribution Management, 28* (1), 17–26.

Nayar, U.S., Hagen, I., Nayar, P. & Jacobsen, D.Y. (2012). Mental health for media generation: balancing coping and riskiness In U.S. Nayer (ed.), *Child and Adolescent Mental Health* (pp. 96–112). New Delhi: Sage Publications.

Nie, N.H. & Erbring, L. (2000). *Internet and Society: A Preliminary Report.* Stanford Institute fof the Quantitative Study of Society: Palo Alto, CA.

Parker-Bell, B. (2011). Embracing a future with computers and art at therapy. *Art Therapy: Journal ofthe American Art Therapy Association, 16* (4), 180–5.

Raynes-Goldie, K. (2010). Aliases, creeping, and wall cleaning: understanding privacy in the age of Facebook. *First Monday, 15* (1-4). Available online at: http://firstmonday.org/htbin/cgiwrap/bin/ojs/index.php/fm/article/viewArticle/2775/2432 (accessed January 2014).

Rideout, V.J., Foehr, U.G. & Roberts, D.F. (2010). *Generation M2: Media in the Lives of 8–18 year-olds: A Kaiser Family Foundation Study.* Menlo Park, CA: Henry J Kaiser Family Foundation.

Salonius-Pasternak, D.E. & Gelfond, H.S. (2005). The next level of research on electronic play: potential benefits and contextual influences for children and adolescents. *Human Technology: An Interdisciplinary Journal on Humans in ICT Environments, 1* (1), 5–22.

Shen, C. & Williams, D. (2011). Unpacking time online: connecting internet and massively multiplayer online game use with psychosocial well-being. *Communication Research, 38* (1), 123–49.

Stoeber, J., Harvey, M., Ward, J.A. & Childs, J.H. (2011). Passion, craving, an affect in online gaming: predicting how gamers feel when playing and when prevented from playing. *Personality and Individual Differences, 51* (8), 991–5.

Takacs, B. (2005). Special education and rehabilitation: teaching and healing with interactive graphics. *Computer Graphics and Applications, 25* (5), 40–48.

Teng, C.-I. & Hunag, H.-C. (2012). More than flow: revisiting the theory of four channels of flow. *International Journal of Computer Games Technology,* Article ID 724917, 9 Pages. Available online at www.hindawi.com/journals/ijcgt/2012/724917/ (accessed January 2014).

Verdonck, M., McCormack, C. & Chard, G. (2011). Irish occupational therapists' views of electronic assistive technology. *British Journal of Occupational Therapy, 74* (4), 185–90.

Wang, C.K.J., Khoo, A., Liu, W.C. & Divaharan, S. (2008). Passion and intrinsic motivation in digital gaming. *CyberPsychology and Behavior, 11* (1), 39–45.

Wiecha, J.L., Sobol, A.M., Peterson, K.E. & Gortmaker, S.L. (2011). Household television access: associations with screen time, reading, and homework among youth. *Ambulatory Pediatrics, 1* (5), 244–51.

Wilkinson, N., Ang, R.P. & Goh, D.H. (2008). Online video game therapy for mental health concerns: a review. *International Journal of Social Psychiatry, 54* (4), 370–82.

Einheit 4 Körperliche Aktivitäten

Kernaussagen

- Leitlinien empfehlen 30 Minuten moderater Aktivität an fünf Tagen der Woche:
  - Jede Aktivität kann in 10-Minuten-Blöcken durchgeführt werden.
- Körperliche Aktivitäten können Hausarbeit, Gartenarbeit und Tanzen einschließen, als auch sportliche Aktivitäten und strukturiertes Üben umfassen.
- Selbst eine geringe Intensivierung von Aktivität ist förderlich für die Gesundheit.
- Es ist bekannt, dass sich körperliche Aktivität positiv auf unseren körperlichen Gesundheitszustand auswirkt, z. B.:
  - Gewichtsreduktion
  - Schutz vor Herzerkrankungen und Diabetes.
- Körperliche Aktivität wirkt zudem positiv auf unsere psychische Gesundheit, indem sie dazu beiträgt:
  - Stimmung, Konzentration und Schlaf zu verbessern,
  - Symptome zu verringern,
  - Lebensqualität in Verbindung mit erhöhter sozialer Interaktion und bedeutungsvoller Zeitnutzung zu verbessern.
- Das Aufrechterhalten körperlicher Aktivitäten erfordert, dass wir unsere Routinen ändern.
- Die Motivation kann gestärkt werden durch:
  - das Verständnis des Nutzens von Aktiv-Sein
  - den Zugang zu geeigneten Einrichtungen
  - Unterstützung von anderen Menschen.

Der Wert von körperlichen Aktivitäten

Einleitung

Bisherige Leitlinien zu körperlicher Aktivität aus den USA und Großbritannien 30 Minuten moderater Aktivität an fünf Tagen in der Woche empfohlen (Department of Health, 2004; Haskell et al., 2007). Es ist anerkannt, dass diese Aktivitäten in 10-Minuten-Blöcken durchgeführt werden können, und dass sie u.a. Hausarbeit, Heimwerken, Gartenarbeit und Tanzen einschließen, als auch sportliche Aktivitäten und strukturierte Übungen dazuzählen (Chief Medical Officers [CMO], 2011). Tatsächlich existieren Hinweise darauf, dass das Spazierengehen eine wichtige Rolle bei der Verbesserung des körperlichen Gesundheitszustandes einnimmt (Bauman, 2004).

Die Empfehlungen zu körperlicher Ertüchtigung waren ursprünglich darauf ausgerichtet, Menschen vor körperlichen Erkrankungen, wie z.B. koronaren Herzerkrankungen und Diabetes, zu schützen (World Health Organization [WHO], 2010), während die Rolle der körperlichen Aktivität zur Förderung der *psychischen* Gesundheit weniger Aufmerksamkeit erhielt (Bauman, 2004). Allein der physische Nutzen wäre ausreichend, um körperliche Aktivitäten in der Standardversorgung psychischer Gesundheitspflege bevorzugt miteinzubeziehen, da Menschen mit schwerer psychischer Erkrankung im Vergleich zur Gesamtbevölkerung häufig ein geringeres Maß an physischer Aktivität zeigen und in einem größerem Umfang von Adipositas betroffen sind (Northey & Barnett, 2012). Dieses Problem schwer psychisch erkrankter Personen ist so groß, dass sie bis zu 15 Jahre früher sterben als Menschen aus der Gesamtbevölkerung (Richardson et al., 2005).

Bewegung und psychische Gesundheit

Es steht fest, dass körperliche Aktivität direkt mit psychischem Wohlbefinden verknüpft ist (CMO, 2011), und dass körperliche Aktivitäten mit höherer Lebensqualität einhergehen (Penedo & Dahn, 2005). Es existieren insbesondere Studien, die einen negativen Zusammenhang zwischen körperlicher Inaktivität und psychischer Gesundheit aufzeigen (Galper et al., 2006), und dass vermehrte sportliche Freizeitaktivitäten mit einer höheren Bewertung der Lebensqualität verbunden sind (Tessier et al., 2007). Insofern ist davon auszugehen, dass körperliche Aktivität das Leben schwer psychisch erkrankter Menschen auf zweierlei Weise verbessert: durch Reduktion körperlicher Beeinträchtigungen *und* durch Verbesserung des Wohlbefindens sowie der Funktionsfähigkeit (Jones & O'Beney, 2004; Richardson et al., 2005).

Gewohnheitsmäßige Bewegung kann den Ausbruch einer Depression nicht verhindern (Paluska & Schwenk, 2000), jedoch gibt es zunehmend Evidenz, dass Bewegung Menschen mit milder bis moderater Depression und Ängsten zu Gute kommt (Martinsen, 2008). Die Auswirkung von Bewegung auf schwere Depressionen ist weniger klar. Babyak et al. (2000) berichten von signifikanten Vorteilen, wenn Menschen an einem unterstützenden Übungsprogramm teilnehmen, hingegen konnten Bonsaksen und Lerdal (2012) keinen Zusammenhang zwischen körperlicher Aktivität und Lebensqualität herstellen. Sie führten dies auf die Schwere der Erkrankung ihrer Stichprobe von stationären PatientInnen zurück.

In der Cochrane Datenbank findet sich ein systematischer Review zu Forschungsergebnissen hinsichtlich des Nutzens von Bewegung in der Depressionsbehandlung (Mead et al., 2009), das die Forderung nach weiteren methodologisch aussagekräftigen Untersuchungen stellt. Ebenso liegt in der Datenbank ein systematischer Review zum therapeutischen Einsatz von Bewegung bei Schizophrenie vor (Gorczynski & Faulkner, 2010), welches die Notwendigkeit größerer randomisierter Studien hervorhebt. Die ersichtlichen Vorteile für diese Gruppe werden dennoch anerkannt, gestützt durch Erkenntnisse weiterer Reviews zum Nutzen von Bewegung als zusätzlicher Intervention bei Psychosen (Ellis et al., 2007), und die Auswirkung körperlicher Aktivitäten auf das psychische Wohlbefinden von Menschen mit Schizophrenie (Holley et al., 2011). Insbesondere wird darauf hingewiesen, dass milde bis moderate Aerobic-Übungen psychiatrische Symptome verringern und die Lebensqualität steigern können (Acil et al., 2008), und dass Yoga-Therapie noch effektiver als andere körperliche Übungen sein könnte (Duraiswamy et al., 2007).

Körperliche Aktivität und Ergotherapie

Es überrascht nicht, dass ErgotherapeutInnen ein besonderes Interesse daran haben, wie sie Menschen dabei unterstützen können, körperliche Aktivitäten in ihr Leben zu integrieren – unabhängig davon, ob dies eine Anmeldung in einem Fitnessstudio, das Squash- oder Golf-Spielen oder Wandern umfasst (Jones, 2008). Dieses berufliche Interesse mündete in einer Sonderausgabe des *British Journal of Occupational Therapy,* welche in besonderer Weise die Bedeutung von körperlicher Aktivität hinsichtlich der Steigerung von Lebensqualität herausstellte (Baxter & Porter-Amstrong, 2012). Neben einer kritischen Betrachtung, die die Vorteile von Bewegung für Menschen mit schweren psychischen Erkrankungen hervorhebt, enthält sie Artikel, die den Wert des Tanzens (Borges da Costa, 2012; Froggett & Little, 2012), Spazierengehens (Wensley & Slade, 2012) und die Nutzung der Wii-Fit beschreiben (Bacon et al., 2012). „Die Ergebnisse zeigen, dass Bewegung zur Besserung von Symptomen bzgl. Stimmung, Wachheit, Konzentration, Schlafrhythmus und psychotischer Symptome beitragen kann. Bewegung kann zudem die Steigerung von Lebensqualität durch soziale Interaktionen, bedeutungsvolle Zeitnutzung, sinnhafte Aktivitäten und Empowerment unterstützen." (Alexandratos et al., 2012, S. 48)

Handcock und Tattersall (2012) bedauern, dass viele Leitlinien vorrangig auf die Therapieergebnisse von körperlicher Gesundheit ausgerichtet sind und raten zur Vorsicht bzgl. ihrer voreiligen Umsetzung. Sie mahnen ErgotherapeutInnen dazu sicherzustellen, dass gute Absichten in dauerhafte Gewohnheiten umgewandelt werden, und aufmerksam hinsichtlich der psychosozialen Anpassung, die Menschen bei der Etablierung von Bewegungsroutinen durchlaufen, zu sein. Mit anderen Worten: wo eine zunehmende Aktivität gefördert werden soll, muss dieser Prozess mehr als eine reine Fitness-Überprüfung und Verordnung von Bewegung beinhalten (befürwortet von Meyer und Broocks, 2000). Dennoch schließen sich die beiden Ansätze nicht aus und die meisten aktuellen Leitlinien, wie die des CMO (2011), beziehen sich auf die physischen *und* psychosozialen Vorteile von Aktivität und erkennen die Notwendigkeit an, diese in das alltägliche Leben zu integrieren (Cole, 2012). „Selbst eine geringe Steigerung von Aktivität wird in frühen Stadien zu Gesundheitsvorteilen führen und es ist wichtig, erreichbare Ziele zu setzen, die Erfolg ermöglichen, Selbstvertrauen aufbauen und die Motivation erhöhen." (O'Donovan et al., 2010; S. 573)

Cole (2010) konzeptualisiert die Partizipation in physischer Aktivität durch die Nutzung des MOHO und erkennt an, dass volitionale Faktoren besonders einflussreich sind. Sie beschreibt, wie körperliche Aktivität in der Anfangsstufe der Behandlung zusätzlich zu anderen Therapien verwendet wird und Einfluss auf die beginnende Lösung psychischer Gesundheitsbeeinträchtigungen nimmt. An dem Punkt, wo es um Menschen geht, die langfristig körperlicher Aktivität nachgehen, sollte die Bedeutung optimaler sozialer Unterstützung sowie des ungehinderten Zuganges zu einer entsprechenden Umgebung nicht unterschätzt werden (Owen et al., 2000; Crone et al., 2005). Insofern sollten ErgotherapeutInnen pädagogische Interventionen entwickeln, in denen die Barrieren für Aktivitäten ausgekundschaftet werden (Reynolds, 2001), und die Teilnehmenden ihre Wertschätzung des sozialen und psychologischen Nutzens von Partizipation stärken können (Pentecost & Taket, 2010).

Beispielaktivitäten

Einleitung

Innerhalb dieser Sitzung sollen Anleitende die Botschaft vermitteln, dass jede Erhöhung der körperlichen Aktivität, wie klein sie auch sein mag, gut ist.

Ideen für Übungen und Gespräche

Existiert ein Einfluss körperlicher Gesundheit auf die psychische Gesundheit?
Überprüfen Sie zu Beginn der Einheit das Verständnis der Teilnehmenden und ermutigen Sie sie, ihr Wissen zu teilen. Tauschen Sie sich über das Zitat von Alexandratos et al. (2012) „Der Wert von körperlichen Aktivitäten" auf dieser Seite aus.

Wie energetisch sind Sie?

- Welches ist die am stärksten energetische Aktivität, der Sie je nachgegangen sind? Zum Beispiel: Wohnungs-Umzug, zum Bus laufen, einen Gymnastikkurs besuchen, Bergsteigen oder Kinder haben.
- Was ist die weiteste Entfernung, die Sie je gegangen oder gelaufen sind? Zum Beispiel: Sponsoren- bzw. Volkslauf, Wanderungen, zu Fuß zum Einkaufen oder zur Schule hin und wieder zurückgehen.

Aufwärmübungen

- Probieren Sie einige einfache Bewegungs- und Dehnübungen aus, die die Teilnehmenden leicht durchführen können.
- Vermitteln Sie den Teilnehmenden, wie sie ihren Puls vor und nach den Übungen messen:
- Erkunden Sie zuvor, wie eine gesunde Pulsfrequenz vor und während des Trainings bestimmt wird.
- Fragen Sie, ob Teilnehmende jemals einen Schrittzähler genutzt haben. Zeigen Sie ihnen, wie ein Schrittzähler funktioniert und finden Sie he-

raus, wie viele Schritte jemand während der Aufwärmübungen ausführt.

Durchschnittliche Zeit, die pro Tag im Sitzen verbracht wird

Frage: Wie lange verbringt Ihrer Einschätzung nach eine durchschnittliche Person aus Großbritannien pro Tag im Sitzen?

Antwort: 14 Stunden![1]

- Versuchen Sie herauszufinden, wie viel Zeit Sie jeden Tag im Sitzen verbringen.
- Schließen Sie Zeiten ein, die an folgenden Plätzen verbracht werden:
  - am Tisch (z. B. zum Essen)
  - am Schreibtisch (z. B. am PC)
  - im Auto oder in öffentlichen Verkehrsmitteln
  - im Sessel (z. B. beim Fernsehen).

Aktivitäten-Alphabet

Nachstehend findet sich eine Liste mit körperlichen Aktivitäten von A bis Z. Lesen Sie eine Aktivität nach der anderen vor und bitten Sie die Teilnehmenden ihre Hand zu heben, wenn sie eine der Aktivitäten jemals ausprobiert haben. Alternativ können die Teilnehmenden eine eigene Liste erstellen. Gehen Sie dazu jeden Buchstaben des Alphabets durch und bitten die Teilnehmenden, Ihnen Aktivitäten zu den einzelnen Buchstaben zuzurufen; notieren Sie diese auf einer Flipchart, bevor Sie erfragen, welche von den hier aufgelisteten Aktivitäten sie jemals ausprobiert haben.

Aerobic/Aquagymnastik, Bowling/Bogenschießen, Capoeira/Curling, Disco-Tanz, Eislaufen, Fechten / Formationstanz, Golf, Hindernislauf, Inlineskating, Joggen, Klettern/ Kampfsport, Langlauf, Mountainbike fahren, Netzball, Orientierungslauf, Polo/ Pilates, Qigong, Reiten/ Rugby, Ski fahren/ Squash, Tischtennis, Ultimate Frisbee, Volleyball, Walking/ Wasserball, Xbox-Spiele, Yoga, Zumba

Falls Sie die o. a. Liste nutzen, prüfen Sie vorab, ob allen die angeführten Aktivitäten bekannt sind!

Kalorienverbrauch (Arbeitsblatt S. 72)

Informieren Sie die Teilnehmenden vor dem Ausfüllen dieses Arbeitsblattes, dass die zu treffende Einschätzung zum Kalorienverbrauch darauf basiert, dass die jeweilige Aktivität über eine halbe Stunde fortlaufend ausgeübt wird. Bitten Sie die Teilnehmenden, das Arbeitsblatt alleine auszufüllen, bevor die Antworten zu zweit diskutiert und evtl. Überarbeitungen vorgenommen werden.

Antworten: Durchschnittlicher Kalorienverbrauch einer Person von ca. 63,5 kg pro halber Stunde während folgender Aktivitäten:

1	Fernsehen	32
2	Lesen (im Sitzen)	41
3	Karten spielen	48
4	Schreibtischarbeit	57
5	Singen (im Stehen)	64
6	Bügeln	73
7	Bett beziehen	79
8	Angeln (vom Ufer aus)	111
9	Gartenarbeit	127
10	Badminton spielen (ohne Wettbewerb)	143
11	Steppen	152
12	Aerobic	159
13	Joggen	222
14	Gegenstände die Treppen hinauf tragen	286

Falls den Teilnehmenden die auf dem Arbeitsblatt genannten Aktivitäten nicht bekannt sind, finden sich alternative Listen im Internet.

Die Übungen in den Tagesablauf integrieren

- Was hindert Sie daran, aktiv zu sein?
- Wann haben Sie zuletzt eine der folgenden Aktivitäten durchgeführt?
  - Gartenarbeit
  - zum Bus laufen
  - Hunde ausführen
  - Treppen hinaufrennen
  - Hausarbeit
  - Einkaufen gehen
  - Tanzen
  - Fahrrad fahren.
- Wie können Sie die Anzahl der Schritte erhöhen, die Sie pro Tag laufen?
  - Benutzen Sie Treppen anstelle von Aufzügen.
  - Gehen Sie zu Fuß, anstatt mit dem Auto zu fahren.
  - Parken Sie weiter entfernt.

Bewegungsideen

Bitten Sie die Teilnehmenden, jegliche Fitnessübungen zu nennen, die sie allein mit Hilfe ihres Körpergewichtes durchführen können – z. B. Leitern, Steppen, Ausfallschritte, Liegestütze, Kniebeugen, Trizeps

1 (Quelle: www.telegraph.co.uk/health/healthnews/7738663/Britons-spend-more-than-14-hours-a-day-sitting-down.html)

Dips, Plank, Bauchpressen, Klimmzüge, Wadenheber, Schwimmer …

- Welches ist der beste Zeitpunkt für Sie, um einige Übungen durchzuführen? Beispielsweise am frühen Morgen oder vor dem Abendbrot.
- Wie viel Zeit sollten die Übungen pro Woche einnehmen?
- 150 Minuten moderater Bewegung bzw. Trainings, z. B. fünf Mal 30 Minuten in der Woche oder drei Mal täglich zehn Minuten, gefolgt von zwei Tagen Pause.

Planen Sie weiterführende Aktivitäten

Expertenmeinung

- Laden Sie einen Physiotherapeuten ein, der über die Vorteile körperlicher Übungen spricht.

Ermitteln Sie lokale Möglichkeiten

- Besuchen Sie ein örtliches Fitnessstudio und arrangieren Sie eine Einführungsveranstaltung.
- Besuchen Sie ein „grünes Fitnesscenter“ – Aktivität im Freien mit anderen Menschen, um Grünflächen zu verschönern bzw. Strom zu erzeugen und gleichzeitig körperlicher Aktivität nachzugehen.

Aktives Erleben

- Organisieren Sie einen Schnupperkurs – wie zum Beispiel Tai-Chi, Salsa tanzen, Bogenschießen.
- Nehmen Sie am Gesundheitswandern teil – eine Initiative des Deutschen Wandervereins, die kurze geführte Wanderungen in verschiedenen deutschen Gemeinden anbietet.

Kalorienverbrauch

Angenommen eine Person führt die folgenden Aktivitäten für eine halbe Stunde aus.
Ordnen Sie diese nach Kalorienverbrauch mit Zahlen von 1 bis 14 auf folgender Skalierung:
1 = am wenigsten verbrauchte Kalorien; 14 = am meisten verbrauchte Kalorien.

	Rang
Aerobic	
Bett beziehen	
Badminton spielen (nicht wettbewerbsorientiert)	
Dinge die Treppen hinauf tragen	
Karten spielen	
Steppen	
Schreibtischarbeit	
Angeln (vom Ufer aus)	
Gartenarbeit	
Bügeln	
Joggen	
Lesen (im Sitzen)	
Singen (im Stehen)	
Fernsehen	

Literatur

Acil, A.A., Dogan, S. & Dogan, O. (2008). The effects of physical exercises to mental state and quality of life in patients with schizophrenia. *Journal of Psychiatric and Mental Health Nursing, 15* (10), 808–15.

Alexandratos, K., Barnett, F. & Thomas, Y. (2012). The impact of exercise on the mental health and quality of life of people with several mental illness: a critical review. *British Journal of Occupational Therapy, 75* (2), 48–60.

Babyak, M., Blumenthal, J.A., Herman, S., Khatri, P., Doraiswamy, M., ... Krishnan, K.R. (2000). Exercise treatment for major depression: maintenance of therapeutic benefit at 10 months. *Psychosomatic Medicine, 62* (5), 633–8.

Bacon, N., Farnworth, L. & Boyd, R. (2012). The use of Wii Fit in forensic mental health: exercise for people at risk of obesity. *British Journal of Occupational Therapy, 75* (2), 61–68.

Bauman, A.E. (2004). Updating the evidence that physical activity is good for health: an epidemiological review 2000–2003. *Journal of Science and Medicine in Sport, 7* (1), 6–19.

Baxter, G.D. & Porter-Armstrong, A. (2012). Special issue: promoting physical activity to enhance quality of life. *British Journal of Occupational Therapy, 75* (2), 47.

Bonsaksen, T. & Lerdal, A. (2012). Relationships between physical activity, symptoms and quality of life among inpatients with severe mental illness. *British Journal of Occupational Therapy, 75* (2), 69–75.

Borges da Costa, A.L. (2012). Circle dance, occupational therapy and wellbeing: the need for research. *British Journal of Occupational Therapy, 75* (2), 114–6.

Chief Medical Officers of England, Scotland, Wales and Northern Ireland (CMO). (2011). *Start Active, Stay Active: A Report on Physical Activity from the Four Home Countries.* Department of Health: London.

Cole, F. (2010). Physical activity for its mental health benefits: conceptualising participation with the Model of Human Occupation. *British Journal of Occupational Therapy, 73* (12), 607–15.

Cole, F. (2012). Physical activity guidelines. *British Journal of Occupational Therapy, 75* (4), 205.

Crone, D., Smith, A. & Gough, B. (2005). "I feel totally at one, totally alive and totally happy": a psycho-social explanation of the physical activity and mental health relationship. *Health Education Research, 20* (5), 600–11.

Department of Health (DH). (2004). *At Least Five a Week: evidence on the impact of physical activity and its relationship to health.* DH: London

Duraiswamy, G., Thirthalli, J., Nagendra, H.R. & Gangadhar, B.N. (2007). Yoga therapy as an add-on treatment in the management of patients with schizophrenia – a randomized controlled trial. *Acta Psychiatrica Scandinavica, 116* (3), 226–32.

Ellis, N., Crone, D., Davey, R. & Grogan, S. (2007). Exercise interventions as an adjunct therapy for psychosis: a critical review. *British Journal of Clinical Psychology, 46* (1), 95–111.

Froggett, L. & Little, R. (2012). Dance as a complex intervention in an acute mental health setting: a place "in-between". *British Journal of Occupational Therapy, 75* (2), 93–99.

Galper, D., Trivedi, M.H., Barlow, C.E., Dunn, A.L. & Kampert, J.B. (2006). Inverse association between physical inactivity and mental health in men and women. *Medicine & Science in Sports & Exercise, 38* (1), 173–8.

Gorczynski, P. & Faulkner, G. (2010). Exercise therapy for schizophrenia. *Cochrane Database of Systematic Reviews,* Issue 5.

Handcock, P. & Tattersall, K. (2012). Occupational therapists beware: physical activity guidelines can mislead. *British Journal of Occupational Therapy, 75* (2), 111–13.

Haskell, W.L., Lee, I.-M., Pate, R.R., Powell, K.E., Blair, S.N., ... Bauman, A. (2007). Physical activity and public health: updated recommendation for adults from the American College of Sports Medicine and the American Heart Association. *Medicine & Science in Sports & Exercise, 39* (8), 1423–34.

Holley, J., Crone, D., Tyson, P. & Lovell, G. (2011). The effects of physical activity on psychological well-being for those with schizophrenia: a systematic review. *British Journal of Clinical Psychology, 50* (1), 84–105.

Jones, L. (2008). Promoting physical activity in acute mental health. *British Journal of Occupational Therapy, 71* (11), 499–502.

Jones, M. & O'Beney, C. (2004). Promoting mental health through physical activity: examples from practice. *Journal of Public Mental Health, 3* (1), 39–47.

Martinsen, E.W. (2008). Physical activity in the prevention and treatment of anxiety and depression. *Nordic Journal of Psychiatry, 62* (47), 25–29.

Mead, G.E., Morley, W., Campbell, P., Greig, C.A., McMurdo, M. & Lawlor, D.A. (2009). Exercise for depression. *Cochrane Database of Systematic Reviews,* Issue 3.

Meyer, T. & Broocks, A. (2000). Therapeutic impact of exercise on psychiatric diseases: guidelines for exercise testing and prescription. *Sports Medicine, 30* (4), 269–79.

Northey, A. & Barnett, F. (2012). Physical health parameters: comparison of people with severe mental illness with the general population. *British Journal of Occupational Therapy, 75* (2), 100–5.

O'Donovan, G., Blazevich, A.J., Boreham, C., Cooper, A.R., Crank, H., ... Stamatakis, E. (2010). The ABC of Physical Activity for Health: a consensus statement from the British Association of Sport and Exercise Sciences. *Journal of Sport Sciences, 28* (6), 573–91.

Owen, N., Leslie, E., Salmon, J. & Fortheringham, M.J. (2000). Environmental determinants of physical activity and sedentary behavior. *Exercise and Sport Sciences Reviews, 28* (4), 153–8.

Paluska, S.A. & Schwenk, T.L. (2000). Physical activity and mental health: current concepts. *Sports Medicine, 29* (3), 167–80.

Penedo, F. & Dahn, J.R. (2005). Exercise and well-being: a review of mental and physical health benefits associated with physical activity. *Current Opinion in Psychiatry, 18* (2), 189–93.

Pentecost, C. & Taket, A. (2010). Understanding exercise uptake and adherence for people with chronic conditions: a new model demonstrating the importance of exercise identity, benefits of attending and support. *Health Education Research, 26* (5), 908–22.

Reynolds, F. (2001). Strategies for facilitating activity and wellbeing: a health promotion perspective. *British Journal of Occupational Therapy, 64* (7), 330–6.

Richardson, C.R., Faulkner, G., McDevitt, J., Skrinar, G.S., Hutchinson, D.S. & Piette, J.D. (2005). Integrating physical activity into mental health services for persons with serious mental illness. *Psychiatric Services, 56* (3), 324–31.

Tessier, S., Vuillemin, A., Bertrais, S., Boini, S., Le Bihan, E., ... Briançon, S. (2007). Association between leisure-time physical activity and health-related quality of life changes over time. *Preventive Medicine, 44* (3), 202–8.

Wensley, R. & Slade, A. (2012). Walking as a meaningful leisure occupation: the implications for occupational therapy. *British Journal of Occupational Therapy, 75* (2), 85–92.

World Health Organization (WHO). (2010). *Global Recommendations on Physical Activity for Health.* Geneva: WHO.

Einheit 5 Outdoor-Aktivitäten

Kernaussagen

- Menschen scheinen eine Verbindung zur Natur zu haben, zum Beispiel zu:
  - Tieren und Vögeln
  - Pflanzen
  - Landschaften.

- Grünflächen in unseren Gemeinden und Städten tragen folgendermaßen zu Gesundheit und Wohlbefinden bei:
  - Sie ermuntern die Menschen, sich mehr zu bewegen.
  - Bewegung im Freien erhöht Genuss und Motivation.
  - Stress wird allein durch das Betrachten der natürlichen Umwelt reduziert.
  - Patienten genesen schneller, wenn die Fenster des Krankenhauses schöne Aussichten ermöglichen.
  - Personen, die in Fitnessstudios trainieren, fühlen sich insgesamt wohler, wenn dieses mit ansprechenden Bildern gestaltet ist (ganz gleich ob von Städten oder Landschaften).

- Für gewöhnlich verbringen wir viel Zeit damit, uns auf unsere Pflichten zu konzentrieren, allerdings unterstützt unsere unendliche Faszination für die Natur uns dabei, „unsere Batterien wieder aufzuladen“.
  - Sie hilft uns bei der Wiedergewinnung von Perspektiven.
  - Das Betrachten der Welt um uns herum schafft eine Verbindung mit den uralten menschlichen Bestrebungen und Aufgaben, die für das Überleben notwendig sind.

- Outdoor-Aktivitäten beinhalten:
  - Abenteuer-Erlebnisse in der freien Wildbahn (wie z. B. Survivaltraining), die Verantwortung und Teamarbeit erfordern.
  - Leichtere Aktivitäten, wie z. B. Gartenarbeit, die Möglichkeiten für gemeinsames Tun schaffen.

Der Wert von Outdoor-Aktivitäten

Grüner Lebensraum

Die Wertschätzung von Freiluftaktivitäten scheint dem Menschen angeboren zu sein und findet sich in dem Konzept der „Biophilia" wieder (Kellert & Wilson, 1993). Dies beinhaltet die Vorstellung, dass Menschen sich von der Natur und ihren verschiedenen Facetten angezogen fühlen, zu denen „Tiere, Pflanzen, Landschaften und Wildnis" gehören (Frumkin, 2001; S. 234). Seit der Einführung des Begriffes „Biophilia" kamen zahlreiche Studien zu dem Schluss, dass grüner Lebensraum, insbesondere solcher, der Wasser umfasst, zur Verbesserung der Stimmung und des Selbstwertgefühles führen (Barton & Pretty, 2010).

Es ist inzwischen allgemein anerkannt, dass städtische Grünflächen zu Gesundheit und Wohlbefinden beitragen (Morris, 2003), und dass der Zugang zu Gärten und anderen Grünflächen in unserer unmittelbaren Umgebung mit reduziertem Stress und verringerter Adipositas in Verbindung steht (Nielsen & Hansen, 2007; Sugiyama & Thompson, 2007). Dies könnte darauf zurückzuführen sein, dass hierdurch mehr Gelegenheiten bestehen, zu Fuß zu gehen (Sugiyama & Thompson, 2007) und vermehrt an Freiluftaktivitäten teilzunehmen (Nielsen & Hansen, 2007), allerdings erklärt „die Häufigkeit der Besuche [nicht] die Effekte von Grünflächen [...] auf Gesundheitsindikatoren" (Nielsen & Hansen, 2007; S. 839).

Morris (2003) erbringt den überzeugenden Nachweis, dass der Aufenthalt in grünen Umgebungen – auch wenn dies eher passiv als aktiv stattfindet – mit einem weiten Spektrum an sozialen und gesundheitlichen Vorteilen einhergeht. In ihrem Literaturreview führt sie etliche Studien an, die verdeutlichen, dass das Sehen der natürlichen Umwelt durch ein Fenster oder als Wandbild die Erholung von KlientInnen verstärkt (Morris, 2003). Kaplan (1995) begründet dies dadurch, dass wir im alltäglichen Leben große Anstrengungen unternehmen müssen, um unsere Aufmerksamkeit zu fokussieren, während die Natur unsere unwillkürliche Aufmerksamkeit freisetzt. Er legt nahe, dass die Natur vielfältige stärkende Erlebnisse bereithält, die der Müdigkeit entgegenwirken, indem sie uns ermöglichen, unserer gewohnten Umgebung zu entkommen, anstrengungsfreie Faszination zu erleben sowie Perspektiven und ein Gefühl von Verbundenheit zurückzugewinnen.

Darüber hinaus fordert die Natur die Menschen dazu auf, sich mit uralten menschlichen Bestrebungen bzw. Aufgaben auseinanderzusetzen, die der natürlichen Neigung zum Überleben entsprechen (z. B. Lagerfeuer und Schutzhütten bauen, Jagen und Angeln, Haustierhaltung und Gemüseanbau), die dem Bedürfnis zur Beobachtung der Tier- und Pflanzenwelt gerecht werden (z. B. Vogel- und Walbeobachtungen) sowie das Durchstreifen von Landschaften umfassen (z. B. Wandern und Segeln) (Kaplan, 1995).

Naturgestützte Therapie und Bewegung im Grünen

Im Jahr 2010 veröffentlichten Barton und Pretty in einer multiplen Studienanalyse, dass grüne Umgebungen die Selbstachtung bei Frauen und Männern gleichermaßen verbessert, wobei für psychisch erkrankte Menschen die größten Effekte nachweisbar waren. Nachfolgend publizierten Annerstedt und Währborg im Jahr 2011 ein systematisches Review, welches signifikante Verbesserungen anhand „Naturgestützter Therapie" für eine Reihe von Störungsbildern, einschließlich der Schizophrenie, aufzeigen konnte. Im gleichen Jahr veröffentlichten Thompson Coon et al. (2011) ein systematischen Review, das speziell die Effekte der Verbindung von körperlichen Aktivitäten im Freien betrachtete. Obwohl einige der Studien eine geringe methodologische Qualität aufwiesen, waren die Ergebnisse vielversprechend: „Verglichen mit Bewegung in geschlossenen Räumen war die Durchführung von Übungen in natürlicher Umgebung mit einem stärkeren Gefühl der Revitalisierung und des positiven „Sich-Einlassens" assoziiert, [einer] Abnahme von Anspannung, Verwirrung, Wut und Depression sowie erhöhter Energie. Jedoch wiesen die Ergebnisse darauf hin, dass das Gefühl von Ruhe in Folge der Übungen im Freien vermindert sein kann. [Zudem] berichteten Probanden von stärker ausgeprägter Freude und Befriedigung mit Outdoor-Aktivitäten und erklärten sich eher dazu bereit, diese Aktivität zu einem späteren Zeitpunkt zu wiederholen." (Thompson Coon et al., 2011; S. 1761)

Solche Erkenntnisse unterstützen die Bedeutung der „Erholung im Freien" wie die Ergotherapie sie nutzt, um die Lebensqualität von Menschen mit anhaltenden psychischen Erkrankungen zu verbessern. Dies gilt für Spazieren gehen, Rad fahren oder abenteuerlichere Unternehmungen wie auch Klettern und Kajak fahren (Frances, 2006), Reiten (Bizub et al., 2003; Burgon, 2003) sowie Aktivitäten aus „Outward Bound Programmen" (Neill & Dias, 2001). Abenteuerlichere Unternehmungen, die reale oder angenommene Risiken beinhalten, können sogar Vorteile bezüglich sozialer Prozesse (z. B. durch die Erfordernis von Teamarbeit, um gemeinsam Herausforderungen zu bewältigen) sowie psychische Auswirkungen (z. B. durch stärkere Verantwortungsübernahme und Leistung) zur Folge haben (Ewart et al., 2001).

Viel zu selten unterstützen Einrichtungen die Möglichkeit zur „Erholung im Freien". Tatsächlich fanden Farnworth et al. (2004) heraus, dass nur zwei Prozent der Zeit für Erholung und Freizeit in einer forensischen Psychiatrie mit Sport und Outdoor-Aktivitäten verbracht wurden. Sie betonten zudem die Wichtigkeit des Erfragens individueller Betätigungsbedürfnisse, Fähigkeiten und Interessen der KlientInnen, um diese in für sie individuell wichtige Betätigungen einzubinden.

Darüber hinaus ist es erforderlich, dass ErgotherapeutInnen die Verfügbarkeit von Ressourcen prüfen sowie kulturelle Einflüsse berücksichtigen. Diese nehmen Einfluss auf die Auswahl der Betätigungen: z. B. Surfen, Beachvolleyball und Buschwanderungen (Lloyd et al., 2000; australisches Rehabilitationsprogramm), die Teilnahme an einem „Green-Gym" (Birch, 2005; britisches Naturschutzprogramm) oder Aktivitäten in Wäldern (Nordh et al., 2009; schwedisches Rehabilitationsprojekt).

Alternativ könnten ErgotherapeutInnen Fotos bzw. Bilder aus der Natur in Fitnessstudios einbringen. Beispielsweise projizierten Pretty et al. (2005) eine Reihe von Landschaftsszenen an die Wand, während Teilnehmende auf einem Laufband liefen. Sie fanden heraus, dass angenehme Bildfolgen (ländlicher oder städtischer Motive) die Auswirkung der Bewegung auf das Selbstwertgefühl positiv verstärkten, während unangenehme Bildfolgen (insbesondere unangenehme ländliche Szenerie) diesen Effekt verringerten.

Gartenarbeit und Wohlbefinden

Gartenarbeit verdient in diesem Anschnitt eine besondere Erwähnung, um den Reichtum der Literatur darzustellen, der sich mit der Analyse ihrer Vorteile für Gesundheit und Wohlbefinden befasst (York & Wiseman, 2012). Studien konnten aufzeigen, dass Gartenarbeit:

- eine Coping-Strategie von Menschen mit Krebserkrankung darstellt (Unruh, 2004)
- Möglichkeiten zur Verbesserung von Funktionen und sozialer Teilhabe für Menschen mit erworbenen Hirnschäden bietet (Söderback et al., 2004)
- das psychische Wohlbefinden älterer Menschen verbessert (Heliker et al., 2000)
- Vätern ermöglicht, engere Beziehungen zu ihren Kindern aufzubauen (Mason & Conneeley, 2012).

Für Personen, die sich von der Gesellschaft ausgegrenzt fühlen, kann Gartenarbeit nachhaltig die Aufrechterhaltung einer sozialen Zugehörigkeit ermöglichen (Parr, 2007). Schrebergärten können beispielsweise für psychisch kranke Menschen die Möglichkeit bieten, ein entstigmatisiertes Bild ihrer Identität wieder aufzubauen und sich in angesehenen sozialen Netzwerken zu etablieren (Fieldhouse, 2003), wobei Naturschutzaktivitäten Möglichkeiten des Engagements im Ehrenamt bieten (O'Brien et al., 2010).

Ebenso zeigt Gartenarbeit positive Auswirkungen auf zugrundeliegende psychische Störungsbilder. Unmittelbare positive Auswirkungen auf die Lebensqualität konnten für Menschen mit chronischen psychischen Erkrankungen festgestellt werden, die an einem gruppenbasierten Gartenbauprojekt teilnahmen (Perrins-Margalis et al., 2000). Ebenso konnte eine kontinuierliche Milderung der Depression drei Monate nach Abschluss der Teilnahme an einer Gartentherapiemaßnahme nachgewiesen werden (Gonzalez et al., 2009).

Der zunehmende Nachweis für den Nutzen sozialen und therapeutischen Gartenbaus (Sempik et al., 2003) hat insbesondere in den Niederlanden zur Einrichtung von therapeutischen (Bauern)Höfen geführt (Hassink et al., 2010). Ähnliche Einrichtungen entstehen nun auch in Großbritannien, wo bereits die Forderung nach einer Erweiterung dieser Arbeit laut wird (Hine et al., 2008).

Üblicherweise ermöglichen therapeutische (Bauern)Höfe den Menschen, sich um Tiere und Pflanzen zu kümmern (Elings & Hassink, 2008), womit ein Gewinn für die psychische Gesundheit in Form von verminderter Angst sowie einem erhöhten Gefühl der Selbstwirksamkeit verbunden ist (Berget et al., 2007). Darüber hinaus sind die Vorteile zweiseitig – während die Teilnehmenden von intensiven Verbindungen zur Natur profitieren, profitiert die Umwelt ebenso. Tatsächlich fördern viele der in Grünflächen ausgeübten Aktivitäten das Engagement für eine nachhaltige Lebensweise, wobei gleichzeitig das Management begrenzter ökologischer Ressourcen unterstützt wird. Dies sind wichtige Überlegungen, für deren Umsetzung sich ErgotherapeutInnen einsetzen sollten (Hudson & Aoyama, 2008).

Beispielaktivitäten

Einleitung

Dieses Thema kann mit der Einheit „Körperliche Aktivitäten" kombiniert werden, um Gespräche bezüglich dieser Aspekte zu erweitern. Dies könnte insbesondere jene Teilnehmenden ansprechen, die weniger an körperlichen Aktivitäten, jedoch an Naturschutz oder Reisen interessiert sind. Während der Durchführung der Einheit sollten ErgotherapeutInnen mit den lokalen Angeboten sowie den Zugangsmöglichkeiten der Teilnehmenden zu Outdoor-Aktivitäten und Umgebungen vertraut sein.

Ideen für Übungen und Gespräche

Zugangsmöglichkeiten
Bevor Sie den Wert von Outdoor-Aktivitäten diskutieren, ermutigen Sie die Teilnehmenden, über ihre aktuellen Erfahrungen zu berichten.

Fragen Sie:
- Wo sind die nächsten Grünflächen in Ihrem Umfeld?
- Wie oft gehen Sie durch Ihre Nachbarschaft? Wohin gehen Sie?
- Wann haben Sie sich das letzte Mal in ländlicher Umgebung aufgehalten? Oder am Strand?

Favoriten
Befragen Sie die Teilnehmenden zu Orten und Dingen, die sie mögen.

Fragen Sie:
- Welches ist Ihr Lieblingsort in diesem Land? Erzählen Sie uns davon.
- Wenn Sie jeden Ort dieser Welt wählen könnten, wohin würden Sie gehen? Wieso?
- Favorisieren Sie ein(en) bestimmte(s)/ bestimmten
  - (Wildes) Tier oder Vogel?
  - Jahreszeit, Wetter oder Tageszeit?
  - Pflanze, Baum, Blume oder Garten?

Die Bedeutung im Freien zu sein
Bevor die Kernaussagen dieser Einheit besprochen werden, sollten die Anleitenden die Informationen zu Beginn dieses Abschnitts gelesen haben und ein offenes Gespräch über den Wert von Outdoor-Aktivitäten initiieren.

Fragen Sie:
- Macht es für die Gesundheit und das Wohlbefinden einen Unterschied, ob man sich im Freien aufhält?
- Inwiefern könnte es Unterschiede im Hinblick auf Gesundheit und Wohlbefinden geben?

Wahr oder falsch?
Leiten Sie die Teilnehmenden dazu an, paarweise über die Antworten der nachfolgenden Fragen nachzudenken.

Frage: Macht es einen Unterschied wenn:
- KlientInnen in Krankenhäusern eine ansprechende Aussicht aus ihrem Krankenbett haben? (**Antwort:** Ja)
- Menschen, die in einem Fitnessstudio trainieren, angenehme Bilder während ihres Trainings gezeigt werden? (**Antwort:** Ja)
- Wohnsiedlungen Zugang zu Grünflächen bieten? (**Antwort:** Ja)

Vorlieben
Bitten Sie die Teilnehmenden, für die Orte abzustimmen, von denen sie sich am meisten angezogen fühlen und visualisieren Sie die Abstimmung auf einer Flipchart.
- Stadtlandschaften oder Naturlandschaften?
- wilde oder „kultivierte" Landschaften (z. B. Felder, Gärten oder bewirtschaftete Wälder)?
- ruhige oder geräuschvolle Plätze?
- Plätze, an denen sie für sich sein können oder Plätze, an denen sich viele andere Menschen aufhalten?

Überprüfen Sie, ob und welche Überschneidungen es gibt. Es gibt keine richtigen oder falschen Antworten, und während die Gruppe beginnt, ihre Vorlieben zu diskutieren, könnte deutlich werden, dass individuelle Vorlieben abhängig von der aktuellen Stimmungslage sind, und von dem was Einzelne zu einem bestimmten Zeitpunkt tun möchten. Wo Teilnehmende eine deutliche Präferenz zum Ausdruck bringen könnten sie gefragt werden: „Gibt es irgendwelche Umstände, in denen Sie vielleicht das Gegenteil bevorzugen würden?"

Wertschätzung der Natur
Sammeln Sie einige Bilder mit schönen Landschaften: Bilder aus Zeitschriften oder Fotos, die auf eine Leinwand projiziert werden können. Zum Beispiel könnte sich hier ein Entspannungsvideo eignen, welches Bilder aus der Natur zeigt. Versuchen Sie, eine große Bandbreite an Bildern einzubeziehen, wie z. B. den Himmel bei Nacht und Sonnenuntergänge, Wolken und Regenbögen, Berge und Wälder, Flüsse, Wasser-

fälle, Seen und Küsten, Stadtlandschaften und Gärten, Pflanzen und Tiere, etc. Teilen Sie die Bilder mit der Gruppe und bitten Sie die Teilnehmenden, ihre Lieblingsbilder auszuwählen sowie zu erklären, was sie an diesen Bildern anzieht.

Gefühle (Arbeitsblatt S. 80)
Bitten Sie die Teilnehmenden darüber nachzudenken, inwiefern schöne Umgebungen sie beeinflussen. Seien Sie sich darüber bewusst, dass Menschen sich manchmal unbedeutend und weniger mit der Welt verbunden fühlen, wenn sie sich in einer schönen Umgebung befinden. Lassen Sie es zu, dass die Teilnehmenden ihre Gefühle ausdrücken, bevor Sie sie dabei unterstützen, sich an vergangene Situationen zu erinnern, in denen sie positive Gefühle empfanden.

Möglichkeiten für Outdoor-Aktivitäten (Arbeitsblatt S. 81)
Ermutigen Sie die Teilnehmenden, über noch mehr Ideen für Outdoor-Aktivitäten nachzudenken – besonders an solche, die kostenlos oder kostengünstig sind.

Barrieren und Sprungbretter
Geben Sie der Gruppe kurz Zeit, um sich darüber auszutauschen, was sie davon abhält nach draußen zu gehen. Lassen Sie ihnen anschließend doppelt so lange Zeit, Ideen zu entwickeln, wie sie die Zeitspanne, die sie draußen verbringen, ausdehnen könnten. Bitten Sie reihum alle Teilnehmenden, eine Idee beizutragen und ermutigen Sie danach jeden Teilnehmenden, einen Vorsatz für sich zu bilden.

Planen Sie weiterführende Aktivitäten

Aktive Erfahrung
Organisieren Sie eine Einheit zum Ausprobieren einer der einfacheren Aktivitäten aus der Liste der „Möglichkeiten für Outdoor-Aktivitäten", wie z.B. einen Spaziergang machen, Gartenarbeiten ausführen oder Drachen steigen lassen.

Gastredner
Laden Sie Personen ein, die über eine der Aktivitäten aus der Liste „Möglichkeiten für Outdoor-Aktivitäten" berichten, z.B. Vogelbeobachtung, Angeln oder Sternegucken.

Regenbogenspaziergang
Falls es Frühling oder Sommer ist, organisieren Sie einen Spaziergang über eine Wiese, durch einen Wald oder zu irgendeinem „grünen Ort". Geben Sie jedem Teilnehmenden ein kleines Stück Löschpapier. Ziel ist es, natürliche Materialien (wie Gräser, Blätter, Flechten, Beeren, etc.) darüber zu reiben, um eine Palette von Farben zu erzeugen und zu sehen, wer die breiteste Farbauswahl findet. Dabei sollten die Teilnehmenden keine seltenen Wildblumen pflücken und sich ihre Hände im Anschluss an den Ausflug gründlich waschen.

Schnitzeljagd
Verbringen Sie Zeit draußen und geben Sie den Teilnehmenden eine Liste von Dingen, die sie finden sollen und die alle in einen kleinen Beutel passen.

Zum Beispiel:
- ein buntes Blatt
- eine Feder
- einen glatten Kieselstein
- ein Stück Abfall
- eine Samenhülse/ein Fruchtstand
- ein Blütenblatt
- ein Kleeblatt
- ein Tannenzapfen, eine Eichel oder eine Kastanie
- ein kleines Stück Moos
- etwas Rotes.

Stadtrundgang
Organisieren Sie einen Stadtrundgang mit einem Stadtführer oder eine Rallye, bei der die Teilnehmenden verschiedene Orientierungspunkte auffinden sollen. Dazu werden hiervon vorher Fotografien ausgegeben, z.B. von ungewöhnlichen Türen, Schornsteinen oder Statuen.

Achtsamkeitsübung
Nehmen Sie die Gruppe mit ins Freie, an einen Ort, wo sie zur Ruhe kommen und zuhören können.

Fragen Sie:
- Was können Sie hören?
- Was können Sie riechen?
- Wie fühlt sich die Luft auf Ihrer Haut an?
- Können Sie den Boden beschreiben, wenn Sie nur einige Schritte gehen?
- Welche Sinneseindrücke nehmen Sie wahr?
- Sehen Sie irgendwelche Vögel, Tiere oder Insekten?
- Wenn Sie in den Himmel blicken, wie viele Farben gibt es dort? Sind dies Blautöne oder auch andere Farben?
- Wenn Sie herumschauen, gibt es da ein helles Grün? Ein dunkles Grün? Ein Oliv-Grün? Ein Blau-Grün? Ein Grau-Grün?

Gefühle

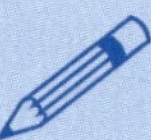

Wie fühlen wir uns, wenn wir uns in schönen Umgebungen befinden?

- Umkreisen Sie diejenigen der unten aufgeführten Gefühle, die Sie bereits in der Vergangenheit verspürt haben.
- Erzählen Sie von einer Situation, in der Sie sich im Freien wirklich wohl gefühlt haben.

friedlich	fasziniert	energetisiert
gesund	klein	ehrfürchtig
glücklich	erfrischt	fröhlich
verzaubert	gefesselt	eins mit der Natur
traurig	vitalisiert	stark

Möglichkeiten für Outdoor-Aktivitäten

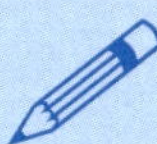

- Kreuzen Sie in der unten aufgeführten Liste alle Aktivitäten an, die Sie bereits in der Vergangenheit ausprobiert haben.
- Umkreisen Sie diejenigen, denen Sie gerne in der Zukunft nachgehen würden.

- Angeln
- Arbeiten auf dem Bauernhof
- Boot fahren
- Besuch eines Naturschutzgebietes
- Boccia spielen
- Brombeeren pflücken
- Camping
- Drachen steigen lassen
- Enten füttern
- Fledermäuse beobachten
- Fossilien suchen
- Fotografie
- Gartenarbeit
- Golf spielen
- Grillen
- Hindernislauf in der Stadt
- Hund ausführen
- Kajakfahren
- Keschern
- Klettern
- Krocket
- Joggen
- Lagerfeuer machen
- Naturschutzaktivitäten
- Orientierungslauf
- Paddeln auf dem Meer
- Picknicken
- Quad fahren
- Rad fahren
- Reiten
- Safari-Tour
- Sandburg bauen
- Schnitzeljagd
- Sightseeing
- Spazieren gehen im Park
- Steine übers Wasser hüpfen lassen
- Sterne gucken
- Vögel bzw. Waldtiere beobachten
- Wale beobachten
- Wandern
- Wildblumen bestimmen
- Züge beobachten

Literatur

Annerstedt, M. & Währborg, P. (2011). Nature assisted therapy: systematic review of controlled and observational studies. *Scandinavian Journal of Public Health, 39* (4), 371–88.

Barton, J. & Pretty, J. (2010). What is the best dose of nature and green exercise for improving mental health? A multi-study analysis. *Environmental Science and Technology, 44* (10), 3947–55.

Berget, B., Skarsaune, I., Ekeberg, Ø. & Braastad, B.O. (2007). Humans with mental disorders working with farm animals: a behavioral study. *Occupational Therapy in Mental Health, 23* (2), 101–17.

Birch, M. (2005). Cultivating wildness: three conservation volunteers' experiences of participation in the Green Gym Scheme. *British Journal of Occupational Therapy, 68* (6), 244–52.

Bizub, A.L., Joy, A. & Davidson, L. (2003). "It's like being in another world": demonstrating the benefits of therapeutic horseback riding for individuals with psychiatric disability. *Psychiatric Rehabilitation Journal, 26* (4), 377–84.

Burgon, H. (2003). Case studies of adults receiving horse-riding therapy. *Anthrozoos: A Multidisciplinary Journal of the interactions of People and Animals, 16* (3), 263–76.

Elings, M. & Hassink, J. (2008). Green care farms: a safe community between illness or addiction and the wider society. *Therapeutic Communities: the international journal for therapeutic communities, 29* (3), 310–22.

Ewart, A.W., McCormick, B.P. & Voight, A.E. (2001). Outdoor experiential therapy: implications for TR practice. *Therapeutic Recreation Journal, 35* (2), 107–22.

Farnworth, L., Nikitin, L. & Fossey, E. (2004). Being in a secure forensic psychiatric unit: every day is the same, killing time or making the most of it. *British Journal of Occupational Therapy, 67* (10), 430–8.

Fieldhouse, J. (2003). The impact of an allotment group on mental health clients' health, wellbeing and social networking. *British Journal of Occupational Therapy, 66* (7), 286–96.

Frances, K. (2006). Outdoor recreation as an occupation to improve quality of life for people with enduring mental health problems. *British Journal of Occupational Therapy, 69* (4), 182–6.

Frumkin, H. (2001). Beyond toxicity: human health and the natural environment. *American Journal of preventive Medicine, 20* (3), 234–40.

Gonzalez, M.T., Harting, T., Patil, G.G., Martinsen, E.W. & Kirkevold, M. (2009). Therapeutic horticulture in clinical depression: a prospective study. *Research and Theory for Nursing Practice, 23* (4), 312–28.

Hassink, J., Elings, M., Zweekhorst, M., van den Nieuwenhuizen, N. & Smit, A. (2010). Care farms in the Netherlands: attractive empowerment-oriented and strengths-based practices in the community. *Health and Place, 16* (3), 423–30.

Heliker, D., Chadwick, A. & O'Connell, T. (2000). The meaning of gardening and the effects on perceived well being of a gardening project on diverse populations of elders. *Activities, Adaptation and Aging, 24* (3), 35–56.

Hine, R., Peacock, J. & Pretty, J. (2008). Care farming in the UK: contexts, benefits and links with therapeutic communities. *Therapeutic Communities: the international journal for therapeutic communities, 29* (3), 245–60.

Hudson, M.J. & Aoyama, M. (2008). Occupational therapy and the current ecological crisis. *British Journal of Occupational Therapy, 71* (12), 545–8.

Kaplan, S. (1995). The restorative benefits of nature: toward an integrative framework. *Journal of Environmental Psychology, 15* (3), 169–82.

Kellert, S.R. & Wilson, E.O. (eds.). (1993). *The Biophilia Hypothesis,* Washington, DC: Island Press.

Lloyd, C., Bassett, J., & Samra, P. (2000). Rehabilitation programmes for early psychosis, *British Journal of Occupational Therapy, 63* (2), 76–82.

Mason, J. & Conneeley, L. (2012). The meaning of participation in an allotment project for fathers of preschool children. *British Journal of Occupational Therapy, 75* (5), 230–6.

Morris, N. (2003). *Health, Well-being and Open Space: Literature Review.* Edinburgh: OPENSpace Research Centre.

Neill, J.T. & Dias, K.L. (2001). Adventure education and resilience: the double-edged sword. *Journal of Adventure Education and Outdoor Learning, 1* (2), 35–42.

Nielsen, T.S. & Hansen, K.B. (2007). Do green areas affect health? Results from a Danish survey and the use of green areas and health indicators. *Health & Place, 13* (4), 839–50.

North, H., Grahn, P. & Währborg, P. (2009). Meaningful activities in the forest: a way back from exhaustion and long-term sick leave. *Urban Forestry & Urban Greening, 8* (3), 207–19.

O'Brien, L., Townsend, M. & Ebden, M. (2010). "Doing something positive": volunteers' experiences of the well-being benefits derived from practical conservation activities in nature. *VOLUNTAS: International Journal of Voluntary and Nonprofit Organizations, 21* (4), 525–45.

Parr, H. (2007). Mental health, nature work, and social inclusion. *Environment and Planning D: Society and Space, 25* (3), 537–61.

Perrins-Margalis, N.M., Rugletic, J., Schepis, N.M., Stepanski, H.R. & Walsh, M.A. (2000). The immediate effects of a group-based horticulture experience on the quality of life of persons with chronic mental illness. *Occupational Therapy in Mental Health, 16* (1), 15–32.

Pretty, J., Peacock, J., Sellens, M. & Griffin, M. (2005). The mental and physical health outcomes of green exercise. *International Journal of Environmental Health Research, 15* (5), 319–37.

Sempik, J., Aldridge, J. & Becker, S. (2003). *Social and therapeutic Horticulture: Evidence and Messages from Research.*

Thrive in association with the Centre for Child and Family Research, Loughborough University: Reading.

Söderback, I., Söderström, M. & Schälander, E. (2004). Horticultural therapy: the "healing garden" and gardening in rehabilitation measures at Danderyd hospital rehabilitation clinic, Sweden. *Developmental Neurorehabilitation, 7* (4), 245–60.

Sugiyama, T. & Thompson, C.W. (2007). Older people's health, outdoor activity and supportiveness of neighborhood environments. *Landscape and Urban Planning, 83* (2–3), 168–75.

Unruh, A.M. (2004). The meaning of gardens and gardening in daily life: a comparison between gardeners with serious health problems and healthy participants. *Acta Horticulture,* 639, 67–73.

York, M. & Wiseman, T. (2012). Gardening as an occupation: a critical review. *British Journal of Occupational Therapy, 75* (2), 75–84.

Einheit 6 Glaubensaktivitäten

Kernaussagen

- „Glaube“ wird durch einen Satz feststehender Prinzipien und Überzeugungen definiert. Diese können entweder
  - religiöser oder
  - spiritueller Natur sein.

- Gläubig zu sein kann bedeuten:
  - einen Glauben zu haben
  - treu zu bleiben
  - beständig zu sein
  - loyal zu sein.

- Spirituelle und religiöse Überzeugungen stehen in Beziehung mit:
  - reduziertem Auftreten physischer und psychischer Erkrankungen
  - gesteigerter Genesung.

- Der Zusammenhang ist unklar, könnte jedoch auf folgende Empfindungen zurückzuführen sein:
  - eine größere Bedeutsamkeit und Sinnhaftigkeit des Daseins
  - ein Gefühl des Wohlergehens und des Trostes
  - verbesserte soziale Unterstützung
  - einen gesünderen Lebensstil, einschl. reduzierten Rauchens und Trinkens.

- Religion und Spiritualität können folgendes umfassen:
  - zu bestimmten Orten zu gehen
  - bestimmte Objekte wertzuschätzen
  - an bestimmten Aktivitäten teilzunehmen
  - mit bestimmten Personen zusammen zu sein.

Der Wert von Glaubensaktivitäten

Einleitung

Es gibt ein beachtliches Interesse an dem Einfluss des Glaubens (spirituelle oder religiöse Überzeugungen) auf das Leben von Menschen mit Einschränkungen, ganz gleich ob sie an AIDS oder Krebs erkrankt, sie Eltern von Kindern mit Behinderungen sind (Boswell et al., 2001) oder ob sie Probleme mit ihrer psychischen Gesundheit erleben, wie z.B. eine Depression, Ängste, eine posttraumatische Belastungsstörung oder Schizophrenie (Mental Health Foundation, 2006).

Dies hat zu einem gesteigerten Bewusstsein für die unterschiedlichen Rollen geführt, die allen Gesundheitsdienstleistenden (inkl. Ärzten, Psychologen, Sozialarbeitern, Pflegekräften oder ErgotherapeutInnen) bei der Bewältigung von spirituellen Bedürfnissen und ganzheitlicher Pflege zukommen (Farrer, 2001; Kang, 2003; Phillips, 2003).

Verbindungen zwischen Spiritualität, Religion und Gesundheit

Zeitweise wurde der Glaube als irrelevant für die Gesundheit angesehen (George et al., 2000; S. 102), wobei es heutzutage weitgehend akzeptiert ist, dass bedeutungsvolle Zusammenhänge zwischen Spiritualität, Religion und Gesundheit existieren (Hill & Pargament, 2003). Spiritualität und religiöse Überzeugungen gehen nachgewiesenermaßen mit einem „reduzierten Auftreten physischer und psychischer Erkrankungen, einer verringerten Sterblichkeitsrate und einer höheren Wahrscheinlichkeit zur Genesung von bzw. Anpassung an physische(n) und psychische(n) Erkrankungen" einher (George et al., 2000; S. 102). Ebenso scheinen spezifische Verhaltensweisen, wie beispielsweise die Teilnahme an Gottesdiensten, eine schützende Wirkung auf das Überleben zu haben (Strawbridge et al., 2001).

Die genauen Gründe für diese Zusammenhänge sind nach wie vor ungeklärt (Hill & Pargament, 2003), allerdings bestehen u.a. Verbindungen mit verbesserter sozialer Unterstützung und größerer Bedeutsamkeit (George et al., 2000) sowie einem stärkeren Gefühl der Selbstwirksamkeit (George et al., 2002). Menschen nutzen Religion oder Spiritualität auch „zur Bewältigung und Konstruktion von Bedeutung in schweren Zeiten" (Mattis, 2002), was zu Trost, einem inneren Gefühl von Frieden und größerem Wohlbefinden führen kann (Fry, 2000). Außerdem sind religiöses Eingebundensein und spirituelle Praktiken mit einem gesünderen Lebensstil verbunden (George et al., 2000, 2002), einschließlich reduzierten Rauchens und Alkoholkonsums, einem Mehr an körperlicher Bewegung und einer regelmäßigeren Teilnahme an Gesundheitschecks (Strawbridge et al., 2001). Der Glaube mag einerseits mit verbesserter Gesundheit in Verbindung stehen, jedoch ist er ebenso wichtig für von Krankheit Betroffene. Menschen, die Behinderungen erlitten haben, betrachten ihre Behinderung manchmal als „einen Katalysator für ein spirituelles Erwachen" (Schulz, 2005a; S. 1283).

Zu den Nachweisen der Bedeutung von Spiritualität und Religion im Leben der ProbandInnen zählt eine Studie, in der 71 Prozent (41 von 58) der Leistungsempfänger berichteten, dass ihr spirituelles Leben einen erheblichen Anteil zu ihrer Genesung beitrug (Bussema & Bussema, 2007). Dieser hohe Stellenwert hat das Potenzial, für die gezielte Gesundheitsversorgung genutzt zu werden. Beispielsweise konnte festgestellt werden, dass bei Personen ohne eine Behandlung Religiosität und Spiritualität signifikant mit gesteigertem Wohlbefinden und reduzierten Symptomen, allerdings *nicht* mit dem Erreichen von Lebenszielen zusammenhingen (Corrigan et al., 2003).

Jedoch konnten 20 TeilnehmerInnen eines Rehabilitationsprogrammes, die ein freiwilliges spirituelles Gruppenangebot besuchten, über die folgenden sechs Monate alle ihre Ziele erreichen, im Vergleich zu 57 Prozent (N = 16/28) der Personen, die nur am Reha-Programm teilnahmen (Wong-McDonald, 2007).

Religion, Spiritualität und Gesundheitsfürsorge

Es ist inzwischen weitgehend anerkannt, dass spirituelle Bedürfnisse in der ganzheitlichen Gesundheitsversorgung thematisiert werden sollten. Dies berücksichtigt die Verbindungen von Geist, Körper und Seele und sollte ein Assessment von Spiritualität sowie sensible Kommunikation umfassen, die respektvoll mit den Überzeugungen einer Person umgeht und deren Zugang zu spirituellen Ressourcen unterstützt (Phillips, 2003). Generell haben TherapeutInnen auf diese Erkenntnis reagiert, indem sie anerkennen, dass die Beziehung einer Person zum Göttlichen ihre relationale Identität und die Art und Weise, wie sie mit der Welt und anderen Menschen in Beziehung stehen, beeinflusst (Carlson & Erickson, 2000).

Insbesondere ErgotherapeutInnen haben die Kraft von Spiritualität erkannt, welche der Betätigung Bedeutsamkeit zuweist, auf deren Grundlage Personen das Bewusstsein ihrer Identität ausbilden (Griffith et al., 2007). Das Konzept der Spiritualität wurde bereits in verschiedene ergotherapeutische Praxismodelle integriert (Wilson, 2010), so sind spirituelle Werte und Ziele ein fester Bestandteil des volitionalen Konzepts im Model of Human Occupation (MOHO, Kielhofner, 2008). Die Modelle verdeutlichen die Rolle, die Spiritualität für das Erleben von Verbundenheit und Ausdruckskraft einnehmen kann, um das Gefühl der Exklusion aufzulösen, welches viele Menschen im Zuge ihrer Behinderung empfinden (Schulz, 2005b).

Trotz vieler positiver Effekte sollte angemerkt werden, dass die Vorteile von Spiritualität für an Schizophrenie Erkrankte weniger eindeutig sind (Mental Health Foundation, 2006).

- Koenig (2009; S. 283) stellt fest, dass einerseits „religiöse Überzeugungen und Praktiken kraftvolle Quellen von Trost, Hoffnung und Bedeutsamkeit repräsentieren können, sie [andererseits] oft mit neurotischen und psychotischen Erkrankungen verwoben sind, was manchmal die Bestimmung erschwert, ob sie eine Ressource oder eine Belastung darstellen".
- Huguelet et al. (2006) schlussfolgern, dass obwohl psychotische Symptome die religiösen Überzeugungen einer Person reflektieren können, die Religion häufiger nicht mit den Wahnvorstellungen einer Person verbunden ist und ein wichtiger Lebensaspekt für sie bleibt.
- Wilding et al. (2005) argumentieren, dass spirituelle Betätigungen Menschen mit schweren psychischen Erkrankungen unterstützen, und dass ihre wesentliche Bedeutung für den Einzelnen die Grundlage für bedeutungsvolle Handlungen, sowohl mit anderen Menschen als auch alleine, liefern kann.
- Smith und Suto (2012) fanden heraus, dass Teilnehmende ihre religiösen und spirituellen Praktiken nutzten, um Symptome der Schizophrenie zu bewältigen. Zudem stärkte sie die freie Wahl, spirituelle Angebote zu nutzen.

Religion, Spiritualität und ergotherapeutische Praxis

Die vorhergehenden Quellen entstammen der ergotherapeutischen Literatur. Sie bestätigen, dass der Wert von Religion und Spiritualität im Leben von Menschen aktuell weithin von ErgotherapeutInnen anerkannt wird, wie schon im Jahre 1997 als Howard und Howard dafür plädierten „Spiritualität in der klinischen Urteilsbildung als zentralen Bestandteil der Patienten-Motivation und Zuweisung von Bedeutsamkeit im Leben" anzuerkennen (Howard & Howard, 1997; S. 181). Doch wurde diese Auffassung nicht immer in die Praxis übertragen. Eine Umfrage aus dem selben Jahr unter 500 ErgotherapeutInnen, aus denen sich eine Stichprobe von 270 Teilnehmenden ergab, stellte heraus, dass 63 Prozent der Befragten entweder unentschlossen waren oder der Idee widersprachen, dass spirituelle Bedürfnisse im Rahmen der professionellen Praxis Berücksichtigung finden sollten (Engquist et al., 1997).

Im Jahr 2001 fand Farrer heraus, dass die Mehrheit der befragten ErgotherapeutInnen darin übereinstimmte, dass Spiritualität ein angebrachtes Thema in ihrer Praxis darstellt, sie jedoch unsicher waren, wie sie dieses einbinden sollten (Farrer, 2001). Derweil stellten Collins et al. (2001) fest, dass ErgotherapeutInnen inzwischen spirituelle Belange mit ihren KlientInnen besprechen, sie jedoch einen Mangel an Bildung oder Erfahrung als Barrieren zur umfassenderen Thematisierung aufkommender Probleme anführten. Unlängst wurde eingeräumt, dass selbst jene ErgotherapeutInnen, die sich explizit mit spirituellen Belangen beschäftigen, dies nur tun, wenn sie die KlientInnen-TherapeutInnen-Beziehung als tragfähig wahrnehmen (Johnston & Mayers, 2005). Vertieftes praktisches Training als auch breitere Informationen sind also erforderlich (Belcham, 2004). Insofern variiert der Grad des Ansprechens spiritueller Bedürfnisse durch ErgotherapeutInnen und sie drückten Bedenken über einen möglichen Rollenkonflikt aus (Belcham, 2004). Beagan und Kumas-Tan (2005) schlussfolgerten, dass obwohl ErgotherapeutInnen viele ähnliche Ansichten wie Seelsorger hegten, gleichzeitig wichtige Unterschiede zwischen den beiden Professionen in der Art und Weise, wie sie auf die Bedürfnisse ihrer KlientInnen reagierten, bestanden. Dennoch scheint es, dass ErgotherapeutInnen Schwierigkeiten hatten, diesen Unterschied zu verdeutlichen. In der Literatur berichteten einige über die Verwendung ihrer eigenen Spiritualität innerhalb des therapeutic use of self (Collins, 2007); andere gaben zu, für ihre KlientInnen zu beten (Taylor et al., 2000); weitere sprachen im Allgemeinen über die Umsetzung eines „zuhörenden und ganzheitlichen Ansatzes" (Hoyland & Mayers, 2005).

Auch wenn die Intention [der Ergotherapie] deutlich stärker betätigungsfokussiert ist, scheinen sich viele Praktiken mit denen von Seelsorgern zu überschneiden. Beispielsweise fanden Egan und Swedersky (2003) heraus, dass ErgotherapeutInnen sich damit befassten, betroffenen Personen zu einer gesteigerten Funktionsfähigkeit zu verhelfen, indem sie deren einzigartige Talente und Interessen berücksichtigen. Aber sie stellten ebenso fest, dass die TherapeutInnen sich bemühten, religiöse Anliegen zu thematisieren als auch Kummer zu lindern.

Religion und Spiritualität – Definitionen und verwandte Betätigungen

Religion und Spiritualität stehen miteinander in Beziehung, sind jedoch eigenständige Konzepte, wobei Spiritualität weiter gefasst wird (Boswell et al., 2001). Corrigan et al. (2003; S. 487) zeigen mit ihrer Definition den Unterschied zwischen Religion und Spiritualität wie folgt auf: „Religiosität wird als Beteiligung an einer institutionalisierten Doktrin definiert, während Spiritualität als ein individuelles Streben nach Bedeutsamkeit außerhalb der unmittelbar erlebbaren Welt verstanden wird." (frei übersetzt)

Während manche Menschen sich als religionslos empfinden mögen (Boswell et al., 2001), wird angenommen, dass es [dem Menschen] ein intrinsisches Anliegen ist, die Welt zu verstehen (Mental Health Foundation, 2006). Falls ErgotherapeutInnen sich bei der Vorstellung unwohl fühlen, spirituelle Bedürfnisse zu thematisieren (Egan & Swedersky, 2003), wird ihr Unbehagen gegebenenfalls im Umgang mit der religiösen Dimension von Spiritualität am deutlichsten (Unruh et al., 2004).

Dies ist darauf zurückzuführen, dass weltliche Dimensionen objektiv als Möglichkeiten für Verbundenheit, Bedeutung und Sinnfindung angesehen werden, während religiöse Aspekte gegebenenfalls das Potenzial haben, unseren eigenen subjektiven Überzeugungen zu widersprechen (Unruh et al., 2004). Beispielsweise mögen manche Religionen Nächstenliebe und soziale Gerechtigkeit befürworten, während andere so wahrgenommen werden, als ob sie Unterwerfung oder Gewalt gutheißen (Devine & Deneulin, 2011).

Andererseits könnten sich ErgotherapeutInnen dort, wo sie Überzeugungen mit ihren KlientInnen teilen, eher damit wohlfühlen, Betätigungen religiöser Art, wie Gebete oder Gottesdienste, zu unterstützen, als anzuerkennen, dass Spiritualität auf vielfältige Weise ausgedrückt werden kann – einschließlich alltäglicher Betätigungen wie die Wertschätzung der Natur oder Kunst (Johnston & Mayers, 2005). Jedoch wird stets ein Betätigungsfokus beibehalten, indem der einzigartige Beitrag, den ErgotherapeutInnen anbieten können, wenn sie spirituelle Belange thematisieren, darin besteht, den Einfluss der Bedürfnisse einer Person auf ihre Funktionsfähigkeit zu berücksichtigen (Udell & Chandler, 2000).

Religion und Spiritualität sind keine leeren Qualitäten; sie besitzen eine materielle Gestalt und Form (McGuire, 2003). Die Internationale Klassifikation der Funktionsfähigkeit, Behinderung und Gesundheit (International Classification of Functioning, Disability and Health: ICF) verbindet Religion und Spiritualität mit Aktivitäten, die anstreben, Verbindungen mit einer göttlichen Kraft herzustellen (WHO, 2001). Jedoch ist „gelebte Religion" nicht nur eine Frage der Zugehörigkeit oder organisatorischer Beteiligung, sie ist ein höchst individueller Ausdruck von Erfahrungen und konkreten Praktiken (McGuire, 2008). Zudem wird sie oft in spezifischen Umgebungen ausgeübt, unabhängig davon, ob es sich um spirituelle Gebäude, Kulturstätten oder natürliche Umgebungen handelt (Mental Health Foundation, 2006). Gelebte Religion kann Rituale beinhalten, die bestimmte Alltagsaktivitäten weihen (Frank et al., 1997), als auch Zeiten für Einkehr (Luboshitzky & Gaber, 2001), familiäre Interaktionen (Marks, 2004) sowie andere alltägliche Aktivitäten, die von spiritueller Bedeutung durchdrungen sind (Smith & Suto, 2012) – und dies gilt sowohl für Menschen, die sich als religiös, als auch für jene, die sich als nichtreligiös betrachten (Johnston & Mayers, 2005).

Folglich umfasst „spirituelle Betätigung" Beten, Bibellesungen, das Singen und Chanten, die Zugehörigkeit zu einer Gemeinschaft, Yoga, Tai Chi und Meditation, wie auch expressive Kunst, Naturerleben und -würdigung, Gartenarbeit und soziale oder ökologische Aktivitäten (Kang, 2003). Es ist der so beschriebene praktizierte Ausdruck von Glauben, der den Schwerpunkt dieser Einheit des Programms *Genesung durch Aktivierung* prägen sollte.

Beispielaktivitäten

Einleitung

Das Programm *Genesung durch Aktivierung* umfasst religiöse und spirituelle Aktivitäten, die verwandt, aber verschieden sind. Es bedarf einer sorgfältigen Abwägung, ob Glaubensaktivitäten Teil eines Gruppenprogramms sein sollten. Anleitende müssen sicherstellen, dass die Teilnehmenden in der Lage sind, einander zu akzeptieren und sollten sich zudem darüber bewusst sein, inwiefern die jeweiligen Überzeugungen der Teilnehmenden sich auf ihre psychische Erkrankung auswirken.

Wohlbefinden erfordert eine Reihe von Aktivitäten und es sollte anerkannt werden, dass spirituelle Gesundheit ein Gleichgewicht erfordert, welches Personen dazu befähigt, ihre inneren Bedürfnisse wahrzunehmen, während sie sich gleichzeitig aktiv in der Welt einbringen (Hasselkus, 2011).

Ideen für Übungen und Gespräche

Gemeinsamkeiten und Unterschiede
Nehmen Sie sich Zeit, gemeinsam die Grundregeln aufzustellen, wobei Sie die Wichtigkeit betonen, die jeweiligen Überzeugungen bzw. Glaubensinhalte der Anderen zu respektieren, und jene ausfindig zu machen, die alle miteinander teilen.

Was bedeutet Glaube? (Arbeitsblatt S. 91–93)
- Fragen Sie, ob den Teilnehmenden irgendwelche Schlüsselbegriffe fehlen.
- Besprechen Sie Gemeinsamkeiten und Unterschiede zwischen den Glaubensinhalten bzw. Überzeugungen der Teilnehmenden.
- Identifizieren Sie die Begriffe, die am häufigsten genannt werden.
- Ermutigen Sie die Teilnehmenden dazu, über ihre Schlüsselüberzeugungen bzw. Glaubensinhalte zu sprechen.

Fragen Sie:
- Können Sie Ihren Glauben in maximal 30 Wörtern beschreiben?

Glaubenslinien (Arbeitsblatt S. 94–95)
Diskutieren Sie prägende Glaubens-Erfahrungen.

Fragen Sie:
- Teilen Sie denselben Glauben wie Ihre Eltern oder BetreuerIn?
- Wie hat sich Krankheit auf Ihren Glauben ausgewirkt?
- Zu welchen Zeiten war der Glaube wichtig für Sie?
- Gab es Zeiten, in denen Sie Ihren Glauben wiederentdeckten?

Glaube und Genesung (Arbeitsblatt S. 96)
Diskutieren Sie, wie der Glaube den gewöhnlichen Lebensstil von Menschen beeinflusst.

Fragen Sie:
- Beeinflusst Ihr Glaube das, was Sie in Ihrem Leben erreichen möchten und Ihre Motivation, Dinge zu verändern?
- Was ist das Allerwichtigste, das der Glaube Ihnen gegeben hat?

Orte und Räume
Suchen Menschen besondere Orte auf, um ihren Glauben auszuüben?

Fragen Sie:
- Wo fühlen Sie sich am ehesten spirituell? Zum Beispiel:
  - in einem Gotteshaus bzw. einer Andachtsstätte?
  - an einem schönen Naturschauplatz?
  - an einem Kulturschauplatz, z. B. eine Kunstgalerie oder bei einem Musikkonzert?
  - in einem ruhigen Raum?
  - auf einer Pilgerfahrt?
  - überall?
- Was an diesem Ort ist es, das Ihren Glauben unterstützt?
- Wie oft suchen Sie diesen Ort auf?

Besondere Gegenstände
Bevor die Gruppensitzung beginnt, könnten die Teilnehmenden gebeten werden, etwas mitzubringen, das ihren Glauben repräsentiert.

Fragen Sie:
- Nutzen Sie spezifische Gegenstände bei der Ausübung Ihres Glaubens? Zum Beispiel:
  - Bücher
  - besondere Kleidung oder Verzierungen (Körperschmuck)
  - Haushaltsgegenstände
  - spezielles Essen
  - Musik
- Welche dieser Dinge schätzen Sie am meisten?

Nach außen gerichtete Praktiken
Verwenden Sie einige Zeit darauf, sich mit den Teilnehmenden über die Aktivitäten, die sie im Rahmen ihres Glaubens ausführen, nachzudenken. Zum Beispiel:
- Teilnahme an Gottesdiensten, Rituale im häuslichen Umfeld, familiäre Routinen
- Beten, Lesen, Singen, Chanten
- Meditation, Tai Chi, Yoga
- Naturerleben, Wandern, Gartenarbeit

- Schreiben, künstlerische Aktivitäten, Kochen
- Soziales Engagement, Freiwilligenarbeit, anderen Menschen helfen

Fragen Sie:
- Haben sich Ihre Praktiken im Laufe der Zeit verändert?
- Durch welche Aktivitäten kommen Sie mit anderen Personen in Kontakt?
- Mit welchen Glaubensgemeinschaften sind Sie bisher in Berührung gekommen?
- Welcher Aktivität würden Sie gerne häufiger nachgehen?

Planen Sie weiterführende Aktivitäten

Besuch eines Gotteshauses bzw. einer Andachtsstätte
Organisieren Sie einen Besuch in einem Gotteshaus bzw. einer Andachtsstätte vor Ort.

Gastredner
Laden Sie einen Geistlichen oder eine/n Angehörige/n einer anderen Glaubensgemeinschaft bzw. Vertreter/in eines Humanistischen Verbandes ein, um zu der Gruppe zu sprechen.

Gemeinsame Aktivität
Bringen Sie eine weltliche Aktivität ein, die für die Teilnehmenden bedeutungsvoll ist, wie z. B. Singen, Tanzen, Besuch einer Kunstgalerie bzw. Kunstausstellung, Meditation oder Tai Chi.

Was bedeutet Glaube?

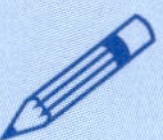

Glaube umfasst Unterschiedliches für verschiedene Menschen. Auf diesem Arbeitsblatt sind mehrere verschiedene Wörter aufgelistet, die Menschen verwenden, um ihren Glauben zu beschreiben. Kopieren und schneiden Sie diese aus und kleben Sie sie auf Karten. Verteilen Sie sie auf einem Tisch und bitten die Teilnehmenden, sich die Karten herauszusuchen, die am meisten zu ihrem Verständnis von Glauben passen.
Alternativ nutzen Sie einzelne Karten, um eine Diskussion über die Bedeutung des jeweiligen Begriffes in Bezug auf den Glauben anzustoßen, wobei Sie mit den beiden Wörtern „Spiritualität" und „Religion" beginnen.

Spiritualität
Religion
Bedeutsamkeit
Verbundenheit
Ethische Überzeugungen

Was bedeutet Glaube? (Fortsetzung)

Doktrin

Hoffnung

Aufrichtigkeit

Anbetung

Göttliche Erfahrung

Verzückung

Was bedeutet Glaube? (Fortsetzung)

Erneuerung

Vollkommenheit

Einsatz

Liebe

Hingabe

Ehrerbietung

Glaubenslinie

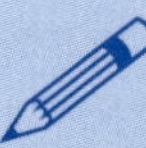

Zeichnen Sie eine Linie auf der blanko Grafik, die sich auf der folgenden Seite befindet, um darzustellen, wie sich Ihr Glaube im Laufe Ihres bisherigen Lebens verändert hat. Was beispielsweise Ihren Glauben ausgelöst hat, wie er gewachsen ist und ob Sie jemals Ihren Glauben verloren oder angezweifelt haben. Markieren Sie die Ereignisse, an denen es Wendepunkte gab.

Hier ist ein Beispiel, um Ihnen eine Starthilfe zu geben.

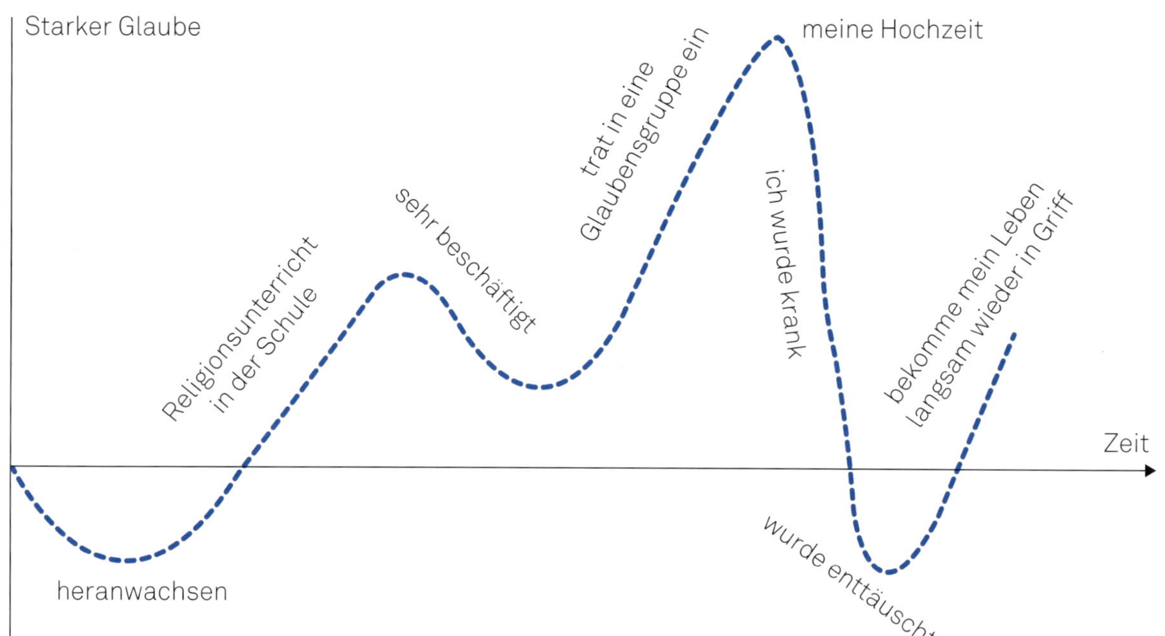

Glaubenslinie

Geringer Glaube

Starker Glaube

Zeit

Glaube und Genesung

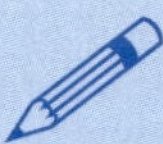

Welchen Gewinn erhalten Sie aus Ihrem Glauben?

		Ja	Nein
1	Eine Möglichkeit anderen Menschen zu helfen		
2	Eine tägliche oder wöchentliche Routine		
3	Eine Erinnerung daran, was im Leben wichtig ist		
4	Ein Gefühl der Zugehörigkeit		
5	Ein realistisches Augenmaß – Dinge zu akzeptieren wie sie sind		
6	Ein Gefühl der Sinnhaftigkeit		
7	Eine Kraftquelle, Entschlossenheit und Hoffnung		
8	Aktivitäten, die ich wertschätze		
9	Schönheit		
10	Trost, wenn das Leben schwer ist		
11	Orientierungshilfe, die einen gesunden Lebensstil unterstützt		
12	Vermehrter Kontakt zu anderen Menschen		
13	Vermehrte soziale Unterstützung		
14	Innerer Friede		
15	Freude		
16	Bedeutung		
17	Musik		
18	Möglichkeiten das Leben zu feiern		
19	Etwas, das meine Identität definiert – wer ich bin		
20	Einen Ort, an den ich gehen kann		
21	Unterstützung, um Richtig von Falsch zu unterscheiden		
22	Unterstützung, die Bedürfnisse anderer Menschen zu verstehen		

Literatur

Beagan, B. & Kumas-Tan, Z. (2005). Witnessing spirituality in practice. *British Journal of Occupational Therapy, 68* (1), 17–24.

Belcham, C. (2004). Spirituality in Occupational Therapy: theory in practice? *British Journal of Occupational Therapy, 67* (1), 39–46.

Boswell, B.B., Knight, S., Hamer. M. & McChesney, J. (2001). Disability and spirituality: a reciprocal relationship with implications for the rehabilitation process. *Journal of Rehabilitation, 67* (4), 20–25.

Bussema, E.F. & Bussema, K.E. (2007). Gilead revisited: faith and recovery. *Psychiatric Rehabilitation Journal, 30* (4), 301–5.

Carlson, T.D. & Erickson, M.J. (2000). Re-authoring spiritual narratives: God in persons' relational identity stories. *Journal of Systemic Therapies, 19* (2), 65–83.

Collins, J.S., Paul, S. & West-Frazier, J. (2001). The utilization of spirituality in occupational therapy: beliefs, practices, and perceived barriers. *Occupational Therapy in Health Care, 14* (3–4), 73–92.

Collins, M. (2007). Spirituality and the shadow reflection and the therapeutic use of self. *British Journal of Occupational Therapy, 70* (2), 88–90.

Corrigan, P., McCorkle, B., Schell, B. & Kidder, K. (2003). Religion and Spirituality in the lives of people with serious mental illness. *Community Mental Health Journal, 39* (6), 487–99.

Devine, J. & Deneulin, S. (2011). Negotiating religion in everyday life: a critical exploration of the relationship between religion, choices and behavior. *Culture and Religion, 12* (1), 59–76.

Egan, M. & Swedersky, J. (2003). Spirituality as experienced by occupational therapists in practice. *American Journal of Occupational Therapy, 57* (5), 525–33.

Engquist, D.E., Short-DeGraff, M., Gliner, J. & Oltjenbruns, K. (1997). Occupational therapists' beliefs and practices with regard to spirituality and therapy. *American Journal of Occupational Therapy, 51* (3), 173–80.

Farrer, J.E. (2001). Addressing spirituality and religious life in Occupational Therapy practice. *Physical and Occupational Therapy in Geriatrics, 18* (4), 65–85.

Frank, G., Bernardo, C.S., Tropper, S., Noguchi, F., Lipman, C., ... Weitze, L. (1997). Jewish spirituality through actions in time: daily occupations of young Orthodox Jewish couples in Los Angeles. *American Journal of Occupational Therapy, 51* (3), 199–206.

Fry, P.S. (2000). Religious involvement, spirituality and personal meaning for life: existential predictors of psychological wellbeing in community-residing and institutional care elders. *Aging & Mental Health, 4* (4), 375–87.

George, L.K., Ellison, C.G. & Larson, D.B. (2002). Explaining the relationships between religious involvement and health. *Psychological Inquiry: An International Journal of the Advancement of Psychological Theory, 13* (3), 190–200.

George, L.K., Larson, D.B., Koenig, H.G. & McCullough. M.E. (2000). Spirituality and health: what we know, what we need to know. *Journal of Social and Clinical Psychology, 19* (1), 102–16.

Griffith, J., Caron, C.D., Desrosiers, J. & Thibeault, R. (2007). Defining spirituality and giving meaning to occupation: the perspective of community-dwelling older adults with autonomy loss. *Canadian Journal of Occupational Therapy, 74* (2), 78–90.

Hasselkus, B.R. (2011). *The Meaning of Everyday Occupation* (2nd edn.). Thorofare, NJ: Slack Incorporated.

Hill, P.C. & Pargament, K.I. (2003). Advances in the conceptualization and measurement of religion and spirituality: implications for physical and mental health research. *American Psychologist, 58* (1), 64–74.

Howard, B.S. & Howard, J.R. (1997). Occupation as spiritual activity. *American Journal of Occupational Therapy, 51* (3), 181–5.

Hoyland, M. & Mayers, C. (2005). Is meeting spiritual need within the Occupational Therapy domain? *British Journal of Occupational Therapy, 68* (4), 177–80.

Huguelet, P., Mohr, S., Borras, L., Gillieron, C. & Brandt, P.Y. (2006). Spirituality and religious practices among outpatients with schizophrenia and their clinicians. *Psychiatric Services, 57* (3), 366–72.

Johnston, D. & Mayers, C. (2005). Spirituality: a review of how occupational therapists acknowledge, assess and meet spiritual needs. *British Journal of Occupational Therapy, 68* (9), 386–92.

Kang, C. (2003). A psychospiritual integration frame of reference for occupational Therapy, Part 1: conceptual foundations. *Australian Occupational Therapy Journal, 50* (2), 92–103.

Kielhofner, G. (ed.). (2008). *Model of Human Occupation: Theory and Application* (4th edn.). Baltimore, MD: Lippincott, Williams & Wilkins.

Koenig, H.G. (2009). Research on religion, spirituality, and mental health: a review. *Canadian Journal of Psychiatry, 54* (5), 283–91.

Luboshitzky, D. & Gaber, L.B. (2001). Holidays and celebrations as a spiritual occupation. *Australian Occupational Therapy Journal, 48* (2), 66–74.

Marks, L. (2004). Sacred practices in highly religious families: Christian, Jewish, Mormon, and Muslim perspectives. *Family Process, 43* (2), 217–31.

Mattis, J.S. (2002). Religion and spirituality in the meaning-making and coping experiences of African American women: a qualitative analysis. *Psychology of Women Quarterly, 26* (4), 309–21.

McGuire, M.B. (2003). Why bodies matter: a sociological reflection on spirituality and materiality *Spiritus: A Journal of Christian Spirituality, 3* (1), 1–18.

McGuire, M.B. (2008). *Lived Religion: Faith Practice in Everyday life.* New York: Oxford University Press.

Mental Health Foundation (2006). *The Impact of Spirituality on Mental Health: A Review of the Literature.* London: Mental Health Foundation.

Phillips, I. (2003). Infusing spirituality into geriatric health care: practical applications from the literature. *Topics in Geriatric Rehabilitation, 19* (4), 249–56.

Schulz, E.K. (2005a). The meaning of spirituality for individuals with disabilities. *Disability and Rehabilitation, 27* (21), 1283–95.

Schulz, E.K. (2005b). Spirituality and disability: an analysis of select themes. *Occupational Therapy in Health Care, 18* (4), 57–83.

Smith, S. & Suto, M. (2012). Religious and/or spiritual practices: extending spiritual freedom to people with schizophrenia. *Canadian Journal of Occupational Therapy, 79* (2), 77–85.

Strawbridge, W.J., Shema, S.J., Cohen, R.D. & Kaplan, G.A. (2001). Religious attendance increases survival by improving and maintaining good health behaviors, mental health, and social relationships. *Annals of Behavioral Medicine, 23* (1), 68–74.

Taylor, E., Mitchell, J.E., Kenan, S. & Tracker, R. (2000). Attitudes of occupational therapists toward spirituality in practice. *American Journal of Occupational Therapy, 54* (4), 421–6.

Udell, L. & Chandler, C. (2000). The role of the occupational therapists in addressing the spiritual needs of clients. *British Journal of Occupational Therapy, 63* (10), 489–94.

Unruh, A.M., Versnel, J. & Kerr, N. (2004). Spirituality in the context of occupation: a theory topractice application In M. Molineux (ed.), *Occupation for Occupational Therapists* (pp. 32–45). Oxford: Blackwell.

Wilding, C., May, E. & Muir-Cochrane, E. (2005). Experience of spirituality, mental illness andoccupation: a life-sustaining phenomenon. *Australian Occupational Therapy Journal, 52* (1), 2–9.

Wilson, L. (2010). Spirituality, occupation and occupational therapy revisited: ongoing consideration of the issues for occupational therapists. *British Journal of Occupational Therapy, 73* (9), 437–40.

Wong-McDonald, A. (2007). Spirituality and psychosocial rehabilitation: empowering persons with serious psychiatric disabilities at an inner-city community program. *Psychiatric Rehabilitation Journal, 30* (4), 295–300.

World Health Organization (WHO) (2001). *International Classification of Functioning, Disability and Health.* Geneva: WHO.

Einheit 7 Aktivitäten der Selbstfürsorge

Kernaussagen

- Selbstfürsorge umfasst viele verschiedene Aktivitäten:
  - das Managen unserer Gesundheitszustände
  - der verantwortungsvolle Umgang mit unserem Körper: z. B. Seh- und Hörvermögen, Zähne, Haut, Haare, Nägel usw.
  - ausreichend Schlaf erhalten
  - auf unser Erscheinungsbild achten
  - sich manchmal auch verwöhnen.

- Selbstfürsorge ist für alle weiteren bedeutungsvollen Aktivitäten wichtig:
  - Erholung, Entspannung, Bewegung und Ernährung sind für Energie und nachhaltige Gesundheit wichtig.
  - Die Pflege unserer Gesundheit und unseres Aussehens kann soziale Beziehungen und das Selbstvertrauen stärken.

- Die Erfüllung der Grundbedürfnisse ist eine wichtige Voraussetzung für Genesung:
  - Selbstfürsorge wird häufiger mit einer Verbesserung des Wohlbefindens in Verbindung gebracht als Arbeit oder Freizeit.

- Selbstfürsorge kann verbessert werden durch:
  - die Unterstützung von Gleichaltrigen
  - Zielbestimmung und individuelle Unterstützung
  - das Etablieren von täglichen Routinen zur Selbstfürsorge
  - Aufbau eines zufrieden stellenden Lebensstils, in dem sich Selbstfürsorge auszahlt.

Der Wert von Aktivitäten der Selbstfürsorge

Einleitung

Der Stellenwert der Selbstfürsorge ist untrennbar mit der Relevanz aller anderen bedeutungsvollen Aktivitäten verbunden. Die Beteiligung an bedeutungsvollen beruflichen als auch Freizeitaktivitäten ist für Menschen Anlass morgens aufzustehen und für ihre Bedürfnisse zu sorgen. Ein rechtes Maß an Erholung ist sowohl für die Krankheitsbewältigung wesentlich, als auch dafür, dass ausreichend Kraft für Aktivitäten, die uns wichtig sind, zur Verfügung steht (Sutton, 2008).

Insofern nimmt die Rolle des „Gesund-Erhalters" oder „Selbst-Erhalters" (Hillman & Chapparo, 1996; Paul-Ward et al., 2005) eine wichtige Position ein, die aktiv verfolgt werden sollte. Hierbei handelt es sich um viel mehr als die passive Rolle des Patienten. Tatsächlich sind die Aktivitäten der Selbstfürsorge in Verbindung mit der Rolle des „Selbst-Erhalters" für jeden von uns wichtig: für ErgotherapeutInnen, die ihre Resilienz aufrechterhalten und damit einen Burn-out vermeiden (Bannigan, 2009), als auch für ihre KlientInnen, die lernen zu „bewältigen, egal was kommt" und zu „neuen Lebensweisen" zu finden (Thompson, 2009; S. 408).

Selbstfürsorge ist somit multidimensional (McCormack, 2013) und umfasst dabei im weitesten Sinne das Konzept der Selbsthilfe, wobei Menschen entweder eigenständig oder gemeinsam mit Gesundheitsinstitutionen daran arbeiten, ihre Gesundheit zu fördern, zu erhalten oder zu verbessern (Sidani, 2003). „Wie die meisten Dinge im Leben, bedeutet Selbstfürsorge Unterschiedliches für verschiedene Menschen. Generell umfasst Selbstfürsorge die persönliche Übernahme von Verantwortung zur Aufrechterhaltung von Gesundheit und Wohlbefinden." (Bannigan, 2009; S. 302).

Allgemein wird die Selbstfürsorge oft mit persönlichen Aktivitäten des täglichen Lebens in Beziehung gesetzt, wie z. B. Essen, Körperpflege, Baden, sich Ankleiden und Toilettengänge (Gagné & Hoppes, 2003).

Selbstfürsorge in körperlichen und psychischen Gesundheitskontexten

In der physischen Rehabilitation bilden Aktivitäten der Selbstfürsorge einen der Interventionsschwerpunkte (Guidetti & Tham, 2002). Zum Beispiel konnten Legg et al. (2007) neun randomisierte kontrollierte Studien ausfindig machen, die die Auswirkungen von Ergotherapie auf die persönlichen Aktivitäten des täglichen Lebens von Menschen nach einem Schlaganfall untersuchten. In der Tat, befindet sich die Betonung der Selbstfürsorge häufig so stark im Fokus, dass ErgotherapeutInnen in solchen Settings manchmal daran erinnert werden müssen, dass sie nicht der *alleinige* Schwerpunkt der Therapie sein sollte (Polatajko & Davies, 2008). Dies müsste Berücksichtigung finden, weil die Bedeutsamkeit von Aktivitäten wichtiger ist als die Selbstständigkeit, und die eigenständige Selbstfürsorge „dem Klienten Energie und Motivation rauben könnte, die er zur Ausführung von für ihn bedeutungsvollen Aktivitäten benötigt" (Gage, 2003; S. 35).

Im Vergleich dazu existieren im Kontext psychischer Gesundheit weit weniger Veröffentlichungen zu Interventionen in Bezug auf Selbstfürsorge – und trotzdem bleibt sie ein wichtiger Aspekt des psychischen Wohlbefindens.

Menschen mit schweren psychischen Erkrankungen verbringen oft viel Zeit mit Aktivitäten der Selbstfürsorge, wie z. B. Essen und Schlafen (Eklund et al., 2009), allerdings führt dies nicht zur Verbesserung ihrer Gesundheit, wenn sie sich schlecht ernähren und sich zu wenig bewegen. Vielmehr sind schwere psychische Krankheiten eher dafür bekannt, das Sterberisiko zu erhöhen (Laursen et al., 2007), und dieses Risiko scheint zuzunehmen (Hoang et al., 2011). Mangelhafte Selbstfürsorge ist diesbezüglich ein begünstigender Faktor und tritt häufiger auf, wenn Menschen sozial isoliert leben (Evert et al., 2003), was aufzeigt, dass persönliche und soziale Leistung miteinander verknüpft sind. Aus diesem Grund sollte [die Erfassung von] Selbstfürsorge in einem Assessment der sozialen und beruflichen Funktionsfähigkeit berücksichtigt werden (Morosini et al., 2000).

Tatsächlich sind Interventionen, die auf den Aufbau sozialer Beziehungen abzielen, ähnlich geeignet die Selbstfürsorge zu verbessern, wie auch Interventionen der Selbstfürsorge auf den Aufbau sozialer Beziehungen wirken (Evert et al., 2003). Beides geht Hand in Hand und: „Für Menschen, die unter langanhaltenden psychotischen Zuständen leiden, müssen die Behandlungen auf eine Verbesserung der sozialen Funktionen als auch auf eine Verringerung der klinischen Probleme abzielen." (Cook & Howe, 2003; S. 236).

Der Stellenwert von Selbstfürsorge ist auch für die KlientInnen offensichtlich und wurde durch folgende Studien bestätigt:

- Young und Ensing (1999) untersuchten das Konzept der Genesung aus der Perspektive von Menschen mit psychischen Behinderungen und erkannten, dass Genesung eine „Rückkehr zur Grundfunktionsfähigkeit“ beinhaltet.

- Aubin et al. (2002) strebten an, die Bedeutung von Aktivitäten des täglichen Lebens bei Menschen mit schweren psychischen Störungen mit Hilfe des Occupational Questionnaire (Smith et al., 1986) zu bestimmen. Sie stellten fest, dass „Hygiene, Selbstfürsorge, Mahlzeiten und Schlaf“ am häufigsten genannt wurden und zu einem Gefühl von Kompetenz, Relevanz und Vergnügen beitrugen (obwohl berufliche Tätigkeiten als wichtiger angesehen wurden und soziale Aktivitäten eher mit Vergnügen verbunden wurden).
- Leufstadius et al. (2008) untersuchten die Bedeutsamkeit von täglichen Betätigungen bei Personen mit anhaltenden psychischen Störungen und fanden heraus, dass das „Kümmern um sich selbst“ eines der am häufigsten wiederkehrenden Themen war, insbesondere, wenn Personen keiner beruflichen Aktivität nachgingen.
- Argentzell et al. (2012) untersuchten die Erfahrung der Sinnhaftigkeit alltäglicher Betätigungen bei Arbeitslosen mit verschiedenen psychischen Erkrankungen und stellten fest, dass die „Pflege von Körper und Geist“ ein Schlüsselthema für sie darstellte.

Strategien zur Verbesserung der Selbstfürsorge

Selbstfürsorge „wird durch Wissen, Fertigkeiten, Werte, Motivation, Kontrollüberzeugung und Wirkmacht beeinflusst“ (McCormack, 2003; S. 49). Zweck des Selbstfürsorge-Trainings ist es, den „richtigen Weg zu finden, Klienten zu motivieren“ (Guidetti & Tham, 2002; S. 257), indem Gelegenheiten zur gegenseitigen Peer-Unterstützung (Bates et al., 2008) mit Edukation und erreichbaren Zielen kombiniert werden (Graff et al., 2003). Die Dokumentation von Zielen und ihre regelmäßige Besprechung kann die Effektivität eines Selbstfürsorge-Programms steigern (Gagné & Hoppes, 2003) und die private Natur der Selbstfürsorge bedeutet, dass ein individuelles Vorgehen noch wichtiger ist.

Deshalb empfiehlt das Programm *Genesung durch Aktivierung* die Kombination von Gruppenbehandlungen zur Gesundheitsförderung – die den Wert der Aktivitäten des täglichen Lebens der Teilnehmenden unterstützen – gleichzeitig mit einer individualisierten Förderung von Fertigkeiten. Dieser Ansatz ist nachgewiesenermaßen effektiver als Gesundheitsförderung allein (Bartels et al., 2004).

Die Pflege von Körper und Geist bedingt, dass Menschen Alltagsroutinen für sich aufbauen und eine Balance von zielgerichteten Aktivitäten und Ruhe- oder Schlafphasen einrichten (Argentzell et al., 2012), wobei das Schlafen generell als eine „Aktivität“ zu verstehen ist, wenn es im Kontext von Zeitnutzung diskutiert wird (Green, 2008). Es mag sein, dass „Schlafen“ von ErgotherapeutInnen nicht als Betätigung verstanden wird (Green, 2008), die zudem in Frage stellen, inwiefern es ein berechtigtes Anliegen der Profession darstellt (Green et al., 2008), allerdings beeinflusst es alle Lebensbereiche, einschließlich der Arbeit und Freizeitaktivitäten (Strine & Chapman, 2005). Zudem gibt es Evidenz, dass das Wissen über „Schlafhygiene“ (Praktiken, die mit gutem Schlaf assoziiert werden) die Schlafqualität verbessern kann (Brown et al., 2002).

Deshalb wird die Schlafhygiene in *Genesung durch Aktivierung* als eine Strategie zur Verbesserung der Selbstfürsorge vorgeschlagen. Ebenso wird Achtsamkeitstraining empfohlen, weil es eine sinnvolle Strategie zur Selbstfürsorge bereitstellen kann (Shapiro et al., 2007), indem es den Teilnehmenden ermöglicht, ihre Aufmerksamkeit auf die Gegenwart zu richten und die Dinge so zu würdigen wie sie sind (Thompson, 2008).

Letztlich strebt das Programm *Genesung durch Aktivierung* eher an sicherzustellen, dass die Therapie „Betätigungserfahrungen ermöglicht und das Training an die Bedürfnisse von KlientInnen angepasst wird, als [ihnen] beizubringen, wie sie technische und Kompensationsstrategien einsetzen können“ (Guidetti & Tham, 2002; S. 257). Es bietet damit eine Alternative zu den allgegenwärtigen Programmen zur Angst- und Stressbewältigung, die in den 1990er Jahren von ErgotherapeutInnen angeboten wurden (Courtney & Escobedo, 1990; Craik et al., 1998; Prior, 1998) und deren Name bereits implizierte, dass ihr übergeordnetes Ziel zumeist in der Reduzierung von Symptomen lag, statt die Teilhabe durch Betätigung zu vergrößern.

Dennoch können Techniken zur Angst- und Stressbewältigung – dem Einzelfall angemessen – ergänzend zum Programm angeboten werden, vorausgesetzt, der Behandlungsschwerpunkt besteht weiterhin in der Erweiterung der Beteiligung an Aktivitäten, die dauerhafte Betätigungen unterstützen.

Beispielaktivitäten

Einleitung

Möglicherweise stellt Selbstfürsorge ein Thema dar, das zu sensibel ist, um darüber in einer Gruppensitzung zu sprechen. Es sollte abgewogen werden, ob dieser Inhalt in ein Gruppenangebot einbezogen wird – insbesondere, wenn die Teilnehmenden keine Notwendigkeit von Selbstfürsorge erkennen. Gleichwohl ist Selbstfürsorge eine sehr wichtige Aktivität, an der jeder teilnehmen müsste – so dass die Therapieeinheit eine wichtige Zeit für die Teilnehmenden zur Verfügung stellt, um zu reflektieren, wie wichtig es ist, die Befriedigung ihrer Grundbedürfnisse sicherzustellen.

Der Schwerpunkt dieser Einheit liegt also eher in der Bewusstseinsbildung, als dass sie ein umfangreiches Training vermittelt. Die Anleitenden sollten sich bemühen, solche Übungen auszuwählen, die relevant für alle Teilnehmenden sind, und den unerfüllten Bedürfnissen Einzelner auf individueller Basis nachzugehen.

Beachten Sie: Die Bedeutung von Bewegung wird in Einheit 4 „Körperliche Aktivitäten" erläutert.

Ideen für Übungen und Gespräche

Handzeichen
Versichern Sie den Teilnehmenden, dass es keine falschen Antworten auf die folgenden Fragen gibt. Halten Sie den Tonfall im Gespräch so leicht wie möglich. Ziel ist es, aufzuzeigen, dass wir alle in Selbstfürsorgeroutinen involviert und uns der Notwendigkeit „auf uns zu achten" bewusst sind, auch wenn wir eigene Prioritäten setzen und individuelle Ausführungsweisen haben.

Fragen Sie:
- Wer hat schon einmal eine Diät begonnen, um abzunehmen?
- Wer hat schon einmal versucht, mit dem Rauchen aufzuhören?
- Wer hat eine Haarbürste oder einen Kamm dabei?
- Wer wirft am Ende des Tages seine Kleidung auf einen Haufen – wer hängt sie auf? Welche Rolle spielt dies?
- Wer bevorzugt das Duschen – wer das Baden? Warum?
- Wer duscht oder badet lieber morgens und wer lieber abends? Warum?
- Wer mag Parfum- bzw. Aftershave-Duft und wer nicht? Welche Düfte mögen Sie gern?

Aktivitäten, die zum Wohlfühlen beitragen
Fragen Sie die Teilnehmenden nach Ideen für eine gelungene Verwöhn-Einheit. Zum Beispiel ein Abendessen bei Kerzenschein, ein langes warmes Entspannungsbad, eine Massage, die Füße hochlegen – dabei mit einem Glas Wein ein gutes Buch lesen, sich die Nägel lackieren oder in der Natur spazieren gehen.

Fragen Sie:
- Sind einige Aktivitäten gesünder als andere?

Lieblingsessen (Arbeitsblatt S. 104)
Geben Sie den Teilnehmenden Zeit, über ihr bevorzugtes Frühstück, Mittagessen, Hauptgericht, Getränk oder ihren Lieblingssnack nachzudenken. Fordern Sie sie anschließend dazu auf, ihre Ideen auf der linken Seite des Arbeitsblatts zu notieren. Bitten Sie die Teilnehmenden, ihre Antworten mit der Gruppe zu teilen, während Sie die Antworten auf einer Flipchart zusammentragen.

Fragen Sie:
- Welche Lebensmittel und Getränke sind die gesündesten?
- Warum sind diese gesünder als andere?
- Tut ein bisschen von dem, was Sie bevorzugen, Ihnen gut?

Nachdem die Teilnehmenden Zeit hatten, sich über die gesündesten Nahrungsmittel auszutauschen, bitten Sie sie, ihr bevorzugtes *gesundes* Frühstück, Mittagessen, Hauptgericht, Getränk oder Snack auszusuchen. Ihre Antworten werden auf der rechten Seite des Arbeitsblatts aufgeschrieben und anschließend mit der Gruppe besprochen.

Gesunde Ernährung
Fordern Sie die Teilnehmenden auf, in Partnerarbeit über die besten Tipps einer gesunden Ernährung nachzudenken. Zum Beispiel die Verringerung fetthaltiger Lebensmittel, Obst statt zuckerhaltiger Lebensmittel, Reduktion des Salzkonsums, Essen mehrerer Obst- oder Gemüseportionen pro Tag, kleinere Portionen wählen, Kalorien zählen, langsames Kauen, keine Zwischenmahlzeiten, zuckerhaltige Getränke vermeiden, Ernährungstagebuch führen.

Schlafhygiene
Finden Sie eine Internetseite, die sinnvolle Ratschläge für guten Schlaf bereitstellt. Projizieren Sie diese Informationen so, dass alle Teilnehmenden sie sehen können.

Fragen Sie:
- Ist einer dieser Ratschläge für Sie neu?
- Lässt sich einer dieser Vorschläge einfacher umsetzen als andere?
- Wie viele Stunden wünschen Sie sich zu schlafen?
- Denken Sie, dass manche Anregungen effektiver sind als andere? [Welche? Warum?]

Selbstdarstellung und Selbstvertrauen
Diskutieren Sie, wie Menschen ihr Auftreten verändern können, um souveräner zu wirken. Zum Beispiel durch ihre Körperhaltung, ihr Gangbild, ihre Körpersprache, ihre Frisur, ihre Kleidung.

Fragen Sie:
- Verhilft ein souveränes Erscheinungsbild uns zu einem stärkeren Gefühl von Selbstsicherheit?
- Was könnten Sie tun, um sich selbstsicherer zu fühlen, wenn Sie an einem geselligen Abend teilnehmen [oder ausgehen]? Oder wenn Sie an einer offiziellen Sitzung teilnehmen?
- Passen bestimmte Farbtöne besser zu Ihnen als andere – wenn ja, woher wissen Sie dies?
- Ist es notwendig sich die Haare zu färben oder sich zu rasieren, um gut auszusehen? (Helfen Sie den Teilnehmenden zu erkennen, dass dies nicht [zwingend] der Fall ist.)
- Welche Kleidung haben Sie als Teenager am liebsten getragen? Welche tragen Sie heute am liebsten? Warum?

Aufrechter Gang
Ermutigen Sie die Teilnehmenden dazu, in einer selbstbewussten Art und Weise den Raum zu betreten, zu stehen oder sich hinzusetzen und dies zu üben. Schlagen Sie vor, dass sie mittels einer Punkteskala von 1–10 bewerten, wie souverän sie die anderen wahrnehmen.

Alltagsroutinen
Fragen Sie die Teilnehmenden, ob sie jemanden kennen – einen Freund oder Angehörigen – der viele Kosmetikprodukte verwendet.

Fragen Sie:
- Wie viel Zeit benötigen Sie für Ihre Haut- bzw. Haarpflege?
- Welchem Zweck dient dies?
- Lohnt es sich?
- Wenn Sie nur ein Produkt für Ihre Haut- oder Haarpflege bzw. an Make-up mit auf einen Ausflug zum Mond mitnehmen könnten, welches wäre es?
- Wer verbringt mehr Zeit damit, sein Aussehen zu pflegen – Männer oder Frauen?
- Müssen wir zuerst uns selbst lieben, um andere lieben zu können?

Die besten Tipps
Tauschen Sie sich über Haut-, Haar- und Fußpflege aus.

Fragen Sie:
- Haben Sie gute Ratschläge zur Haut-, Haar- oder Fußpflege?
- Was sind die wichtigsten Empfehlungen für gesunde Haut, Haare oder Füße?
- Haben Sie noch weitere Anregungen, um gesund zu bleiben? Z. B. Erinnerungshilfen für die Medikamenteneinnahme?

Händewaschen
Besprechen Sie Hinweise zum Händewaschen, so wie sie von Gesundheitspersonal umgesetzt werden.

Fragen Sie:
- Wer wäscht sich seine Hände auf diese Art und Weise?

Planen Sie weiterführende Aktivitäten

TV-Sendungen zum Thema „Makeover" [z. B. Typberatung]
Schauen Sie gemeinsam eine TV-Sendung zur Typveränderung an und tauschen Sie sich anschließend darüber aus, ob die Personen jeweils vorher oder nachher besser aussahen.

Expertenempfehlung
Laden Sie einen Spezialisten ein, der zu folgenden möglichen Themen einen Vortrag hält:
- Schlafhygiene
- Entspannung
- Achtsamkeit
- Farbberatung
- Ernährung
- Medikamenten-Management.

Supermarkt-Check
Erstellen Sie eine Einkaufsliste, gehen Sie dann zusammen in einen Supermarkt und überprüfen dort die Kalorienanzahl Ihrer ausgewählten Lebensmittel.

Verwöhn-Einheit
Organisieren Sie eine Einheit, um Erfahrungen zu folgenden Themen zu sammeln:
- Maniküre und Handmassage
- Frische Obst-Smoothies
- Selbstgemachte Kosmetik.

Lieblingsessen?

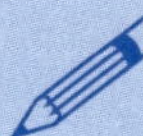

Was essen oder trinken Sie am liebsten?
Notieren Sie Ihre Lieblingsnahrungsmittel in der linken Spalte – einschließlich all dessen, was Sie gerne essen oder trinken würden.

Lassen Sie bitte die rechte Spalte frei, bis Sie entsprechende Anweisungen erhalten.

Frühstück		
Mittagessen		
Hauptgericht		
Snacks		
Getränke		

Literatur

Argentzell, E., Håkansson, C. & Eklund, M. (2012). Experience of meaning in everyday occupations among unemployed people with severe mental illness. *Scandinavian Journal of Occupational Therapy, 19* (1), 49–58.

Aubin, G., Hachey, R. & Mercier, C. (2002). The significance of daily activities in persons with severe mental disorders. *Canadian Journal of Occupational Therapy, 69* (4), 218–28.

Bennigan, K. (2009). Management of self In E.A. S. Duncan (ed.), *Skills for Practice in Occupational Therapy* (pp. 296–311). Edinburgh: Churchill Livingstone.

Bartels, S.J., Forester, B., Mueser, K.T., Miles, K.M., Dums, A.R., ... Perkins, L. (2004). Enhanced skills training and health care management for older persons with severe mental illness. *Community Mental Health Journal, 40* (1), 75–90.

Bates, A., Kemp, V. & Isaac, M. (2008). Peer support shows promise in helping persons living with mental illness address their physical health needs. *Canadian Journal of Community Mental Health, 27* (2), 21–36.

Brown, F.C., Buboltz, Jr. W.C. & Soper, B. (2002). Relationship of sleep hygiene awareness, sleep hygiene practices, and sleep quality in university students. *Behavioral Medicine, 28* (1), 33–38.

Cook, S. & Howe, A. (2003). Engaging people with enduring psychotic conditions in primary mental health care and occupational therapy. *British Journal of Occupational Therapy, 66* (6), 236–46.

Courtney, C. & Escobedo, B. (1990). A stress management program: inpatient-to-outpatient continuity. *American Journal of Occupational Therapy, 44* (4), 306–10.

Craik, C., Chacksfield, J.D. & Richards, G. (1998). A survey of occupational therapy practitioners in mental health. *British Journal of Occupational Therapy, 61* (5), 227–34.

Eklund, M., Leufstadius, C. & Bejerholm, U. (2009). Time use among people with psychiatric disabilities: implications for practice. *Psychiatric Rehabilitation Journal, 32* (3), 177–91.

Evert, H., Hervey, C., Trauer, T. & Herrman, H. (2003). The relationship between social networks and occupational and self-care functioning in people with psychosis. *Social Psychiatry and Psychiatric Epidemiology, 38* (4), 180–8.

Gage, M. (2003). Sense of doing: the impact of restoration in the home. *Occupational Therapy Now, 5* (5), 35–37.

Gagné, D.E. & Hoppes, S. (2003). The effects of collaborative goal-focused occupational therapy on self-care skills: a pilot study. *American Journal of Occupational Therapy, 57* (2), 215–9.

Graff, M.J. L., Vernooij-Dassen, M.J. M., Zajec, J., Olde-Rikkert, M.G. M., Hoefnagels, W.H. L. & Dekker, J. (2006). How can occupational therapy improve the daily performance and communication of an older patient with dementia and his primary caregiver? A case study. *Dementia: The International Journal of Social Research and Practice, 5* (4), 503–32.

Green, A. (2008). Sleep, occupation and the passage of time. *British Journal of Occupational Therapy, 71* (8), 339–47.

Green, A., Hicks, J. & Wilson, S. (2008). The experience of poor sleep and its consequences: a qualitative study involving people referred for cognitive-behavioural management of chronic insomnia. *British Journal of Occupational Therapy, 71* (5), 196–201.

Guidetti, S. & Tham, K. (2002). Therapeutic strategies used by occupational therapists in self-care training: a qualitative study. *Occupational Therapy International, 9* (4), 257–76.

Hillman, A.M. & Chapparo, C.J. (1996). An investigation of occupational role performance in men over sixty years of age following a stroke. *Journal of Occupational Science: Australia, 2* (3), 88–99.

Hoang, U., Stewart, R. & Goldacre, M.J. (2011). Mortality after hospital discharge for people with schizophrenia or bipolar disorder: retrospective study of linked English hospital episode statistics, 1999–2006. *British Medical Journal, 343,* 5422.

Laursen, T.M., Munk-Olsen, T., Nordentoft, M. & Mortensen, P.B. (2007). Increased mortality among patients admitted with major psychiatric disorders: a register-based study comparing mortality in unipolar depressive disorder, bipolar affective disorder, schizoaffective disorder, and schizophrenia. *Journal of Clinical Psychiatry, 68* (6), 899–907.

Legg, L., Dummond, A., Leonardi-Bee, J., Galdman, J.R., Corr, S., ... Langhorne, P. (2007). Occupational therapy for patients with problems in personal activities of daily living after stroke: systematic review of randomized trials. *British Medical Journal, 335* (7626), 992.

Leufstadius, C., Erlandsson, L.-K., Björkman, T. & Eklund, M. (2008). Meaningfulness in daily occupations among individuals with persistent mental illness. *Journal of Occupational Science, 15* (1), 27–35.

McCormack, D. (2003). An examination of the self-care concept uncovers a new direction for healthcare reform. *Nursing Leadership, 16* (4), 48–62.

Morosini, P.L., Magliano, L., Brambilla, L., Ugolini, S. & Pioli, R. (2000). Development, reliability and acceptability of a new version of the DSM-IV Social and Occupational Functioning Assessment Scale (SOFAS) to assess routine social functioning. *Acta Psychiatrica Scandinavica, 101* (4), 323–9.

Paul-Ward, A., Braveman, B., Kielhofner, K. & Levin, M. (2005). Developing employment services for individuals with HIV/AIDS: participatory action strategies at work. *Journal of Vocational Rehabilitation, 22* (2), 85–93.

Polatajko, H.J. & Davies, J.A. (2008). Sense of doing: capturing occupational knowledge: enabling powerful outcomes for our clients. *Occupational Therapy Now, 10* (5), 10–12.

Prior, S. (1998). Determining the effectiveness of a short-term anxiety management course. *British Journal of Occupational Therapy, 61* (5), 207–13.

Shapiro, S.L., Brown, K.W. & Biegel, G.M. (2007). Teaching self-care to caregivers: effects of mindfulness-based stress reduction on the mental health of therapists in training. *Training and Education in Professional Psychology, 1* (2), 105–15.

Sidani, S. (2003). Operationalizing self-care within the healthcare system. *Nursing Leadership, 16* (4), 63–65.

Smith, N.R., Kielhofner, G. & Watts, J.H. (1986). The relationships between volition, activity pattern, and life satisfaction in the elderly. *American Journal of Occupational Therapy, 40* (4), 278–83.

Strine, T.W. & Chapman, D.P. (2005). Associations of frequent sleep insufficiency with health-related quality of life and health behaviors. *Sleep Medicine, 6* (1), 23–27.

Sutton, D. (2008). Recovery as the re-fabrication of everyday life: exploring the meaning of doing for people recovering from mental illness (PhD thesis). University of Technology: Auckland.

Thompson, B. (2009). Mindfulness-based stress reduction for people with chronic conditions. *British Journal of Occupational Therapy, 72* (9), 405–10.

Young, S.L. & Ensing, Ds. (1999). Exploring recovery from the perspective of people with psychiatric disabilities. *Psychiatric Rehabilitation Journal, 22* (3), 219–31.

Einheit 8 Aktivitäten im Haushalt

Kernaussagen

- Aktivitäten im Haushalt können verstanden werden als:
  - Selbstfürsorge und Selbstversorgung
  - Produktivität
  - Freizeit.
- Aktivitäten im Haushalt sind relevant für:
  - häusliche Organisation
  - häusliche Sicherheit
  - Instandhaltung der Wohnung
  - Haushaltsführung.
- Tägliche Aktivitäten wie Einkaufen, Kochen und Putzen tragen zu unserem Identitätsgefühl bei.
- Unser Zuhause bietet uns Zuflucht und Privatsphäre, aber ebenso:
  - spiegelt es die gängige Kultur und Mode über den Lauf der Zeit wider.
  - kann es nach unserem persönlichen Geschmack gestaltet werden.
  - kann es unseren Bedürfnissen angepasst werden.
- Indem wir uns einen Erinnerungsschatz in Verbindung mit unserem Zuhause und der Nachbarschaft aufbauen, entwickeln wir ein örtliches Zugehörigkeitsgefühl.
- Die Rolle der/des „Haushaltsführenden“ wird von Einzelnen hoch geschätzt, weiterhin werden Reinlichkeit und das Kochen zuhause von der Gesellschaft positiv bewertet.

Der Wert von Aktivitäten im Haushalt

Einleitung

Die Aktivitäten des täglichen Lebens beinhalten persönliche Aktivitäten (wie die Selbstfürsorge) und häusliche Aktivitäten. Schon seit Langem werden diese als dem „Bereich der ergotherapeutischen Expertise" zugehörig betrachtet (Thornton & Rennie, 1988; S. 49). ErgotherapeutInnen begreifen, dass die Fähigkeit einer Person, tägliche Aktivitäten durchzuführen, ausschlaggebende Informationen über ihre Fähigkeit zum selbstständigen Leben bereitstellt (Aubin et al., 2009a). Zudem schätzen sie die Bedeutung der „instrumentellen" Aktivitäten des täglichen Lebens (Fricke & Unsworth, 2001). Diese Aktivitäten sind hilfreich bzw. tragen aktiv zum täglichen Leben zu Hause oder in der Gesellschaft bei; ihre Bandbreite reicht von der Telefonnutzung bis zur Teilnahme am öffentlichen Verkehr (inkl. des Autofahrens) und kann das selbstständige Medikamenten-Management und die Zubereitung von Mahlzeiten beinhalten (Gibson et al., 2011).

Aktivitäten im Haushalt gehören zur Kategorie der instrumentellen Aktivitäten und können im Rahmen des vorliegenden Programmes als Aktivitäten der häuslichen Organisation, Instandhaltung und Haushaltsführung definiert werden. Dabei beinhalten sie eine Reihe von Aufgaben, die organisatorische Fertigkeiten voraussetzen, wozu die Zubereitung von Mahlzeiten, das Wäsche waschen, das Putzen, das Einkaufen, die häusliche Sicherheit und die Verwaltung des Haushaltsgeldes gehören (Thornton & Rennie, 1988).

Identität und Zuhause – Haushaltsführung

Aktivitäten im Haushalt mögen für ein selbstständiges Leben von großer Bedeutung sein, sie sind jedoch auch aus anderen Gründen wertvoll. So hat z. B. die Zubereitung von Mahlzeiten eine Schlüsselfunktion in der Erhaltung der körperlichen Gesundheit, daneben haben Nahrungsmittel und das Essen eine soziale Funktion, die mit verschiedenen symbolischen Bedeutungen für den Einzelnen und die Gesellschaft einhergehen (Lupton, 1994). Zusätzlich dazu ermöglicht z. B. das Backen nicht nur das Erlernen neuer Fertigkeiten (Bartlett & Markham, 2009), sondern es verhilft Personen dazu, mehr Selbstvertrauen zu gewinnen und ihren Tagesablauf zu strukturieren (Haley & McKay, 2004).

Ferner kann – trotz des Infragestellens bzw. der Banalisierung des therapeutischen Wertes von Aktivitäten des täglichen Lebens – selbst der einfachste alltägliche Einkauf Menschen eine Möglichkeit bieten, sich zukünftige Aufgaben oder Rollen besser vorzustellen (Jackson, 1998). Solche Aufgaben unterstützen Personen dabei, ein Gefühl für ihre Betätigungsidentität und ihre Betätigungskompetenz aufzubauen (Kielhofner, 2008). Hierdurch ist es Individuen möglich, anderen Personen praktische Unterstützung zu geben und es existiert Evidenz, die nahelegt, dass diejenigen, die Freunden, Verwandten oder Nachbarn instrumentelle und emotionale Unterstützung bieten, länger leben als solche, die dies nicht tun (Brown et al., 2003).

Wenn Personen ihr Zuhause für andere öffnen, bedeutet dies mehr als nur einen Zufluchtsort in einer neutralen Umgebung anzubieten. Ein Zuhause ist eine „organisierte Welt von Bedeutung", die Menschen ein Zugehörigkeitsgefühl vermittelt und wie ein „Gefäß für Erinnerungen an Erfahrungen" wirkt (Hasselkus, 2011; S. 41, 45). Wir passen unsere häusliche Umgebung entsprechend kultureller Normen und Erwartungen bezüglich unserer Möbel und unseres Besitzes sowie hinsichtlich Erwartungen an Privatsphäre und Reinlichkeit an; wir dekorieren sie nach unserem persönlichen Geschmack und wir verändern unsere Umgebung entsprechend eigener Bedürfnisse (Rubinstein, 1989).

Dementsprechend spiegelt das Zuhause unsere eigenen und einzigartigen Eigenschaften wieder und schützt uns vor dem Eindringen der Außenwelt (McCracken, 1989). Ein Zuhause bietet uns die Möglichkeit, durch die Veränderung unserer Umwelt Bedeutung zu kreieren, und leistet im Umkehrschluss einen Beitrag zum Sinn unseres Lebens (Rowles, 2008).

Kulturelle Erwartungen

Aktivitäten im Haushalt können als notwendig für die Selbstfürsorge, aber ebenso als produktive Betätigungen oder als Freizeitaktivitäten aufgefasst werden (Marino-Schorn, 1986). Dies hängt häufig davon ab, „welche Annahmen Personen über die an sie von anderen gestellten Erwartungen haben, was diese von sich selbst erwarten und welche Ressourcen ihnen zur Verfügung stehen" (Hillman & Chapparo, 1996; S. 88). Wie alle anderen Aktivitäten sind Aktivitäten im Haushalt mit kulturellen Erwartungen belegt. Es konnte festgestellt werden, dass Personen saubere Haushalte mit positiven Eigenschaften assoziieren: sie nehmen an, dass der Haushaltsführende (unabhängig davon ob Mann oder Frau) eher „angenehm", „gewissenhaft", „intelligent" und „weiblich" sei (Harris & Sachau, 2005).

Die letztgenannte Eigenschaft „weiblich" wird durch Ergebnisse gestützt, dass weiterhin Frauen für größere Anteile im Haushalt Verantwortung übernehmen als Männer, obwohl im Laufe des 20. Jahrhunderts eine Veränderung der Aufgabenverteilung im Haushalt zwischen Männern und Frauen stattgefunden hat (Coltrane, 2000). Arbeitslosigkeit führt bei Männern dazu, dass ihnen mehr Aufgaben im Haushalt zugewiesen werden – sind jedoch Frauen arbeitslos, übernehmen sie doppelt so viele häusliche Aufgaben wie ein arbeitsloser Mann (Gough & Killewald, 2011).

Lebenskompetenzen (Life Skills) und psychische Gesundheit

Unabhängig davon, wie viel Hausarbeit von Personen durchgeführt wird, scheint die Rolle des Haushaltsführenden von Menschen mit psychischen Problemen besonders wertgeschätzt zu werden.

Beispielsweise fanden Prusti und Bränholm (2000), dass von psychiatrischen KlientInnen in einem ambulanten Gruppenangebot die Tätigkeit der Haushaltsführung höher bewertet wurde als einer bezahlten Arbeit nachzugehen. Doch, während viele Menschen mit schwerer psychischer Erkrankung Aktivitäten des täglichen Lebens relativ gut bewältigen können, hat die Mehrheit von ihnen Probleme damit, selbstständig zu leben (Fossey et al., 2006).

Das wahrgenommene Gefühl von Wirksamkeit kann ihre Betätigungsperformanz beeinflussen (Eklund, 2007) und sie können Probleme bei der Aufgabenplanung haben (Aubin et al., 2009b) sowie beim Erkennen dessen, was an erster Stelle getan werden muss (Aubin et al., 2009c). Insbesondere stationäre KlientInnen zeigen deutliche Probleme mit dem Ernährungsmanagement, was sie in der Gesellschaft einem Risiko aussetzen würde, wenn sie diesbezüglich keine adäquate Unterstützung erhielten.

Unterstützung kann in manchen Fällen durch Life Skills-Programme gewährleistet werden, die häufig persönliche Aktivitäten des täglichen Lebens (wie Selbstfürsorge) als auch Aktivitäten im Haushalt zum Schwerpunkt haben (Ammeraal & Coppers, 2012). Die in der Fachliteratur beschriebenen Programme unterscheiden sich beträchtlich – wobei einige von ihnen praktische Gruppensitzungen auf der Basis befürworten, dass die Teilnehmenden diese als am hilfreichsten empfinden (Brown et al., 2001), und dass ein Training mit einer psycho-edukativen Komponente keinen effektiveren Erwerb von Fertigkeiten im Vergleich zu einem rein praktisch ausgerichteten Training erzielt (Grimm et al., 2009).

Andere Verfahren erfordern eine klientenzentrierte Ausrichtung sowie eine kollaborative Interventionsplanung (Fricke & Unsworth, 2001), damit die Bedürfnisse der psychischen Gesundheit und der Lebenskompetenzen gleichzeitig adressiert werden können. Duncombe (2004) kommt zu dem Schluss, dass Kochfertigkeiten in der Klinik genauso gut wie zu Hause gelernt werden können, aber Luboshitzky und Gaber (2000) fordern eine systematische Nutzung von Hausaufgaben, um den Transfer im Alltag zu unterstützen, während Ammeraal und Coppers (2012) argumentieren, dass das Üben der Fertigkeiten am besten in der natürlichen Umgebung einer Person stattfinden sollte.

Die Cochrane-Datenbank enthält zwei systematische Reviews über Life Skills-Programme, allerdings konnten keine eindeutigen Schlussfolgerungen gezogen werden, da Vergleiche zwischen den unterschiedlichen Studien sich als schwierig erwiesen (Robertson et al., 1998; Tungpunkom & Nicol, 2009). Es besteht weiterhin ein dringender Bedarf an umfangreicheren Studien (Robertson et al., 1998) mit gut erforschten Bewertungsmaßstäben, um die Ergebnisse abzubilden (Tungpunkom & Nicol, 2009). Darüber hinaus ist weitere Forschung zu den Einflussfaktoren auf die Betätigungsbeteiligung notwendig, welche Studien beinhaltet, die Barrieren der Partizipation an Aktivitäten im Haushalt, wie z. B. Einkaufen, Essensauswahl und die Zubereitung von Mahlzeiten, untersuchen (Levaux & Danion, 2011).

Beispielaktivitäten

Einleitung

Haushaltsaktivitäten werden manchmal als lästige Pflicht wahrgenommen – langweilige Routinen, die so schnell wie möglich erledigt werden müssen, damit wir Zeit für angenehmere Aktivitäten haben. Dennoch können sie ebenso ein tiefes Zufriedenheitsgefühl erzeugen, und bei mangelndem Management von Haushaltsanforderungen auch in beständigem Stress resultieren.

Einige der stärksten Argumente, Aktivitäten im Haushalt nachzugehen, sind mit einer tief gehegten Sehnsucht verbunden, die von vielen Menschen geteilt wird: aus einem Haus ein Zuhause zu machen. Die Anleitenden dieser Einheit sollten vorab wissen, ob die Teilnehmenden [allein] in einem Haus oder einer Wohnung leben, sowie sensibel für mögliche Barrieren sein, die Teilnehmenden bei der Gestaltung eines Zuhauses begegnen könnten.

Ideen für Übungen und Diskussion

Zu Hause ist es am schönsten
Bevor Sie den Wert von Aktivitäten im Haushalt diskutieren, fragen Sie die Teilnehmenden, was ihnen in den Sinn kommt, wenn sie über den Begriff „Zuhause" nachdenken.

Fragen Sie:
- Ist Jemandes Zuhause seine „Festung"?
- Ist der Platz einer Frau im Haus bzw. am Herd?
- Was macht aus einem Haus bzw. einer Wohnung ein Zuhause?
- Glauben Sie, dass Sie überall in der Welt zu Hause sein könnten?
- Ist die Küche das „Herz" einer Wohnung bzw. eines Hauses?
- Was bedeutet für Sie: „Wo sich das Herz wohlfühlt, ist man daheim"?

Ideales Zuhause
In einer Welt, in der Geld keine Rolle spielt, würde Ihr ideales Zuhause:
- modern oder traditionell sein?
- auf dem Land oder in der Stadt liegen?
- eine multifunktionale Großraumwohnung (Loft) sein oder nicht?
- schlüsselfertig oder renovierungsbedürftig sein?
- durcheinander oder aufgeräumt sein?

Persönlicher Touch
Sehr wenige Personen wohnen in ihrem idealen Zuhause, aber die meisten von uns versuchen, aus diesem Ort ein Zuhause zu machen.

Fragen Sie:
- Was ist die beste Maßnahme, die Sie durchgeführt haben, um Ihr Haus bzw. Ihre Wohnung persönlich zu gestalten? Zum Beispiel Möbel, Farben oder Dekoration.

Pflicht oder Charme?
Fragen Sie die Teilnehmenden, ob sie die nachfolgenden Aktivitäten mögen oder nicht. Wenn Einzelne bestimmte Aktivitäten gerne ausführen, ermuntern Sie sie, den Grund hierfür mitzuteilen.

- Einkaufen
- Abwaschen
- Bügeln
- Kochen
- Putzen
- Schuhe putzen
- Wäsche aufhängen
- Wäsche einräumen
- Gartenarbeit
- Heimwerken

Haushaltsroutinen
In der Vergangenheit nahmen Haushaltsaktivitäten viel Zeit in Anspruch und bestimmte Aufgaben wurden oft an festen Wochentagen durchgeführt, z. B.:
- Montag: Wäsche waschen
- Dienstag: Bügeln
- Mittwoch: Reparaturen durchführen
- Donnerstag: Einkaufen
- Freitag: Putzen
- Samstag: Backen
- Sonntag: Ausruhen

Führt heutzutage jemand [von Ihnen] eine wöchentliche Routine aus? Zum Beispiel:
- Lebensmittel an einem bestimmten Tag einkaufen?
- Einkäufe in der Stadt an einem bestimmten Tag erledigen?
- bestimmte Mahlzeiten an verschiedenen Tagen kochen?
- Putzen oder Bügeln an einem bestimmten Zeitpunkt in der Woche?
- Gartenarbeit an einem bestimmten Zeitpunkt in der Woche?

Aufteilung von Arbeiten im Haushalt
Heutzutage übernehmen Männer mehr Hausarbeit als früher, allerdings erledigen sie immer noch weniger Arbeiten im Haushalt als Frauen.

Fragen Sie:
- Welche Erfahrungen machen Sie in Ihrem eigenen Leben?
- Wie viel Hausarbeit hat Ihr Vater übernommen?
- Warum übernehmen Männer heute mehr Tätigkeiten im Haushalt als früher?

Modernes Wohnen
Diskutieren Sie ob und inwiefern moderne Technologien Hausarbeiten erleichtert haben.

Fragen Sie:
- Inwiefern hat sich die Hausarbeit verändert seit Ihre Eltern oder Großeltern jung waren?
- Verwenden Sie gerne Haushaltsgeräte? Wenn ja, haben Sie einen Favoriten?
- Kauft jemand von Ihnen online ein? (z. B. Nahrungsmittel oder Kleidung)

- Glauben Sie, dass eines Tages Hausarbeiten von Robotern übernommen werden?

„Reinlichkeit kommt Göttlichkeit gleich" – Spielt Sauberkeit noch eine Rolle?

Es gibt Kühlschankmagnete mit Sprüchen wie „Saubere Häuser gehören langweiligen Menschen". Fragen Sie die Teilnehmenden, inwieweit das Sauberhalten eines Hauses bzw. einer Wohnung wichtig ist – sei es aus gesundheitlichen Gründen, „der Form halber" oder weil wir uns weniger gestresst fühlen, wenn unser Haus bzw. unsere Wohnung sauber ist.

Betrachten Sie anschließend die Ergebnisse der unten angeführten Studie von Harris und Sachau (2005). Diese Autoren wollten herausfinden, ob und inwiefern [eine Beschreibung der] Haushaltsführung Auswirkungen auf unsere Wahrnehmung der entsprechenden Umgebung hat. Fragen Sie die Teilnehmenden abschließend, ob sie die Ergebnisse überraschen.

Geschichte

Harris und Sachau schrieben eine Geschichte, die von mehr als 300 männlichen und weiblichen Studierenden gelesen wurde. Die Einzelheiten der Geschichte waren immer die gleichen, außer dass die Hauptfigur manchmal männlich und manchmal weiblich war. Zudem wurde die Wohnung der Hauptfigur entweder als sauber oder als dreckig beschrieben.

Die Studierenden wurden aufgefordert, die Persönlichkeit der Hauptfigur zu beurteilen. Unabhängig vom Geschlecht der Studierenden als auch der Hauptfigur, wurden der Hauptfigur mit sauberem Haushalt folgende Eigenschaften deutlich stärker zugeschrieben:

- gefällig
- gewissenhaft
- intelligent
- feminin

Hausarbeit und fit bleiben

Falls die Gruppe dieses Thema noch nicht besprochen hat, lassen Sie sie schätzen, wie viele Kalorien bei der Hausarbeit verbrannt werden. Siehe Arbeitsblatt „Kalorienverbrauch" Seite 72 (Antworten auf S. 70).

Top Ratschläge

Was sind die besten Ratschläge der Teilnehmenden für die folgenden Aktivitäten:

- Putzen, z. B. Abwaschen, Staubputzen oder Flecken entfernen
- die Wohnung bzw. das Haus aufräumen
- Haushaltsführung und Geld sparen

Rosenduft

Wenn Personen ihr Haus oder ihre Wohnung verkaufen, werden bestimmte Düfte als attraktiv angenommen. Welche Düfte bevorzugen die Gruppenmitglieder?

- Frisch gebackenes Brot
- Kaffee
- Potpourri
- Luft-Erfrischer.

Planen Sie weiterführende Aktivitäten

Gemeinsam kochen

Planen Sie zusammen ein Essen und teilen Sie folgende Aufgaben auf:

- Einkaufen
- Kochen
- Aufräumen und Abwaschen.

Expertenmeinung

Laden Sie Experten ein, um einen Vortrag zu einem der folgenden Themen zu halten:

- Sozialleistungen
- Kontoführung
- Budgetierung.

Aufräumen

Fordern Sie die Teilnehmenden dazu auf, unerwünschte bzw. nicht mehr genutzte Gegenstände aus ihren Haushalten zu sammeln und bringen Sie diese gemeinsam zu einer caritativen Einrichtung oder organisieren Sie [eine Tauschbörse bzw.] einen Flohmarkt.

Sparsames Einkaufen

Erstellen Sie einen wöchentlichen Essensplan und legen Sie den Preis für die Zutaten fest.

Literatur

Ammersaal, M.A. & Coppers, J. (2012). Understanding living skills: steps to evidence-based practice. Lessons learned from a practice-based journey in Netherlands. *Occupational Therapy International, 19* (1), 45–53.

Aubin, G., Stip, E., Gélinas, I., Rainville, C. & Chapparo, C. (2009a). Daily functioning and information-processing skills among persons with schizophrenia. *Psychiatric Services, 60* (6), 817–22.

Aubin, G., Stip, E., Gélinas, I., Rainville, C. & Chapparo, C. (2009b). Daily activities, cognition and community functioning in persons with schizophrenia. *Schizophrenia Research, 107* (2–3), 313–18.

Aubin, G., Chapparo, C., Gélinas, I., Stip, E. & Rainville, C. (2009c). Use of the Perceive, Recall, Plan and Perform

System of Task Analysis for persons with schizophrenia: a preliminary study. *Australian Occupational Therapy Journal, 56* (3), 189–99.

Bartlett, S. & Markham, C. (2009). First steps in evaluating a cookery group. *Mental Health Occupational Therapy, 14* (2), 59–61.

Brown, F., Shiels, M. & Hall, C. (2001). A pilot community living skills group: an evaluation. *British Journal of Occupational Therapy, 64* (3), 144–50.

Brown, S.L., Nesse, R.M., Vinokur, A.D. & Smith, D.M. (2003). Providing social support may be more beneficial than receiving it: results from a prospective study of mortality. *Psychological Science, 14* (4), 320–7.

Chugg, A. & Craik, C. (2002). Some factors influencing occupational engagement for people with schizophrenia living in the community. *British Journal of Occupational Therapy, 65* (2), 67–74.

Coltrane, S. (2000). Research on household labor: modeling and measuring the social embeddedness of routine family work. *Journal of Marriage and Family, 62* (4), 1208–33.

Duncombe, L.W. (2004). Comparing learning of cooking in home and clinic for people with schizophrenia. *American Journal of Occupational Therapy, 58* (3), 272–8.

Eklund, M. (2007). Perceived control: how is it related to daily occupation in patients with mental illness living in the community? *American Journal of Occupational Therapy, 61* (5), 535–42.

Fossey, E., Harvey, C., Plant, G. & Pantelis, C. (2006). Occupational performance of people diagnosed with schizophrenia in supported housing and outreach programmes in Australia. *British Journal of Occupational Therapy, 69* (9), 409–19.

Fricke, J. & Unswerth, C. (2001). Time use and importance of instrumental activities of daily living. *Australian Occupational Therapy Journal, 48* (3), 118–31.

Gibson, R.W., D'Amice, M., Jaffe, L. & Arbesman, M. (2011). Occupational Therapy interventions for recovery in the areas of community integration and normative life roles for adults with serious mental illness: a systematic review. *American Journal of Occupational Therapy, 65* (3), 247–56.

Gorde, M.W., Helfrich, C.A. & Finlayson, M.L. (2004). Trauma symptoms and life skill needs of domestic violence victim. *Journal of Interpersonal Violence, 19* (6), 691–708.

Gough, M. & Killewald, A. (2011). Unemployment in families: the case of housework. *Journal of Marriage and Family, 73* (5), 1085–1100.

Grimm, E.Z., Meus, J.S., Brown, C., Exley, S.M., Hartman, S., ... Manner, T. (2009). Mental preparation: comparing treatment approaches to increase acquisition of skills for adults schizophrenic disorders. *Occupational Therapy Journal of Research Occupation, Participation and Health, 29* (4), 148–53.

Haley, L. & McKay, E.A. (2004). „Baking gives you confidence“: users' views of engaging in the occupation of baking. *British Journal of Occupational Therapy, 67* (3), 125–8.

Harris, P.B. & Sachau, D. (2005). Is cleanliness next to godliness: the role of housekeeping in impression formation. *Environment and Behavior, 37* (1), 81–101.

Hasselkus, B.R. (2011). *The Meaning of Everyday Occupation* (2nd edn.). Thorofare, NJ: Slack Incorporated.

Hillman, A.M. & Chapparo, C.J. (1996). An investigation of occupational role performance in men over sixty years of age following a stroke. *Journal of Occupational Science: Australia, 2* (3), 88–99.

Jackson, J. (1998). The value of occupation as the core of treatment: Sandy's experience. *American Journal of Occupational Therapy, 52* (6), 466–73.

Kielhofner, G. (ed.). (2008). *Model of Human Occupation: Theory and Application* (4th edn.). Baltimore, MD: Lippincott, Williams & Wilkins.

Levaux, M.N. & Danion, J.M. (2011). Impact of the cognitive deficits on the daily-life activities of people with schizophrenia. *Annales Médico-psychologiques, Revue Psychiatrique, 169* (3), 171–4.

Luboshitzky, D. & Gaber, L.B. (2000). Collaborative therapeutic homework model in Occupational Therapy. *Occupational Therapy in Mental Health, 15* (1), 43–60.

Lupton, D. (1994). Food, memory and meaning: the symbolic and social nature of food events. *The Sociological Review, 42* (4), 664–85.

Marino-Schorn, J.A. (1986). Morale, work and leisure in retirement. *Physical & Occupational Therapy in Geriatrics, 4* (2), 49–60.

MCCracken, G. (1989). „Homeyness“: a cultural account of one constellation of consumer goods and meanings In E.C. Hirschman (ed.), *Interpretive Consumer Research* (pp. 168–83). Provo, UT: Association for Consumer Research.

Prusti, S. & Bränholm, I.B. (2000). Occupational roles and life satisfaction in psychiatric outpatients with vocational disabilities. *Work, 14* (2), 145–9.

Robertson, L., Connaughton, J. & Nicol, M. (1998). Life skills programmes for chronic mental illness. *Cochrane Database of Systematic Reviews,* Issue 3, Art. No. CD000381, DOI: 10.1002/14651858.CD000381.

Rowles, G.D. (2008). Place in occupational science: a life course perspective on the role of environmental context in the quest for meaning. *Journal of Occupational Science, 15* (3), 127–35.

Rubinstein, R.L. (1989). The home environments of older people: a description of the psychosocial processes linking person to place. *Journal of Gerontology, 44* (2), 45–53.

Thornton, G. & Rennie, H. (1988). Activities of daily living: an area of occupational therapy expertise. *Australian Occupational Therapy Journal, 35* (2), 49–58.

Tungpunkom, P. & Nicol, M. (2009). Life skills programmes for chronic mental illnesses. *Cochrane Database of Systemic Reviews 2008,* Issue 2, Art. No. CD000381, DOI: 10.1002/14651858.CD000381.pub2.

Einheit 9 Fürsorgliche Aktivitäten

Kernaussagen

- Inzwischen ist es anerkannt, dass im Genesungsprozess *Interdependenz* (wechselseitige Beziehung) wichtiger als *Selbstständigkeit* ist.
  - Wir alle haben ein Bedürfnis nach Fürsorge und fast jeder ist fähig, fürsorglich zu handeln.
  - Während wir für andere Menschen sorgen, sorgen wir gleichzeitig für uns selbst, indem wir unser emotionales Bedürfnis, mit anderen verbunden zu sein, erfüllen.
  - Fürsorge ist ein wichtiger Bestandteil guten „Bürgertums" und notwendige Voraussetzung für eine inklusive Gesellschaft.

- Es gibt viele Aspekte im Hinblick auf Fürsorge:
  - Sie kann ein dauerhafter Prozess sein oder eine Einzelaktion umfassen.
  - Sie ist eine Denkweise und schließt praktisches Handeln ein.
  - Kleine Gesten können fürsorgliches Handeln verdeutlichen, und „für andere sorgen" kann große Verantwortung mit sich bringen.
  - Viele Aktivitäten haben fürsorgliche Anteile, wenn wir auf die Bedürfnisse anderer Menschen eingehen.
  - Fürsorge kann sich an ältere Menschen, an Kinder, an Partner, an Freunde, aber auch an Haustiere oder die Umwelt richten.
  - Die Anerkennung der Fürsorge, die wir empfangen, ist genauso wichtig, wie eigenes fürsorgliches Handeln – das Geben wie auch das Empfangen von Fürsorge können bedeutsame Aktivitäten sein.

- Fürsorge ist ein notwendiger Bestandteil des Familienlebens, doch sollte unser Engagement ausgewogen sein mit der Zeit, die wir für uns alleine haben.
  - Keine zwei Familien gleichen einander – was wirklich zählt, ist, wie die Familienmitglieder miteinander in Beziehung stehen.
  - Familien verbringen auf unterschiedliche Art und Weise Zeit miteinander – dabei sind gemeinsame Mahlzeiten und das elterliche Mitwirken an Bildung Schlüsselelemente, in denen Fürsorge einen Unterschied bewirken kann.

Der Wert von fürsorglichen Aktivitäten

Autonomie und Interdependenz

Das Ziel der Ergotherapie war früher von der Wiederherstellung eines größtmöglichen Maßes an Autonomie abhängig (Reed & Sanderson, 1999), und ErgotherapeutInnen sprachen eher von *Selbstständigkeit* durch Aktivität (Allen, 1982), als von *Genesung* durch Aktivität. Im 21. Jahrhundert sind sie jedoch zunehmend davon überzeugt, dass sich Vorstellungen von Selbstständigkeit im Laufe der Zeit verändern und entwickeln (Taylor, 2001), und dass „Autonomie“ damit einen relativen Begriff darstellt, der kulturell konstruiert ist (Whiteford & Wilcock, 2000). Tatsächlich ist nun weithin anerkannt, dass Autonomie ein westliches Konzept darstellt, welches hier mit positiven Eigenschaften verbunden wird – während es mit anderen kulturellen Weltanschauungen kontrastiert, in denen Autonomie sogar als soziales oder persönliches Scheitern verstanden werden könnte (Whiteford & Wilcock, 2000).

Interdependenz wird in anderen Kulturen höher geschätzt: in afrikanischen Kulturen wird die Funktion einer Person in der Gemeinschaft stark gewürdigt (Watson, 2006); in östlichen Kulturen wird der Zugehörigkeit ein hoher Stellenwert zugeschrieben (Iwana et al., 2009). Auch westliche Vorstellungen verändern sich, insbesondere in Bezug auf Recovery. Autonomie mag weiterhin ein zentrales Thema sein, doch wurde in einer bundesweiten Studie in den USA Interdependenz als hilfreich(er) angesehen: „Mehrere TeilnehmerInnen empfanden Autonomie als weniger wichtig und befürworteten stattdessen die Interdependenz mit Peers, Familie und Anderen im Bereich der psychiatrischen Versorgung.“ (Onken et al., 2002; S. 49).

Ebenso wird damit argumentiert, dass soziale Fürsorge der „Relationalität [wie wir miteinander in Beziehung stehen] und der Interdependenz“ ein größeres Gewicht beimessen sollte (Sevenhuijsen, 2003; S. 179).

Fürsorgliche Aktivitäten

Interdependenz suggeriert, dass wir bei der Fürsorge für andere Menschen auch für uns selbst sorgen, weil „Gelegenheiten zur persönlichen und emotionalen Interaktion eine Schlüsselfunktion für die Lebensqualität darstellen“ (Folbre & Bittman, 2004; S. 2). Aber was genau beinhaltet Fürsorge eigentlich?

Fürsorge besteht nicht aus einzelnen Aktivitäten, die einfach aufgelistet werden könnten, aber verschiedene Aktivitäten können fürsorgliche Anteile beinhalten (Folbre & Bittman, 2004). Darüber hinaus ist Fürsorge sowohl eine soziale Aktivität, die tägliches Handeln erfordert, als auch ein kontinuierlicher Prozess (Sevenhuijsen, 2002). Sie hat eine doppelte Bedeutung, weil sie sich zum einen auf das praktische Handeln von Menschen bezieht – wenn ihnen jemand oder etwas wichtig ist – *sowie* eine innere Haltung oder Denkweise beschreibt (Tronto, 2001). Tatsächlich differenziert Tronto Fürsorge sogar in vier verschiedene Gesichtspunkte.

- **Jemanden oder etwas als wichtig erachten** (*caring about*): eine innere Haltung, die das Programm *Genesung durch Aktivierung* stützen möchte, indem es die Teilnehmenden dazu befähigt, sich mit der Wichtigkeit von Fürsorge zu befassen.
- **Sich um jemanden oder etwas kümmern** (*caring for*): erfordert von Personen die Übernahme von Verantwortung für die Anbahnung einzelner praktischer Tätigkeiten.
- **Für jemanden oder etwas Verantwortung übernehmen** (*taking care of*): kennzeichnet eine fortlaufende praktische Aktivität, die kompetent und routiniert verläuft.
- **Fürsorge erhalten:** Reflexion des interaktiven Charakters von Fürsorge, und der entscheidenden Bedeutung, die Betreuenden hinsichtlich ihres Eingehens auf die Bedürfnisse der Umsorgten zukommt.

In der Tat bezeichnet Fürsorge eine wechselseitige Interaktion – davon ausgehend, dass wir alle irgendwann in unserem Leben Fürsorge benötigen, und dass fast jeder in der Lage ist, fürsorglich zu handeln (Sevenhuijsen, 2002). Letztlich sollten sowohl das Empfangen als auch das Geben von Fürsorge als bedeutungsvolle Aktivitäten betrachtet werden (Sevenhuijsen, 2002), die es uns ermöglichen, die Welt in der wir leben zu hegen und instandzuhalten (Tronto, 2001).

Familie und Fürsorge

Fürsorge sollte ein aktiver Teil guter Bürgerschaft sein (Sevenhuijsen, 2003) und ist notwendig für eine inklusive Gesellschaft (Sevenhuijsen, 2002). Jedoch wird Fürsorge üblicherweise eher mit dem Familienleben assoziiert – und die Wichtigkeit, gute familiäre Beziehungen aufrecht zu erhalten oder wiederherzustellen ist nicht zu unterschätzen. Insofern stellt Familie ein zentrales Thema in dieser Einheit dar. Es sollte nicht außer Acht gelassen werden, dass Familien aus vielen unterschiedlichen Konstellationen bestehen können (Sevenhuijsen, 2002), und dass sich Fürsorge sowohl auf Ältere als auch Kinder, Partner, Geschwister und Freunde bzw. alle, die wir als „Familie" betrachten, ausrichten kann. Dies könnte sogar die Fürsorge für Tiere beinhalten, bei der eine wechselseitige Beziehung entsteht, die dem Fürsorgenden zu Gute kommt (Velde et al., 2005) – sei es in Form einer verbesserten Integration in die Gesellschaft (Zimolag & Krupa, 2009) oder durch eine Reduktion von Angstausprägungen (Barker & Dawson, 1998).

Im Gegensatz zu der weit verbreiteten Annahme, dass die Bedeutung der Familie sinkt, gibt es Hinweise darauf, dass in westlichen Ländern Beziehungen über die Kernfamilie hinaus zunehmend wichtig werden, indem hier Großeltern oder Verwandte vermehrt Funktionen übernehmen (Bengtson, 2001). Dort wo Großeltern einbezogen werden, haben sich laut Bengtson ihre Rollen erweitert, da sie länger leben und sich Kommunikation sowie das Reisen vereinfacht haben. Tatsächlich konnte eine Studie zeigen, dass einige Großmütter sich so sehr für die Betreuung ihrer Enkelkinder einsetzten, dass ihre Teilnahme an anderweitigen bedeutungsvollen Aktivitäten darunter litt (Ludwig et al., 2011). Jedoch fand dieselbe Studie ebenso heraus, dass, dort wo sich die Aufgaben der Kinderbetreuung in den normalen Tagesablauf einfügen lassen, dies zu einem stärkeren Gefühl von Erfüllung führen kann. Familienbande schließen unvermeidlich Verantwortlichkeiten, Aufgaben und Pflichten mit ein (Sevenhuijsen, 2002), aber auch gemeinsame „Familienzeit" oder „Quality Time" (Daly, 2001). In Wirklichkeit kann es schwierig sein, unsere positiven Ideale darüber zu bewahren, was es bedeutet, Teil einer fürsorglichen Familie (oder Gesellschaft) zu sein, und sich dabei nicht eingeengt von Erwartungen oder schuldig zu fühlen, weil nie genügend Zeit zur Verfügung steht (Daly, 2001). Die Kunst besteht darin zu lernen, einen Grad an individueller Freiheit zu erreichen und gleichzeitig mit den Menschen, die uns wichtig sind, verbunden zu bleiben (Sevenhuijsen, 2002). Wir sind also dazu angehalten, notwendige Aufgaben zu erfüllen, Gesundheit und Wohlbefinden derer zu unterstützen, für die wir Sorge tragen, *und* unser eigenes Bewusstsein für Gesundheit und Wohlbefinden zu erhalten (Hasselkus, 1989). Insofern sind Spannungen fast unvermeidlich, vor allem bei der Aushandlung von Arbeitsteilung (Henwood & Procter, 2003). Wo Menschen vermehrt Zeit mit ihrer Familie verbringen, wird dies mit einer höheren Lebensqualität gleichgesetzt (Greenhaus et al., 2003), folglich ist das Herstellen einer Balance zwischen Arbeit und Familie – für Männer und Frauen gleichermaßen – ein zentrales Anliegen. Einige Bedenken könnten zerstreut werden, z. B. im Wissen darum, dass eine vermehrte Tätigkeit bzw. höhere Arbeitszeit von Müttern nicht unbedingt dazu führt, dass sie weniger Zeit mit ihren Kindern verbringen (Bianchi, 2000); dadurch, dass Eltern weniger Kinder als früher haben, verbringen Mütter weniger Zeit mit Haushaltspflichten (Bianchi, 2000) und Väter sind mehr beteiligt als sie es früher waren (Yeung et al., 2001).

Zudem deutet die Studienlage darauf hin, dass, selbst wenn Mütter weniger Zeit mit ihren Kleinkindern verbringen (z. B. wenn diese in der Kinderbetreuung sind), sich die Qualität der Mutter-Kind-Interaktion nicht negativ verändert (Booth et al., 2002). Ebenso können Väter mit langen Arbeitszeiten, familiäre Beziehungen aufrechterhalten; Beziehungen verschlechtern sich nur, wenn ein hohes Maß an Arbeitsüberlastung besteht (Crouter et al., 2001).

Familiäre Auswirkungen

Keine zwei Familien gleichen sich und die genaue Struktur der Kernfamilie kann variieren (Georgas et al., 2010). Entscheidend ist, wie die Mitglieder der Kern- und der erweiterten Familie in Beziehung zueinanderstehen, sowohl im Hinblick auf ihre emotionale als auch geographische Nähe, und wie gut sie miteinander kommunizieren und interagieren (Georgas et al., 2010). Positive Beziehungen können langfristig Früchte tragen, [wie die folgenden Studienergebnisse aufzeigen]:

- Zum Beispiel beeinflussen frühe Familien-Erfahrungen den Erfolg zukünftiger Beziehungen (Wamboldt & Reiss, 1989).
- Kinder, die viel Zeit mit ihren Eltern in gemeinsamen Unternehmungen verbracht haben, stellen ihnen mehr soziale Unterstützung bereit, wenn sie altern (Silverstein et al., 2002).
- Kinder, die die Scheidung ihrer Eltern als einvernehmlich ansehen, berichten über bessere Beziehungen mit Eltern, Großeltern, Stiefeltern und Geschwistern (Ahrons, 2007).

Jede Familie verbringt gemeinsame Zeit auf unterschiedliche Art und Weise (Daly, 2001) und ist durch verschiedene Aufgaben und Aktivitäten verbunden. Jedoch verdienen zwei Aktivitäten, die einen positiven Einfluss haben, besondere Erwähnung: gemeinsame Mahlzeiten und die Beteiligung der Eltern an der kindlichen Bildung.

- *Gemeinsame Mahlzeiten* sind mit einer gesünderen Ernährung verbunden (Boutelle et al., 2003; Neumark-Sztainer et al., 2003; Larson et al., 2007). Dies erfolgt vor allem, wenn Mahlzeiten im Voraus geplant werden, der Fernseher ausgeschaltet bleibt und Bedenken zum Essverhalten nicht am Tisch diskutiert werden (Boutelle et al., 2003). Zudem bestehen die in der Kindheit erlernten gesunden Essgewohnheiten bis in das junge Erwachsenenalter fort, und Mahlzeiten im Familienstil führen in Pflegeeinrichtungen dazu, dass die BewohnerInnen stärkeres Wohlbefinden, verbesserte Feinmotorik sowie höheres Körpergewicht aufweisen (Nijs et al., 2006).
- *Die Beteiligung der Eltern an der kindlichen Bildung* steht in Beziehung zu besseren schulischen Leistungen sowie größerer Sozialkompetenz von Kindern (Kohl et al., 2000). Elterliche Beteiligung kann viele Formen annehmen, beispielsweise die Teilnahme an Schulveranstaltungen, Besprechung von Hausaufgaben, Vermittlung erzieherischer Werte und intellektueller Anregung – jedoch hat vor allem in der frühen Kindheit das „gute Elternsein zu Hause" den größten Einfluss (Desforges & Abouchaar, 2003). Insbesondere führen durch Eltern begrenzte Fernsehzeiten dazu, dass Kinder mehr Zeit mit Lesen (und Hausaufgaben) verbringen, wohingegen ein Fernseher im Kinderzimmer einen gegenteiligen Effekt hat (Wiecha et al., 2001).

Implikationen für die Ergotherapie

Es gibt nur sehr wenig aktuelle Evidenz bezüglich der Rolle, die die Ergotherapie in der Förderung und Unterstützung von fürsorglichen Aktivitäten einnimmt. Hasselkus thematisierte 1988 die Notwendigkeit von Fachkräften, die Perspektiven von Familien zu erfassen, um effektive Partnerschaften mit pflegenden Angehörigen aufzubauen. Bei der Analyse der Bedeutung, die Personen dem Ausüben von Fürsorge zuschreiben, identifizierte die Autorin fünf Schlüsselthemen: Selbstwahrnehmung, Gefühl des Bewältigens oder Bewerkstelligens, Zukunftsgerichtetheit, Gespür für Angst oder Risiko sowie ein Gefühl für Veränderungen von Rollen und Beziehungen.

Diese Themen rechtfertigen eine weiterführende Erforschung. 1995 erkannten Gitlin und ihre MitarbeiterInnen: ErgotherapeutInnen müssten „ein Verständnis der persönlichen Bedeutung von Fürsorge, der Art und Weise wie sie angeboten wird und der spezifischen Aspekte von Fürsorge, die aus Perspektive der Familienmitglieder problematisch sind, ableiten. Auf dieser Grundlage werden Angebote entwickelt, die den von Fürsorgenden genannten individuellen Bedürfnissen entsprechen, die mit den Grundwerten wie auch dem Glaubenssystem der Familie übereinstimmen." (Gitlin et al., 1995; S. 802).

Daraus folgerten Baum und Law im Jahre 1997, dass ErgotherapeutInnen [stärker] mit Familien zusammenarbeiten sollten (Baum & Law, 1997), und 1998 stellte Thompson fest, dass „entspannte und freundliche" ErgotherapeutInnen von Müttern in frühen Interventionsangeboten als verständnisvoller bzgl. des Familienlebens und leistungsfähiger hinsichtlich erweiterter Familienbedürfnisse eingeschätzt wurden (Thompson, 1998). Bis zu diesem Zeitpunkt gab es wenig qualitative Forschung zu Erfahrungen und Gefühlen von Bezugspersonen mit einer psychischen Erkrankung (Bassett et al., 1999), und die Eltern-Rolle war der Bereich, in dem Personen mit schweren psychischen Gesundheitsproblemen am wenigsten Unterstützung erhielten (Bassett et al., 2001).

Law forderte ErgotherapeutInnen 2002 erneut dazu auf, ein tieferes Verständnis dafür zu entwickeln, wie das Familienleben sich auf Betätigungsteilhabe auswirkt, und 2010 beschrieben Gibbs et al., wie Verfahren der Ergotherapie ausgerichtet werden könnten, um familienzentrierte Fürsorge in einem Programm für Neugeborene in den Mittelpunkt zu stellen (Gibbs et al., 2010).

Es bleibt zu hoffen, dass das Programm *Genesung durch Aktivierung* ErgotherapeutInnen im psychiatrischen Arbeitsfeld neue Möglichkeiten bereitstellt, um einen Schwerpunkt auf die Fürsorgerollen der Teilnehmenden zu legen, Perspektiven in einer entspannten freundlichen Art und Weise zu explorieren, den Wert des Gebens und Erhaltens von Fürsorge zu bestärken, bevor unerfüllte Bedürfnisse in Einzelinterventionen angesprochen werden.

Beispielaktivitäten

Einleitung

Diese Einheit wurde entwickelt, um den Bedürfnissen der Teilnehmenden, die ihre Betreuungsverantwortungen aufrechterhalten oder ein besseres Gleichgewicht zwischen der Fürsorge für andere und der

Selbstfürsorge erlangen wollen, gerecht zu werden. Sie zielt insbesondere darauf ab, den Bedürfnissen derjenigen nachzukommen, die eine eigene Familie oder familiäre Verbindungen haben, die sie wertschätzen. Die Planung dieser Einheit sollte jene Teilnehmenden, die nicht mehr in Kontakt mit ihrer Familie stehen oder kaum familiäre Unterstützung erhalten, umsichtig bedenken.

Die sozialen und Gemeinschaftsaktivitäten der Einheiten 11 und 12 könnten besser dafür geeignet sein, den Bedürfnissen derjenigen Teilnehmenden gerecht zu werden, die nach Alternativen suchen, um ihre fürsorglichen Eigenschaften zum Ausdruck zu bringen. Trotzdem kann *diese* Einheit hilfreich sein, Teilnehmende bei der Reflexion ihrer Erfahrungen mit Fürsorge sowie der von ihnen zukünftig angestrebten familiären Beziehungen zu unterstützen.

Bei der Entscheidung, ob diese Einheit des Programms *Genesung durch Aktivierung* einbezogen wird, sollten die Anleitenden vorab beurteilen, ob die Teilnehmenden sich dabei wohlfühlen, dieses Thema mit den anderen Gruppenmitgliedern zu besprechen. Den Teilnehmenden sollte versichert werden, dass die Intention dieser Einheit *nicht* darin liegt, spezifische Familiendetails (einschließlich familiärer Probleme) zu besprechen, sondern sich allgemein über Möglichkeiten zur Herstellung familiärer Bindungen miteinander auszutauschen und diese zu zelebrieren. Insofern sollten die Anleitenden diese Botschaft als auch die Wichtigkeit von Diskretion zu Beginn der Einheit betonen.

Ideen für Übungen und Gespräche

Vorbilder

Fordern Sie die Gruppe dazu auf, über möglichst viele Fernsehfamilien nachzudenken, die ihnen aus der Vergangenheit bis heute bekannt sind. Bieten Sie den Teilnehmenden gegebenenfalls TV-Programmzeitschriften als Starthilfe an.

Fragen Sie:

- Zu welcher Familie würden Sie am liebsten gehören? Warum?
- Beinhalten einige dieser Familien „Vaterfiguren", die Sie bewundern? Oder „Mutterfiguren"? Schwestern? Brüder? Großeltern? Tanten oder Onkel?

Erweitern Sie das Gespräch auf reale Vorbilder, die von den Teilnehmenden als wirklich fürsorglich wahrgenommen werden.

Fragen Sie:

- Fällt Ihnen eine berühmte Persönlichkeit ein, die Sie für ihre Fürsorglichkeit bewundern?
- Können Sie jemanden aus Ihrem Leben beschreiben, der Sie inspiriert hat?
- Kennen Sie besonders wunderbare Familien? Was zeichnet diese aus?

Was bedeutet „fürsorglich sein"? (Arbeitsblatt S. 120)

Menschen können unterschiedliche Vorstellungen bzgl. der Bedeutung von Fürsorge haben. Diese Übung soll Teilnehmende dabei unterstützen, sich über die Aspekte von Fürsorge, die sie am meisten schätzen, auszutauschen.

Fragen Sie:

- Wenn Sie anderen Menschen wichtig sind, was würdigen Sie daran am meisten?
- Wie bringen Sie üblicherweise Ihre Fürsorglichkeit für andere zum Ausdruck?

Umschreibung von Fürsorge

Suchen Sie im Internet Gedichte zum Thema „Fürsorge" und drucken Sie einige davon aus, die das Wesen von Fürsorge beschreiben.

Fragen Sie:

- Welche Gedichte inspirieren Sie am stärksten?
- Welche Gedichte sind am realistischsten?

Fürsorge für andere zeigen

Fragen Sie:

- Was ist das Schönste, das jemand getan hat, um seine Fürsorge auszudrücken, wovon Sie je gehört haben?
- Was haben Menschen für Sie getan, um ihre Fürsorge Ihnen gegenüber zu zeigen?
- Auf welche Handlung, mit der Sie Fürsorge für jemanden ausdrückten, sind Sie am meisten stolz?
- Wie können Sie anderen zeigen, dass Sie ihre Fürsorge schätzen?
- Besteht ein Unterschied zwischen allgemeiner Höflichkeit und Sympathie bzw. Fürsorge?
- Wem könnten Sie während eines ganz normalen Tages zeigen, dass er/sie Ihnen wichtig ist?
- Müssen Personen anwesend sein, damit wir ihnen unsere Zuneigung zeigen können?
- Müssen wir Menschen gut kennen, um unsere Zuneigung für sie auszudrücken?
- Welche Beispiele fallen Ihnen ein, wo Fürsorge zum Ausdruck gebracht wird, ohne dass sie Men-

schen betrifft? (z. B. für Tiere, Pflanzen oder die Umwelt)

Besprechen Sie, ob Taten wichtiger sind als Worte und was eine Geste bedeutungsvoll macht. Tauschen Sie sich außerdem über die Wichtigkeit des Fürsorgegebens – über einen längeren Zeitraum hinweg sowie durch einzelne Handlungen – aus.

Das Wesen der Fürsorge

Bevor Sie mit einem Gespräch über das Wesen der Fürsorge beginnen, sollten die Anleitenden den ersten Abschnitt dieses Kapitels „Der Wert von fürsorglichen Aktivitäten" lesen.

Fragen Sie:

- Benötigen wir alle Fürsorge?
- Ist jeder Mensch dazu in der Lage, Fürsorge für andere zu zeigen?
- Welcher Unterschied besteht zwischen Autonomie und „wechselseitiger Abhängigkeit" (Interdependenz) – was ist besser?
- Wie profitieren wir von Interdependenz und wie ist dies der Gesellschaft nützlich?
- Gibt es einen Unterschied zwischen „jemanden oder etwas als wichtig erachten", „sich um jemanden oder etwas kümmern" und „für jemanden oder etwas Verantwortung übernehmen"? Falls ja, was ist der Unterschied?
- Sollten Familienmitglieder „einander wichtig sein"? Sollten sie „sich umeinander kümmern"? Oder sollten sie „Verantwortung füreinander übernehmen"?
- Spielen Familien in der modernen Gesellschaft eine kleinere Rolle als in der Vergangenheit?
- Gibt es ein „Zuviel" an Fürsorge?

Teilen Sie die Kernaussagen von Seite 113 an die Teilnehmenden aus.

Keine Familie gleicht einer anderen (Arbeitsblatt S. 121)

Schlagen Sie den Teilnehmenden vor zu versuchen, ihren eigenen Stammbaum zu zeichnen. Es ist jedem freigestellt der Gruppe nur so viel mitzuteilen, wie er möchte und niemand muss Namen nennen. Der Zweck dieser Übung besteht lediglich darin aufzuzeigen, dass alle Familien sich unterscheiden, und die Anleitenden sollten bekräftigen, dass es im Kern darauf ankommt, wie Menschen sich miteinander identifizieren.

Erklären Sie, wie ein Stammbaum gezeichnet wird – mit Quadraten für Männer und Kreisen für Frauen – und bitten Sie die Teilnehmenden, so viel von ihrem eigenen Stammbaum zu zeichnen, wie sie vermögen – angefangen mit ihren Großeltern.

Fragen Sie:

- Wissen Sie etwas über die Berufe Ihrer Großeltern?
- Wie haben sich Ihre Eltern kennengelernt?
- Haben sich die Familieneinheiten generationsübergreifend verändert? (z. B. im Hinblick auf die Anzahl von Kindern oder Hochzeiten)
- Gibt es Stiefbrüder oder -schwestern oder Halbbrüder oder -schwestern in den Stammbäumen der Teilnehmenden?
- Lebt jemand in einer Großfamilie, die mehr als zwei Generationen umfasst?
- Gibt es jemanden, dem ein Großfamilienmitglied besonders nahesteht, das nicht zur „Kernfamilie" (z. B. Eltern und Kinder) gehört? Beispielsweise Tante, Onkel, Cousine oder Großeltern.
- Haben sich die Rollen innerhalb der Familie über Generationen hinweg verändert? (im Hinblick darauf wer was tut, um für die Familie zu sorgen?)

Qualitätszeit mit der Familie

Betonen Sie die Tatsache, dass Familien Verschiedenes miteinander unternehmen – entsprechend der Familienstruktur, des Alters sowie der individuellen Interessen der Familienmitglieder. Befragen Sie die Teilnehmenden dazu, wann sich ihre „Geburtsfamilien" (d. h. die Familien, in die sie hineingeboren wurden) zusammenkommen oder zusammenkamen, zum Beispiel bei besonderen Angelegenheiten (Hochzeit, Geburtstag), zu bestimmten Zeiten im Jahr (Sommerferien, Weihnachten) oder eher zu gewöhnlichen Anlässen (Abendessen, Schulveranstaltungen). Bekräftigen Sie die Bedeutung von Familienmahlzeiten und der Beteiligung der Eltern an der Bildung der Kinder.

Fragen Sie:

- Warum sind Familienmahlzeiten wichtig?
- Was können Eltern unternehmen, um ihre Kinder in der Schule zu unterstützen?

Falls angemessen, fragen Sie die Teilnehmenden, ob sie bereit wären, der Gruppe von einer glücklichen Kindheitserinnerung mit der eigenen Familie zu erzählen.

Gemeinsame Interessen (Arbeitsblatt S. 122)

Beim Aufbau einer fürsorglichen Beziehung gilt es zu berücksichtigen, ob wir mit der Person irgendwelche gemeinsamen Interessen haben. Eine Person könnte sich zum Beispiel für dieselbe Fußballmannschaft interessieren, jemand verbringt gerne seine Zeit beim Kochen mit dem Partner, interessiert sich für die Bildung der Kinder und erfreut sich daran, sie beim Lernen eines Musikinstrumentes zu unterstützen. Freunde, Partner oder die Kinder könnten jedoch auch Interessen nachgehen, die wir nicht teilen (z. B. Angeln, Töpfern oder Videospiele).

Übertragen Sie die Grafik von Seite 122 auf eine Flipchart, um zu zeigen, inwieweit sich die eigenen Interessen möglicherweise mit denen der Freunde und Familie überschneiden. Falls alle Teilnehmenden enge Freundschaften oder gute Familienbeziehungen hegen, könnten sie Interesse daran haben, eine eigene Darstellung zu zeichnen. Andernfalls fragen Sie die Teilnehmer:

- Teilen Sie einige der Interessen mit den Personen, für die Sie sorgen?
- Könnten Sie mehr Zeit investieren, diesen Interessen gemeinsam nachzugehen?
- Wie könnten Sie sich für die Aktivitäten anderer interessieren, selbst wenn Sie deren Interessen nicht teilen?
- Haben die Menschen, für die Sie sorgen, bestimmte Interessen, bei denen Sie sie unterstützen könnten?

Auszeiten

Erinnern Sie die Teilnehmenden an die Wichtigkeit, sich Auszeiten von den Personen zu nehmen, für die wir sorgen, damit wir „neue Energie tanken können".

- Bitten Sie die Teilnehmenden, Tipps darüber auszutauschen, wie sie sich Zeit für sich selbst nehmen.

Planen Sie weiterführende Aktivitäten

Gemeinsames Essen

Falls die Gruppe noch keine gemeinsame Mahlzeit in Einheit 8 „Aktivitäten im Haushalt" gekocht hat, wäre an dieser Stelle eine gute Gelegenheit, die Wichtigkeit der gegenseitigen Unterstützung zu zelebrieren. Dies wird alle dazu ermutigen, einander so viel zu helfen, wie sie können.

Expertenrunde

Laden Sie Experten ein, um einen Vortrag zu einem der folgenden Themen zu halten:

- Kindererziehung
- Unterstützung von Fürsorgetragenden bzw. Betreuenden
- Selbsthilfegruppen
- Ehrenamt.

Was bedeutet „fürsorglich sein“?

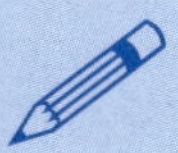

Überlegen Sie, was „fürsorglich sein“ bedeutet und welches die für Sie wichtigsten Merkmale sind. Die unten aufgelisteten Wörter sind alle mit der Idee der „Fürsorge“ verbunden.
Wählen Sie daraus fünf Eigenschaften aus, die mit Ihrer Vorstellung von Fürsorge übereinstimmen und kreuzen diese in der ersten leeren Spalte an.
Anschließend bringen Sie die ausgewählten Eigenschaften in der zweiten Spalte mit den Zahlen von 1 bis 5 in eine Rangfolge hinsichtlich ihrer Wichtigkeit, wobei 1 die wichtigste ist.

Kreuzen Sie **fünf** Wörter an, die am besten mit Ihrer Vorstellung übereinstimmen, was es für Sie bedeutet, fürsorglich zu handeln		**Bewertung (1 bis 5)**
jemanden/etwas schätzen		
jemandem verbunden sein		
aufmerksam sein		
sich zuständig fühlen		
rücksichtsvoll sein		
einfühlsam sein		
hilfsbereit sein		
freundlich sein		
liebevoll sein		
sensibel sein		
bedacht sein		
wertschätzend sein		
etwas gerne tun		
jemanden bevorzugen		
jemanden mögen		
jemanden betreuen		
Mitgefühl zeigen		
Interesse zeigen		
jemanden beaufsichtigen		
sich kümmern		
nachdenken		
besorgt sein		

Keine Familie gleicht einer anderen

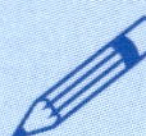

Zeichnen Sie auf der Rückseite dieses Arbeitsblattes so viel von Ihrem Stammbaum wie Sie können, orientieren Sie sich hierbei an dem u.a. Beispiel.

Beginnen Sie mit Ihren Großeltern.

Dabei kommt es nicht auf die Qualität der Zeichnung an – versuchen Sie nicht mehr als fünf Minuten hierfür aufzuwenden.

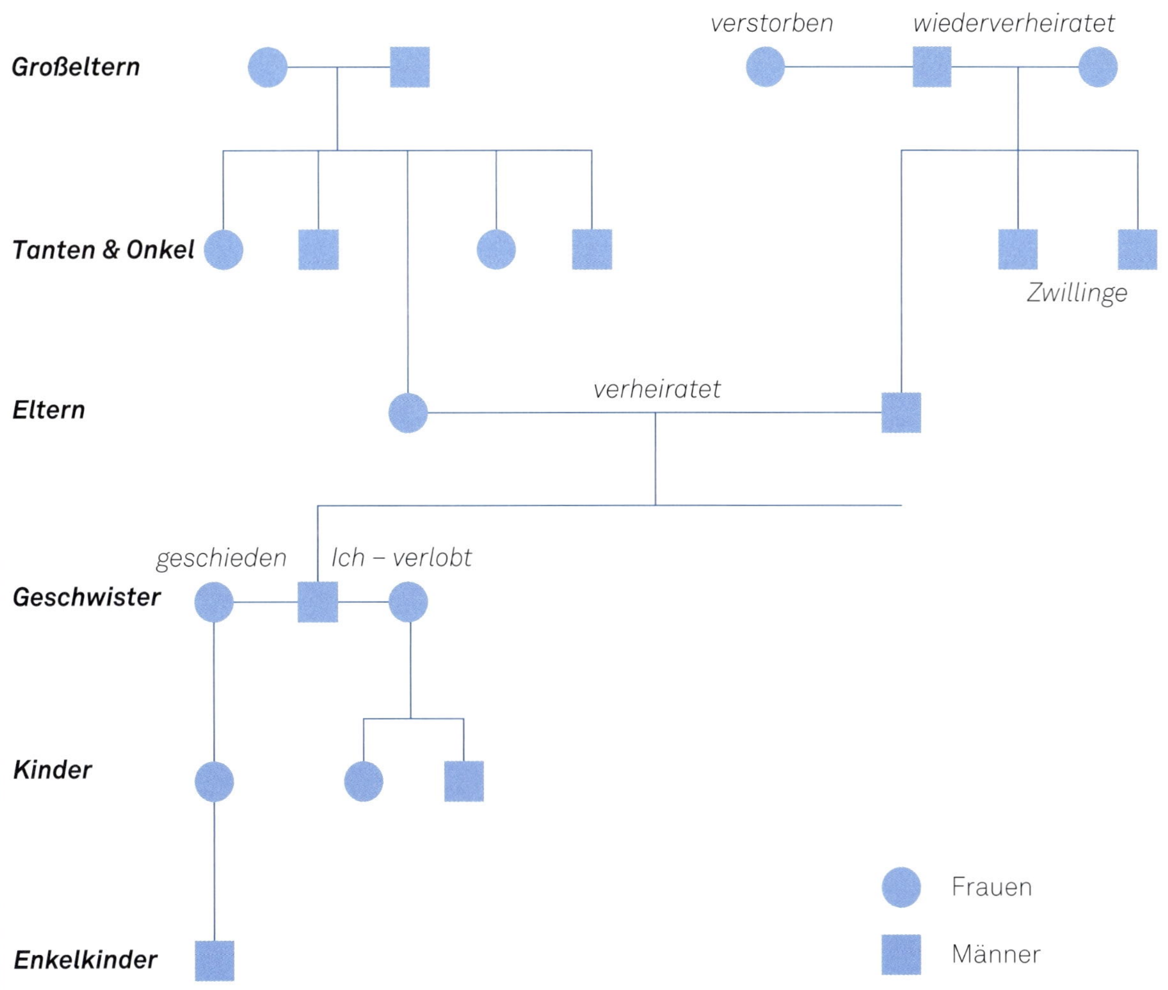

verstorben *wiederverheiratet*

Großeltern

Tanten & Onkel

Zwillinge

verheiratet

Eltern

geschieden *Ich – verlobt*

Geschwister

Kinder

Frauen

Männer

Enkelkinder

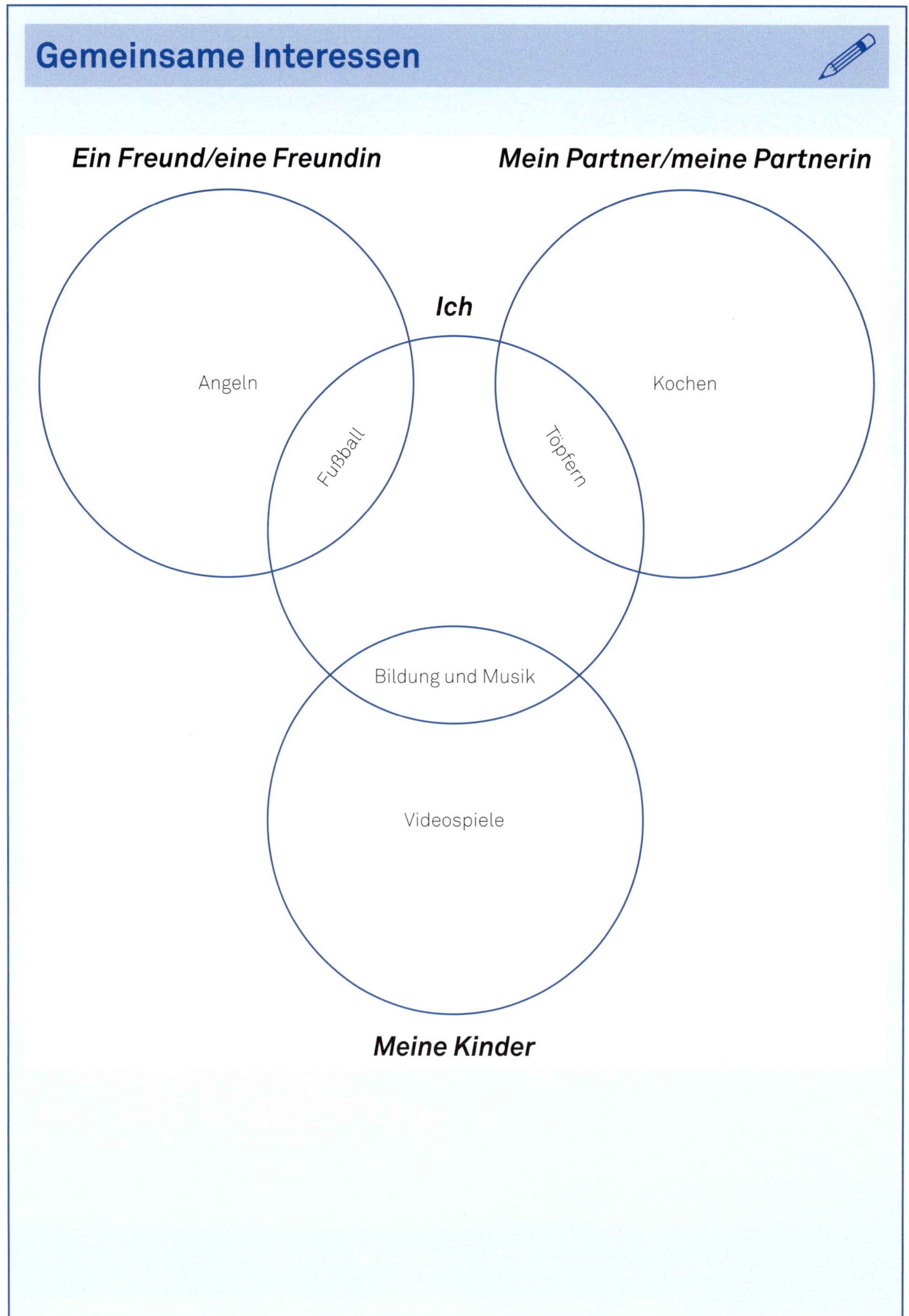
Gemeinsame Interessen
Ein Freund/eine Freundin
Mein Partner/meine Partnerin
Ich
Angeln
Kochen
Fußball
Töpfern
Bildung und Musik
Videospiele
Meine Kinder

Literatur

Ahrons, C.R. (2007). Family ties after divorce: long-term implications for children. *Family Process, 46* (1), 53–65.

Allen, C.K. (1982). Independence through activity: the practice of Occupational Therapy Psychiatry. *American Journal of Occupational Therapy, 36* (11), 731–9.

Barker, S.B. & Dawson, K.S. (1998). The effects of animal-assisted therapy on anxiety ratings of hospitalized psychiatric patients. *Psychiatric Services, 49* (6), 797–801.

Bassett, H., Lampe, J. & Lloyd, C. (1999). Parenting: experiences and feelings of parents with a mental illness. *Journal of Mental Health, 8* (6), 597–604.

Bassett, H., Lampe, J. & Lloyd, C. (2001). Living with under-fives: a programme for patients with mental illness. *British Journal of Occupational Therapy, 64* (1), 23–28.

Baum, C.M. & Law, M. (1997). Occupational Therapy practice: focussing an occupational performance. *American Journal of Occupational Therapy, 51* (4), 227–88.

Bengtson, V.L. (2001). Beyond the nuclear family: the increasing importance of multigenerational bonds. *Journal of Marriage and Family, 63* (1), 1–16.

Bianchi, S.M. (2000). Maternal employment and time with children: dramatic change or surprising continuity? *Demography, 37* (4), 401–14.

Booth, C.L., Clarke-Stewart, K.A., Vandell, D.L., McCartney, K. & Owen, M.T. (2002). Child-care usage and mother-infant „quality time". *Journal of Marriage and Family, 64* (1), 16–26.

Boutelle, K.N., Birnbaum, A.S., Lytle, L.A., Murray, D.M. & Story, M. (2003). Associations between perceived family meal environment and parent intake of fruit, vegetables, and fat. *Journal of Nutrition Education and Behavior, 35* (1), 24–29.

Crouter, A.C., Bumpus, M.F., Head, M.R. & McHale, S.M. (2001). Implications of overwork and overload for the quality of men's family relationships. *Journal of Marriage and Family, 63* (2), 404–16.

Daly, K.J. (2001). Deconstructing family time: from ideology to lived experience. *Journal of Marriage and Family, 63* (2), 283–94.

Desforges, C. & Abouchaar, A. (2003). *The Impact of Parental Involvement, Parental Support and Family Education on Pupil Achievements and Adjustment: A Literature Review.* Department of Education and Skills: Nottingham.

Folbre, N. & Bittman, M. (eds). (2004). *Family Time: The Social Organisation of Care.* London: Routledge.

Georges, J., Mylonas, K., Bafiti, T., Poortinga, Y.H., Christakopoulou, S., ... Kodiç, Y. (2010). Functional relationships in the nuclear and extended family: a 16-culture study. *International Journal of Psychology, 36* (5), 289–300.

Gibbs, D., Boshoff, K. & Lane, A.E. (2010). Understanding parenting occupations in neonatal intensive care: application of the Person-Environment-Occupation Model. *British Journal of Occupational Therapy, 73* (2), 55–63.

Gitlin, L.N., Corcorane, M. & Leinmiller-Eckhardt, S. (1995). Understanding the family perspective: an ethnographic framework for providing occupational therapy in the home. *American Journal of Occupational Therapy, 49* (8), 802–9.

Greenhaus, J.H., Collins, K.M. & Shaw, J.D. (2003). The relation between work-family and quality of life. *Journal of Vocational Behavior, 63* (3), 510–31.

Hasselkus, B.R. (1988). Meaning in family caregiving: perspectives on caregivers/professional relationships. *The Gerontologist, 28* (5), 686–91.

Hasselkus, B.R. (1989). The meaning in daily activity in family caregiving of the elderly. *American Journal of Occupational Therapy, 43* (10), 649–56.

Henwood, K. & Procter, J. (2003). The "good father": reading men's accounts of parental involvement during the transition to first-time fatherhood. *British Journal of Social Psychology, 42* (3), 337–55.

Iwama, M.K., Thomson, N.A. & Macdonald, R.M. (2009). The Kawa model: the power of culturally responsive occupational therapy. *Disability and Rehabilitation, 31* (14), 1125–35.

Kohl, G.O., Lengua, L.J., McMahon, R.J. (2000). Parent involvement in school conceptualizing multiple dimensions and their relations with family and demographic risk factors. *Journal of School Psychology, 38* (6), 501–23.

Larson, N.I., Neumark-Sztainer, D., Hannan, P.J. & Story, M. (2007). Family meals during adolescence are associated with higher quality and healthful meal patterns during young adulthood *Journal of the American Dietetic Association, 107* (9), 1502–10.

Law, M. (2002). Participation in the occupations of everyday life. *American Journal of Occupational Therapy, 56* (6), 640–9.

Ludwig, F.M., Hattja, B., Russell, R.L. & Winston, K. (2011). How caregiving for grandchildren affects grandmothers' meaningful occupations. *Journal of Occupational Science, 14* (1), 40–51.

Neumark-Sztainer, D., Hannan, P.J., Story, M., Croll, J. & Perry, C. (2003). Family meal patterns: associations with sociodemographic characteristics and improved dietary intake among adolescents. *Journal of the American Dietetic Association, 103* (3), 317–22.

Nijs, K., de Graaf, C., Kok, F.J. & van Staveren, W.A. (2006). Effect of family mealtimes on quality of life, physical performance, and body weight of nursing home residents: cluster randomised controlled trial. *British Medical Journal, 332* (7551), 1180–4.

Oaken, S.J., Dumont, J.M., Ridgeway, P., Dorman, D.H. & Ralph, R.O. (2002). *Mental Health Recovery: What Helps and What Hinders? A national research project for the development of recovery facilitating system performance indicators. Phase One research report national study of consumer perspectives on what helps and hinders recovery.* Alexandria, VA: National Technical assistance Center for State Mental Health Planning.

Reed, K.L. & Sanderson, S.N. (1999). *Concepts of Occupational Therapy* (4th edn.). Baltimore, MD: Lippinscott, Williams & Wilkins.
Sevenhuijsen, S. (2002). A third way? Moralities, ethics and families: an approach through the ethic of care In A.H. Carling, S. Duncan & R. Edwards (eds.), *Analysing Families: Morality and Rationality in Policy and Practice* (pp. 129–44). London: Routledge.
Sevenhuijsen, S. (2003). The place of care: the relevance of the feminist ethic of care for social policy. *Feminist Theory, 4* (2), 179–97.
Silverstein, M., Conroy, S.J., Wang, H., Giarrusso, R. & Bengtson, V.L. (2002). Reciprocity in parent-child relations over the adult life course. *Journals of Gerontology Series B: Psychological Science and Social Sciences, 57* (1), S3–S13.
Taylor, M.C. (2001). Independence and empowerment: evidence from the student perspective. *British Journal of Occupational Therapy, 64* (5), 24–52.
Thompson, K.M. (1998). Early intervention services in daily family life: mothers' perceptions of „ideal" versus "actual" service provision. *Occupational Therapy International, 5* (3), 206–21.
Tronto, J.C. (2001). An ethic of care In M.B. Holstein & P.B. Mitzen (ebs.), *Ethics in Community-based Elder Care.* New York: Springer.
Velde, B.P., Cipriani, J. & Fisher, G. (2005). Resident and therapist views of anima-assisted therapy: implications for occupational therapy practice. *Australian Occupational Therapy Journal, 52* (1), 43–50.
Wamboldt, F.S. & Reiss, D. (1989). Defining a family heritage and a new relationship identity: two central tasks in the making of a marriage. *Family Process, 28* (3), 317–35.
Watson, R.M. (2006). Being before doing: the cultural identity (essence) of occupational therapy. *Australian Occupational Therapy Journal, 53* (3), 151–8.
Whiteford, G.E. & Wilcock, A.A. (2000). Cultural relativism: occupation and independence reconsidered. *Canadian Journal of Occupational Therapy, 67* (5), 324–36.
Wiecha, J.L., Sobol, A.M., Peterson, K.E. & Gortmaker, S.L. (2002). Household television access: associations with screen time, reading, and homework among youth. *Ambulatory Pediatrics, 1* (5), 244–51.
Yeung, W.J., Sandberg, J.F., Davis-Kean, P.E. & Hofferth, S.L. (2001). Children's Time with fathers in intact families. *Journal of Marriage and Family, 63* (1), 136–54.
Zimolag, U. & Krupa, T. (2009). Pet ownership as a meaningful community occupation for people with serious mental illness. *American Journal of Occupational Therapy, 63* (2), 126–37.

Einheit 10 Berufliche Aktivitäten

Kernaussagen

- Berufliche Betätigungen umfassen:
  - bezahlte Arbeit
  - freiwilliges oder ehrenamtliches Engagement
  - Lernen bzw. Studieren.
- Sie alle:
  - bieten eine Struktur.
  - unterstützen Verbindlichkeit und Übernahme von Verantwortung.
  - führen zu gesteigertem Selbstwert.
- Eine bezahlte Tätigkeit führt zu einem Einkommen und einem sozialen Status, was den Genesungsprozess unterstützt, jedoch gibt es auch Nachteile:
  - Generell erkennen berufstätige Menschen den Nutzen von Arbeit, selbst wenn sie mit ihrer Tätigkeit nicht völlig zufrieden sind.
  - Arbeitslose Menschen haben möglicherweise Bedenken darüber, inwiefern sich eine bezahlte Tätigkeit auf ihre psychische Gesundheit auswirken könnte.
- Freiwillige oder ehrenamtliche Arbeit bietet die Möglichkeit
  - mehr Selbstvertrauen zu gewinnen.
  - sozialer Inklusion.
- Studieren und Lernen befähigt Menschen dazu, sich auf eine Tätigkeit vorzubereiten.
- ErgotherapeutInnen können Menschen dabei unterstützen:
  - ihre beruflichen Bedürfnisse zu entdecken.
  - berufliche Fertigkeiten auf- bzw. auszubauen.
  - berufliche Möglichkeiten zu ergreifen.
  - eine berufliche Tätigkeit aufrechtzuerhalten.

Der Wert von beruflichen Aktivitäten

Einleitung

In diesem Kontext deckt der „Beruf" ein breites Spektrum an Aktivitäten ab: Lernen bzw. Studieren, Ehrenamt und bezahlte Arbeit – Aktivitäten, die den Beteiligten zugutekommen, indem sie ihnen eine geregelte Struktur sowie erreichbare Aufgaben bieten (Williams et al., 2010). Die gesundheitsförderlichen Effekte lassen sich auf die verbindliche Beschaffenheit der Aufgaben zurückführen, welche Verpflichtung und Übernahme von Verantwortung unterstützen und zu einer Steigerung des Selbstwertes führen (Iannelli & Wilding, 2007) – damit stellen sie Medium als auch Maßnahme zur Förderung und Erhaltung der psychischen Gesundheit dar. Dies zeigt sich zum Beispiel darin, dass das „Berufstätigsein" als ein Indikator für günstige Langzeitergebnisse bei der Behandlung von Schizophrenie erkannt wurde (Carter et al., 2011). Dies könnte einerseits daran liegen, dass Menschen, die eine Arbeit finden, auf einer höheren Ebene „funktionieren", aber es könnte auch sein, dass berufstätige Menschen mit einer chronischen psychischen Erkrankung zufriedener mit ihren Alltagsbetätigungen sind (Eklund et al., 2004).

Erwerbstätigkeit

Die Bedeutung als auch der Wert von Arbeit sind wiederkehrende Themen in der Erkundung der Betätigungserfahrung von Menschen, die an Schizophrenie erkrankt sind (Urlic & Lentin, 2010). Generell ist bezahlte Arbeit das am häufigsten identifizierte langfristige Ziel von Menschen in der psychiatrischen Versorgung (Secker et al., 2001). Sie erkennen oftmals, dass Arbeit nicht nur finanzielle Vorteile bietet und einen persönlichen Sinn hat, sondern ebenfalls die Genesung unterstützt (Dunn et al., 2008). Jedoch bleibt unbestritten, dass Arbeit vielfältige Bedeutungen für Menschen mit psychischen Problemen umfasst, dass das Arbeiten Vor- als auch Nachteile mit sich bringt, und dass hinsichtlich dieser Betätigung viele Barrieren existieren (Blank et al., 2011; S. 190).

Die Diagnose Schizophrenie ist als solche schon ein Prädiktor für Arbeitslosigkeit (Butler et al., 2010). Genauer gesagt reduziert sich die Berufsfähigkeit einer Person, wenn Aufmerksamkeit, Gedächtnis, Urteilsvermögen, Problemlösefähigkeit und soziales Bewusstsein beeinträchtigt sind (Tan, 2009). Zusätzlich nehmen die Anstellungschancen einer Person ab, je länger die Krankheit andauert, und die Situation kann sich bei Drogenmissbrauch noch weiter zuspitzen (Marwaha et al., 2007). Andererseits erhöht eine vorherige Erwerbstätigkeit die Wahrscheinlichkeit, eine Arbeitsstelle zu bekommen und zu halten.

Das Erleben der Vorteile und Schattenseiten von Arbeit wird durch die Umstände und Erfahrungen von Menschen beeinflusst und diese wirken sich wiederum auf die Handlungen, die sie im Hinblick auf Anstellung unternehmen, aus (Honey, 2004). Erwerbstätige Personen erkennen wahrscheinlich diverse Vorteile ihrer Arbeit, selbst wenn sie Unzufriedenheit erleben (Boyce et al., 2008), während arbeitslose Personen erhebliche Bedenken darüber haben mögen, inwieweit Krankheitssymptome ihre Arbeitsfähigkeit beeinflussen, und umgekehrt, wie die Arbeit ihre psychische Gesundheit beeinträchtigen könnte (Marwaha & Johnson, 2005). Insofern ist es wichtig, sowohl innerhalb als auch außerhalb des Arbeitsumfeldes, eine große Bandbreite an Unterstützung zu bieten, um das aktive Selbstmanagement zu stärken, das für die Suche nach und den Erhalt einer Anstellung notwendig ist (Fossey & Harvey, 2010).

Ehrenamtliche Arbeit und caritatives Engagement

Die Einbindung in ehrenamtliche Tätigkeiten kann Ursprung von Unterstützung sein, obwohl mehr Forschung erforderlich ist, um ihren exakten Nutzen zu belegen (Farrell & Bryant, 2009), und um die Wichtigkeit der Ausbildung sowie des Managements Freiwilliger anzuerkennen (Casiday et al., 2008). Die Freiwilligenarbeit bietet – ebenso wie eine Erwerbstätigkeit – Möglichkeiten zur Stärkung des Selbstvertrauens und des Selbstwertgefühls, und sie kann zu einer besseren sozialen Integration führen, indem sie soziale Interaktion generiert und verlorene Rollen ersetzt (Black & Living, 2004).

Es scheint, dass sowohl Menschen mit als auch ohne Behinderungen von solchen Tätigkeiten profitieren (Miller et al., 2002). Es konnte zudem gezeigt werden, dass Freiwilligenarbeit das Wohlbefinden steigern kann – dabei ist es von vornherein wahrscheinlicher, dass Personen mit stabilem Wohlbefinden eher einer Freiwilligenarbeit nachgehen (Thoits & Hewitt, 2001).

Abermals scheint es, dass der therapeutische Nutzen von Freiwilligenarbeit von der persönlichen Bedeutung und dem Zweck abhängt, den sie für den Einzelnen hat (Black & Living, 2004).

Lernen

Wie steht es um den Wert des Lernens? Die Evaluation eines länderübergreifenden europäischen Projekts fand heraus, dass Leistungsempfänger psychiatrischer Versorgung, die an Interventionen zum lebenslangen Lernen teilnahmen, zehn Monate danach von positiven Veränderungen in ihrem Leben berichteten, wobei „eine äußerst geringe Anzahl [von ihnen] eine unbezahlte oder bezahlte Beschäftigung aufgenommen hatte" (Ramon et al., 2011; S. 211). Zudem wurde festgestellt, dass trotz des Nutzens und der Vorteile unterstützender Bildungsmaßnahmen (Best et al., 2008; Robson et al., 2010), die Lernhindernisse nicht vollständig ausgeräumt wurden (Ramon et al., 2011).

Individuelle Unterstützung bei der Praktikumsvermittlung

Die individuelle Unterstützung zur Praktikumsvermittlung (Individual Placement Support: IPS) kann Menschen bei der Suche nach sowie dem Erhalt einer Arbeitsstelle effektiv unterstützen (Crowther et al., 2001; Porteous & Waghorn, 2007; Rinaldi et al., 2011). ErgotherapeutInnen können ihre Dienstleistungen verbessern, indem sie diesen evidenzbasierten Ansatz nutzen (Turner, 2009). Historisch gesehen hat sich jedoch die berufliche Rehabilitation in Großbritannien unzureichend entwickelt (Rinaldi et al., 2008), und es gibt Anzeichen dafür, dass IPS wenig effektiv ist, weil der Ansatz bisher nicht vollständig in das Angebot psychiatrischer Versorgungsleistungen integriert ist (Howard et al., 2010).

Obwohl die Integration von psychosozialen Diensten und Arbeitsvermittlungsdiensten deutliche Vorteile aufweist (King et al., 2006), haben sich getrennte Angebote ebenfalls als erfolgreich erwiesen (Waghorn et al., 2011). Außerdem lässt sich gegebenenfalls nicht immer eine Verknüpfung erreichen, in diesem Fall könnte jedoch die Entwicklung eines intensiven Austausches zwischen den verschiedenen Diensten genauso effektiv sein (Sherring et al., 2010).

Berufliche Rehabilitation

Ein zunehmendes Bewusstsein für den Wert von Arbeit hat ErgotherapeutInnen darin bestärkt, zu ihren Wurzeln als ExpertInnen in der beruflichen Rehabilitation zurückzukehren (Thurgood & Frank, 2007). Lloyd und Waghorn (2007, S. 50) stellen fest: „Ein sinnvoller Ansatz, der von ErgotherapeutInnen genutzt werden kann, besteht in der Verwendung von [Leitlinien bzw.] Therapiestandards, die evidenzbasierte Angebote zur Anstellungs- und Bildungsunterstützung mit psychiatrischer Versorgung verbinden, die gleichzeitig kurze Einheiten zu Berufsberatung, Krankheitsmanagement, Antistigma- und Selbstoffenbarungsstrategien [beinhalten], als auch kontextspezifische soziale sowie Fertigkeiten zum Aufbau sozialer Netzwerke [berücksichtigen]." Damit leisten berufliche Rehabilitationsprogramme einen Beitrag, indem sie KlientInnen dazu befähigen, einen Zugang zu allgemeiner Bildung, Freiwilligenarbeit und wettbewerbsfähigen Arbeitsplätzen zu finden (Inman et al., 2007; Rouleau et al., 2009).

Zusätzlich zum Kontaktaufbau mit Arbeitsvermittlungen können ErgotherapeutInnen einen entscheidenden Service bei dem Assessment beruflicher Bedürfnisse einer Person anbieten (Davis & Rinaldi, 2004). Bei dieser Aufgabe profitieren sie von einer Auswahl an evidenzbasierten Assessments, die sich aus dem *Model of Human Occupation* (Lee & Kielhofner, 2010) ableiten – einschließlich des *Worker Role Interviews* (WRI: Lohss et al., 2012) und der *Work Environment Impact Scale* (WEIS: Williams et al., 2010).

Kurz gesagt sind ErgotherapeutInnen dazu angehalten, Möglichkeiten der Arbeitserfahrung (Gewurtz & Kirsch, 2007) mit dem Training sozialer Fertigkeiten und der Zielsetzung zu kombinieren (Arbesman & Logsdon, 2011).

Leistungsempfänger benötigen bei ihrer Suche nach der persönlichen Bedeutung von Arbeit Unterstützung (Kennedy-Jones et al., 2005) und ErgotherapeutInnen sollten weiterhin einen „breiten Ansatz der Recovery-orientierten Praxis verfolgen, entlang eines Prozesses, der Menschen mit psychischen Gesundheitsproblemen dazu befähigt, sich an für sie persönlich bedeutungsvollen Aktivitäten zu beteiligen" (Blank & Hayward, 2009; S. 324).

Beispielaktivitäten

Einleitung

Bei der Planung dieser Einheit sollten die Anleitenden sowohl die vergangenen als auch die aktuellen Erfahrungen der Teilnehmenden berücksichtigen. Dementsprechend könnten sie den Schwerpunkt der Sitzung eher auf Erwerbstätigkeit *oder* ehrenamtliche Arbeit *oder* das Lernen legen.

Ideen für Übungen und Gespräche

Definitionen von Produktivität

Verwenden Sie einige Zeit darauf, das Konzept des „Berufs“ sowie das umfassendere Konzept der „Produktivität“ einzuführen.

Fragen Sie:

- Was umfasst Produktivität? Zum Beispiel: Erwerbstätigkeit, ehrenamtliche Arbeit, Haushaltsführung, Betreuung und Pflege, (politisches) Engagement, Lernen bzw. Studieren.
- Wenn Sie über den Begriff „Arbeit“ nachdenken, was kommt Ihnen zuerst in den Sinn?
  - Wie ist es mit „ehrenamtlicher Arbeit“?
  - Oder „Lernen bzw. Studieren“?

Berufliche Entscheidungen

Fragen Sie die Teilnehmenden nacheinander:

- Was war Ihr Berufswunsch, als Sie ein kleines Kind waren?
- Haben Sie jemals eine Berufsberatung erhalten? Wenn ja, was wurde Ihnen geraten?
- Was war der schrecklichste Job, den Sie je hatten?
  - Was umfasste er?
  - Wie sah ein typischer Tag/eine typische Schicht aus?
  - Wie sind Sie dazu gekommen, dort zu arbeiten?
  - Gab es irgendwelche Vorteile bzw. einen Nutzen, dort zu arbeiten?
- Was war der beste Job, den Sie jemals hatten? Warum?

Lernen und Studieren

Beginnen Sie die Gesprächsrunde mit diesem Sprichwort: „Die Schulzeit ist die beste Zeit unseres Lebens“ und fragen Sie, ob eine Wahrheit darin steckt. Ermutigen Sie die Teilnehmenden, über die Dinge zu sprechen, die ihnen während ihrer Schulzeit am besten gefallen haben.

Fragen Sie:

- Wer waren Ihre Lieblingslehrer?
- Was haben Sie auf dem Spielplatz gespielt?
- In welchen Fächern waren Sie am besten? Was waren Ihre Lieblingsfächer?
  - Was würden Sie gerne studieren bzw. lernen, wenn Sie jetzt ein Fach auswählen könnten? (Berücksichtigen Sie hierbei Volkshochschulkurse, Schulfächer und Studiengänge)

Ehrenamtliche Arbeit

Fragen Sie die Teilnehmenden, was sie gerne tun würden, wenn sie einige Stunden pro Woche für ehrenamtliche Tätigkeiten zur Verfügung hätten. Beispielsweise das Arbeiten:

- innerhalb einer Naturschutzorganisation
- in einem historischen Gebäude (z. B. Herrensitz, Schloss)
- im Geschäft einer Wohltätigkeitsorganisation
- in einer Schule
- in einem Theater oder in einem Kunsthaus
- mit Tieren
- mit Menschen mit Behinderung
- mit alten Menschen
- mit Obdachlosen

Versuchen Sie sich in Partnerarbeit an eine Situation zu erinnern, in der Sie jemandem geholfen oder ihm einen Gefallen getan haben, z. B. Babysitten, Blumengießen etc.

- Was waren Ihre Beweggründe, dies zu tun?
- Wie haben Sie sich dabei gefühlt?
- Würden Sie es erneut tun? Warum [nicht]?

Traumjob (Arbeitsblatt S. 130)

Nutzen Sie das Arbeitsblatt, um die Aspekte herauszuarbeiten, die den idealen Job der Teilnehmenden ausmachen. Bitten Sie die Teilnehmenden, die erwünschten Aspekte einzukreisen, und – wenn möglich – die wichtigsten sechs aufzulisten.

Bitten Sie die Teilnehmenden anschließend, sich in Partnerarbeit gegenseitig ideale Arbeitsplätze vorzuschlagen, bevor sie diese Ideen mit der ganzen Gruppe teilen.

Fragen Sie:

- Hat irgendjemand bereits in seinem Traumjob gearbeitet?
- Wäre dies heute noch ihr Traumjob?

Vorteile des Arbeitens (Arbeitsblatt S. 131)

Frage: Was sind Vorteile bzw. der Nutzen des Arbeitens?

[**Anmerkung:** Lassen Sie die Teilnehmenden zuerst das Arbeitblatt ausfüllen, bevor die nachfolgende Antwort preisgegeben wird.]

Antwort: Alle Aussagen auf dem Arbeitsblatt sind zutreffend und basieren auf Studienergebnissen.

Um mehr über den Nutzen und die Vorteile beruflicher Aufgaben und Rollen zu erfahren, sehen Sie sich folgende Publikationen an:

- Ein systematischer Review im Auftrag von *Volunteering England* (Casiday et al., 2008) führt u. a. Evidenzen für bessere Familienbeziehungen, eine gesündere Lebensweise, bessere Fähigkeiten zur ADL-Bewältigung, längere Lebensdauer und mehr Sozialkontakte an.
- Die Ergebnisse einer systematischen Literaturrecherche von Dodu (2005) liefern u. a. Evidenzen für Erfolgserlebnisse, ein besseres Immunsystem, besseren Schlaf, einen höheren sozialen Status und eine schnellere Erholung nach einer Operation.
- Der Bericht im Auftrag des *cross-government Health, Work and Well-being Programme,* der vom *Royal College of Psychiatrists* (Lelliot et al., 2008) veröffentlicht wurde, dokumentiert u. a. Evidenzen für Erfolgserlebnisse, bessere Familienbeziehungen, eine vermehrte Beteiligung an Freizeitaktivitäten, bessere Zeitstrukturierung, gesteigerte Aktivität (und somit mehr Bewegung) und mehr Sozialkontakte.
- Ein Bericht im Auftrag des *Department for Work and Pension* (Waddell & Burton, 2006) zitiert u. a. Evidenzen für Erfolgserlebnisse, ein besseres Immunsystem, eine längere Lebensdauer und mehr Geld.

Die Rolle des Arbeitnehmers

Fordern Sie die Teilnehmenden dazu auf, über die Rückmeldungen, die sie bis heute bzgl. ihrer Arbeitsfertigkeiten erhalten haben, nachzudenken.

Fragen Sie:

- Welches sind Ihre „besten Eigenschaften“ als Arbeitnehmer? Z. B. Teamfähigkeit, Loyalität, Gewissenhaftigkeit, Fürsorglichkeit, Sorgfalt, Zuverlässigkeit oder guter Umgang mit Menschen.
- Was könnte Ihnen helfen, einen Job zu finden oder zu erhalten?

Planen Sie weiterführende Aktivitäten

Erkundung lokaler Möglichkeiten

- Besuchen Sie ein örtliches Jobcenter oder eine Freiwilligenagentur/ein Büro für Ehrenamt.
- Prüfen Sie, welche Kurse sich in der regionalen Erwachsenenbildung finden lassen.

Berufsberatung

- Probieren Sie einen kostenlosen Online-Service zur Berufsfindung aus.

Expertenmeinung

- Organisieren Sie eine Beratungseinheit zu Sozialleistungen.

Aktive Erfahrungen

Erproben Sie ehrenamtliche Tätigkeiten:

- Organisieren Sie individuelle Praktika.
- Besuchen Sie eine Stelle, die Ehrenamtliche beschäftigt.

Was wäre Ihr Traumjob (bezahlt oder Ehrenamt)? 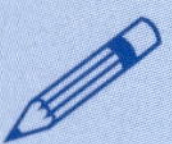

Zuerst kreisen Sie die Aspekte ein, die Ihr Job umfassen sollte.

Schreiben	Sprechen	mit Zahlen umgehen	Computernutzung
Denken	Leiten	Zusammenarbeiten	Lehren
anderen Menschen helfen	mit Tieren arbeiten	kreativ sein	praktische Tätigkeiten
aktiv sein	draußen sein	drinnen sein	von Zuhause arbeiten
in einer großen Organisation arbeiten	in einer kleinen Organisation arbeiten	selbstständig sein	humane Arbeitszeiten
Abwechslung	Sicherheit	Verantwortung	raucherfreundliches Arbeitsumfeld

Listen Sie nun die für Sie wichtigsten Aspekte hierarchisch von 1 bis 6 auf.

1.
2.
3.
4.
5.
6.

Schlagen Sie anschließend einem Gesprächspartner mögliche Jobs vor – seien Sie dabei so erfinderisch, wie Sie mögen!

Was sind Vorteile des Arbeitens?

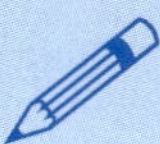

Welche der folgenden Vorteile verbinden Sie mit dem Arbeiten (bezahlte oder unbezahlte Arbeit)?

	Richtig	Falsch
1 Erfolgserlebnisse		
2 Bessere Familienbeziehungen		
3 Besseres Immunsystem		
4 Besserer Schlaf		
5 Gesündere Lebensweise in Bezug auf Essen / Trinken / Rauchen		
6 Höherer sozialer Status		
7 Vermehrte Beteiligung an Freizeitaktivitäten		
8 Erhöhte Kompetenzen, um sich mit den Aktivitäten des täglichen Lebens auseinanderzusetzen		
9 Bessere Zeitstrukturierung		
10 Längere Lebensdauer		
11 Mehr Bewegung		
12 Mehr Geld		
13 Mehr Sozialkontakte		
14 Schnellere Erholung nach einer Operation		

Literatur

Arbesman, M. & Longsdon, D.W. (2011). Occupational therapy interventions for employment and education for adults with serious mental illness: a systematic review. *American Journal of Occupational Therapy, 65* (3), 238–46.

Best, L.J., Still, M. & Cameron, G. (2008). Supported education: enabling course completion for people experiencing mental illness. *Australian Occupational Therapy Journal, 56* (1), 65–68.

Black, W. & Living, R. (2004). Volunteerism as an occupation and its relationship to health and wellbeing. *British Journal of Occupational Therapy, 67* (12), 526–32.

Blank, A. & Hayward, M. (2009). The role of work in recovery. *British Journal of Occupational Therapy, 72* (7), 324–6.

Blank, A., Harries, P. & Reynolds, F. (2011). Mental health service users' perspectives of work: a review of the literature. *British Journal of Occupational Therapy, 74* (4), 191–9.

Boyce, M., Secker, J., Johnson, E., Floyd, M., Grove, B., ... Slade, J. (2008). Mental health service users' experiences of returning to paid employment. *Disability & Society, 23* (1), 77–88.

Butler, G., Howard, L., Choi, S. & Thornicroft, G. (2010). Characteristics of people with severe mental illness who obtain employment. *The Psychiatrist, 34* (2), 47–50.

Casiday, R., Kinsman, E., Fisher, C. & Bambra, C. (2008). *Volunteering and Health: What Impact Does it Really Have?* London: Volunteering England.

Carter, G.B.C., Milton, D.R., Ascher-Svanum, H. & Faries, D.E. (2011). Sustained favorable long-term outcomes in the treatment of schizophrenia: a 3-year prospective observational study. *BioMed Central Psychiatry, 11* (143), 12.

Crowther, R.E., Marshall, M., Bond, G.R. & Huxely, P. (2001). Helping people with severe mental illness to obtain work: systematic review. *British Medical Journal, 322* (7280), 204–8.

Davis, M. & Rinaldi, M. (2004). Using an evidence-based approach to enable people with mental health problems to gain and retain employment, education and voluntary work. *British Journal of Occupational Therapy, 67* (7), 319–22.

Dodu, N. (2005). Is employment good for well-being? A literature review. *Journal of Occupational Psychology, Employment and Disability, 9* (1), 17–33.

Dunn, E.C., Wewiorski, N.J. & Rogers, E.S. (2008). The meaning and importance of employment to people in recovery from serious mental illness: results of s qualitative study. *Psychiatric Rehabilitation Journal, 32* (1), 59–62.

Eklund, M., Hansson, L. & Ahlqvist, C. (2004). The importance of work as compared to other forms of daily occupations for wellbeing and functioning among persons with long-term mental illness. *Community Mental Health Journal, 40* (5), 465–77.

Farrell, C. & Bryant, W. (2009). Voluntary work for adults with mental health problems: a route to inclusion? A review of the literature. *British Journal of Occupational Therapy, 72* (4), 163–73.

Fossey, E.M. & Hervey, C.A. (2010). Finding and sustaining employment: a qualitative meta-synthesis of mental health consumer views. *Canadian Journal of Occupational Therapy, 77* (5), 303–14.

Gewurtz, R. & Kirsch, B. (2007). How consumers of mental health services come to understand their potential for work: *doing* and *becoming* revisited. *Canadian Journal of Occupational Therapy, 74* (3), 195–207.

Honey, A. (2004). Benefits and drawbacks of employment: perspectives of people with mental illness. *Qualitative Health Research, 14* (3), 381–95.

Howard, L.M., Heslin, M., Leese, M., McCrone, P., Rice, C., ... Thornicroft, T. (2010). Supported employment: randomised controlled trial. *British Journal of Psychiatry, 196* (5), 404–11.

Ianelli, S. & Wilding, C. (2007). Health-enhancing effects of engaging in productive occupation: experiences of young people with mental illness. *Australian Occupational Therapy Journal, 54* (4), 285–93.

Inman, J., McGurk, E. & Chadwick, J. (2007). Is vocational rehabilitation a transition to recovery? *British Journal of Occupational Therapy, 70* (2), 60–66.

Kennedy-Jones, M., Cooper, J. & Fossey, E. (2005). Developing a worker role: stories of four people with mental illness. *Australian Occupational Therapy Journal, 52* (2), 116–26.

King, R., Waghorn, G., Lloyd, C., McLeod, P., McMah, T. & Leong, C. (2006). Enhancing employment services for people with severe mental illness: the challenge of the Australian service environment. *Australian and New Zealand Journal of Psychiatry, 40* (5), 471–7.

Lee, J. & Kielhofner, G. (2010). Vocational intervention based on the Model of Human Occupation: a review of evidence. *Scandinavian Journal of Occupational Therapy, 17* (3), 177–90.

Lelliott, P., Boardman, J., Harvey, S., Henderson, M., Knapp, M. & Tulloch, S. (2008). *Mental Health and Work.* London: Royal College of Psychiatrists.

Lloyd, C. & Waghorn, G. (2007). The importance of vocation in recovery for young people with psychiatric disabilities. *British Journal of Occupational Therapy, 70* (2), 50–59.

Lohss, I., Forsyth, K. & Kottorp, A. (2012). Psychometric properties of the Worker Role Interview (version 10.0) in mental health. *British Journal of Occupational Therapy, 75* (4), 171–9.

Marwaha, S. & Johnson, S. (2005). Views and experiences of employment among people with psychosis: a qualitative descriptive study. *International Journal of Social Psychiatry, 51* (4), 302–16.

Marwaha, S., Johnson, S., Bebbington, P., Stafford. M., Angermeyer, M.C., ... Toumi, M. (2007). Rates and correlates of employment in people with schizophrenia in the UK, France and Germany. *British Journal of Psychiatry, 191* (1), 30–37.

Miller, K.D., Schleien, S.J., Rider, C., Hall, C., Roche, M. & Worsley, J. (2002). Inclusive volunteering: benefits to participants and community. *Therapeutic Recreation Journal, 36* (3), 247–59.

Porteous, N. & Waghorn, G. (2007). Implementing evidence-based employment services in New Zealand for young adults with psychosis: progress during the first five years. *British Journal of Occupational Therapy, 70* (12), 521–6.

Ramon, S., Griffiths, C.A., Nieminen, I., Pedersen, M. & Dawson, I. (2011). Towards social inclusion through lifelong learning in mental health: analysis of change in the lives of the Emilia project service users. *International Journal of Social Psychiatry, 57* (3), 211–23.

Rinaldi, M., Montibeller, T. & Perkins, R. (2011). Increasing the employment rate for people with long-term mental health problems. *The Psychiatrist, 35* (9), 339–43.

Rinaldi, M., Perkins, R., Glynn, E., Montibeller, T., Clenaghan, M. & Rutherford, J. (2008). Individual placement and support: from research to practice. *Advances in Psychiatric Treatment, 14* (1), 50–60.

Robson, E., Waghorn, G, Sherring, J. & Morris, A. (2010). Preliminary outcomes from an individualised supported education programme delivered by a community mental health service. *British Journal of Occupational Therapy, 73* (10), 481–6.

Rouleau, S., Saint-Jean, M., Stip, E. & Fortier, P. (2009). The impact of a pre-vocational program on cognition, symptoms, and work re-integration in schizophrenia. *Occupational Therapy in Mental Health, 25* (1), 26–43.

Secker, J., Grove, B. & Seebohm, P. (2001). Challenging barriers to employment, training and education for mental health service users: the service user's perspective. *Journal of Mental Health, 10* (4), 395–404.

Sherring, J., Robson, E., Morris, A., Frost, B. & Tirupati, S. (2010). A working reality: evaluating enhanced intersectoral links in supported employment for people with psychiatric disabilities. *Australian Occupational Therapy Journal, 57* (4), 261–7.

Tan, B.-L. (2009). Profile of cognitive problems in schizophrenia and implications for vocational functioning. *Australian Occupational Therapy Journal, 56* (4), 220–8.

Thoits, P.A. & Hewitt, L.N. (2001). Volunteer work and well-being. *Journal of Health and Social Behavior, 42* (2), 115–31.

Thurgood, J. & Frank, A.O. (2007). Work is beneficial for health and wellbeing: can occupational therapists now return to their roots? *British Journal of Occupational Therapy, 70* (2), 49.

Turner, N. (2009). Successful return to employment amongst people with mental health difficulties: a role for Occupational Therapy? *Irish Journal of Occupational Therapy, 37* (1), 16–23.

Ulric, K. & Lentin, P. (2010). Exploration of the occupations of people with schizophrenia. *Australian Occupational Therapy Journal, 57* (5), 310–7.

Waddell, G. & Burton, A.K. (2006). *Is Work Good for Your Health and Well-being?* London: The Stationery Office.

Waghorn, G., Stephenson, A. & Browne, D. (2011). The importance of service integration in developing effective employment services for people with severe mental health conditions. *British Journal of Occupational Therapy, 74* (7), 339–47.

Williams, A., Fossey, E. & Harvey, C. (2010). Sustaining employment in a social firm: use the Work Environmental Impact Scale v2.0 to explore views of employees with psychiatric disabilities. *British Journal of Occupational Therapy, 73* (11), 531–9.

Einheit 11 Soziale Aktivitäten

Kernaussagen

- Menschen sind von Natur aus soziale Wesen:
  - Unser Leben hängt von anderen Menschen ab.
  - Unsere Grundbedürfnisse schließen soziale Unterstützung und ein Gefühl der Zugehörigkeit ein.
- Soziale Interaktion ist ein wichtiger Aspekt der Freizeit:
  - Sie ist oft wichtiger als die Freizeitaktivität an sich.
  - Mit steigendem Alter werden soziale Interaktionen zunehmend wichtiger für unser Wohlbefinden.
  - Fast jede Form sozialen Kontaktes wird wertgeschätzt.
- Soziale Aktivitäten fordern von uns den Einsatz von Kommunikations- und Interaktionsfähigkeiten, damit:
  - andere Menschen wissen, was wir planen und was unsere Bedürfnisse sind.
  - wir mit anderen Menschen an einem gemeinsamen Ziel arbeiten können.
- Gute soziale Fertigkeiten führen zu stärkeren sozialen Netzwerken:
  - Die Qualität der sozialen Beziehungen ist wichtiger als die Quantität der sozialen Interaktionen.

Der Wert von sozialen Aktivitäten

Einleitung

Die Bedeutung sozialer Interaktion ist seit langer Zeit anerkannt: „In unserem Alltag begegnen wir in allen möglichen Situationen ständig Menschen. Kontinuierlich nehmen wir [andere] wahr und interagieren mit ihnen." (Hamilton et al., 2005; S. 405). Zudem existiert eine Vielzahl an wissenschaftlichen Nachweisen darüber, dass eine Verbindung von zwischenmenschlichen Beziehungen mit dem Empfinden von Glück besteht (Bruni, 2010). Soziale Teilhabe ist ebenfalls stark mit dem Empfinden verbunden, ob Personen sich selbst als gesund ansehen, und dies gewinnt mit zunehmendem Alter sogar mehr an Bedeutung (Lee et al., 2008). Zum Beispiel ist es für ältere Frauen, die an zwei sozialen Aktivitäten teilnehmen, mehr als doppelt so wahrscheinlich, ihre Gesundheit als gut einzuschätzen, als jene, die keinerlei Aktivitäten nachgehen (Lee et al., 2008).

Soziale Interaktion und soziale Netzwerke

Fuhrer et al. (1999) stellten fest, dass Frauen eine größere Zahl engerer Beziehungen pflegten als Männer, aber dass Männer breitere soziale Netzwerke hatten. Diese beiden Tatsachen haben Auswirkungen auf die psychische Gesundheit und die Bedeutung inklusiver sozialer Netzwerke sollte nicht unterschätzt werden. Zwischen beiden Aspekten besteht folgende Verbindung: gute soziale Interaktionsfähigkeiten führen zu einer Bildung stärkerer sozialer Netzwerke und besserer psychosozialer Anpassung, genauso wie gute soziale Netzwerke in vermehrten Möglichkeiten zur sozialen Interaktion und einer Verbesserung der Lebensqualität resultieren (Riggio et al., 1993; Eklund & Hansson, 2007).

Deshalb umfasst das Programm *Genesung durch Aktivierung* beide Themen: inklusive soziale Netzwerke werden ausführlicher in Einheit 12 „Gemeinschaftsaktivitäten" angesprochen, während die soziale Interaktion in dieser Einheit „Soziale Aktivitäten" näher betrachtet wird. Gemeinsam bieten sie wichtige Unterstützungssysteme für Menschen, indem sie die psychische Gesundheit fördern, und zudem als „Puffer" bei der psychischen Stressbewältigung dienen (Greenblatt et al., 1982; Dalgard et al., 1995; Albrecht & Goldsmith, 2003).

Beziehungen und psychische Gesundheit

Bei der Betrachtung der Auswirkungen, die soziale Beziehungen auf die psychische Gesundheit haben, ist ihre Qualität und nicht die Quantität ausschlaggebend, insbesondere dort, wo der Einfluss familiärer Beziehungen in den Blick genommen wird (Pinquart & Sörensen, 2000). In der Tat führen Ryff und Singer (2000, S. 30) an, dass „qualitativ hochwertige Verbindungen zu anderen im Allgemeinen als zentral für optimale Lebensbedingungen angesehen werden".

Umgekehrt sollte anerkannt werden, dass kritische oder anspruchsvolle Beziehungen ein gesundheitsschädigendes Potenzial in sich tragen können (Seeman, 2000), z. B. durch Überbeteiligung (Coyne & DeLongis, 1986) oder durch Rollenbelastung (Kawachi & Berkman, 2001). Jedoch wird fast jeder soziale Kontakt wertgeschätzt und positiver wahrgenommen, als gar keine Kontakte zu haben (Green et al., 2002). Zudem existieren Nachweise dafür, dass Menschen mit psychischen Gesundheitsproblemen die Unterstützung anderer, die sich in ähnlichen Situationen befinden, zu schätzen wissen (McCluskey et al., 2007).

Für vulnerable Menschen ist soziale Unterstützung noch wichtiger als für andere. Es ist allgemein anerkannt, dass der Beginn einer psychischen Erkrankung mit einem verringerten Vermögen, sich an sozialen Aktivitäten zu beteiligen, einhergeht (Woodside et al., 2007; Krupa et al., 2005), und dass sich ein soziales Stigma schädigend auf zwischenmenschliche Beziehungen auswirken kann (Lloyd et al., 2005). Diese Probleme verstärken sich, wenn Personen ihre eigenen Fähigkeiten nicht realistisch einschätzen können (Lindstedt et al., 2004).

Ergotherapie

Obwohl das soziale Umfeld die Gesundheitsförderung beeinflusst (Seeman, 2000), ist mehr Forschung erforderlich, um die besten Interventionen zur Verbesserung sozialer Beziehungen zu etablieren (Kawachi & Berkman, 2001). Zweifellos haben ErgotherapeutInnen eine wichtige Rolle dabei, Aktivität und soziale Beteiligung zu ermöglichen (Krupa et al., 2010). Sie haben das Potenzial, psychosoziale Programme – wie *Genesung durch Aktivierung* – einzusetzen, um Menschen bei der Erkundung des Nutzens gemeinsamer Aktivitäten mit Familie oder Freunden zu unterstützen, soziale Kontakte zu entwickeln, aufrechtzuerhalten bzw. wiederherzustellen (MacDonald et al., 2005). Bei Bedarf könnte das gruppenbasierte Vorgehen in diesem Programm mit einem sozialen Fertigkeitstraining für den Einzelnen verknüpft werden, weil es umfangreiche wissenschaftliche Wirksamkeitsnachweise für dieses Vorgehen bei Menschen mit schweren psychischen Erkrankungen gibt (Greenblatt et al., 1982; Dilk & Bond, 1996; Kopelowicz et al., 2006).

Letztlich sollten die Teilnehmenden die Möglichkeit erhalten, ihre erlernten Fertigkeiten in für sie bedeutsamen Situationen generalisieren zu können (Kopelowicz et al., 2006). Die Auswahl an Aktivitäten ist endlos und hängt natürlich von den Interessen der Beteiligten ab. Jedoch existieren Nachweise dafür, dass viele Aktivitäten die Möglichkeiten für soziale Interaktionen erweitern können, sei es durch Kontakt zu Tieren (Bernstein et al., 2000), Musik (Nayak et al., 2000) oder die Mitgliedschaft in einer Fußballmannschaft (Mynard et al., 2009).

Beispielaktivitäten

Einleitung

Die folgenden Aktivitäten sollten sorgfältig ausgewählt werden, um den Bedürfnissen der Teilnehmenden gerecht zu werden. In manchen Gruppen könnten sich die Teilnehmenden bereits kennen, während andere gegebenenfalls Zeit benötigen, um sich kennenzulernen, bevor sie bereit sind, private Informationen bzgl. ihres Sozialleben mitzuteilen. Einige der Teilnehmenden könnten unterstützende Familien- und soziale Beziehungen haben und trotzdem daran interessiert sein, ihre Möglichkeiten zur sozialen Interaktion zu erweitern. Andere Teilnehmende könnten eher isoliert sein, was mehr Feingefühl erfordert, um sicherzustellen, dass diese Einheit für sie einen positiven Fokus behält. Demnach richtet sich die Auswahl der Aktivitäten dieser Einheit nach den Belangen der Teilnehmenden.

Wenn die Gruppenmitglieder miteinander sehr vertraut sind, könnten die Diskussionsthemen viel breiter gefächert als die hier vorgeschlagenen sein. Sie könnten alles Denkbare beinhalten: von „besten und schlechtesten Anmachsprüchen" bis hin dazu „wie ich meinen Partner kennenlernte", oder sogar „wie ich meine Scheidung bewältigte" – erfahrene ModeratorInnen sollten die Gespräche lenken, um eine positive Gewichtung beizubehalten und alle Teilnehmenden einzubeziehen.

Je nachdem ob die Einheit „Gemeinschaftsaktivitäten" des Programms *Genesung durch Aktivierung* einbezogen wird oder nicht, könnten ModeratorInnen gegebenenfalls mit einem Gespräch über den Unterschied zwischen sozialer Interaktion und sozialer Integration beginnen und vielleicht einige der in Einheit 12 vorgeschlagenen Aktivitäten aus dem Abschnitt zur sozialen Integration verwenden.

Ideen für Übungen und Gespräche

Unterschriften sammeln (Arbeitsblatt S. 139)
Diese Aufwärmübung bewährt sich dort, wo Gruppenmitglieder sich noch nicht gut kennen, sich jedoch zutrauen, einander innerhalb der Gruppe vorzustellen.

Sprichwörter (Arbeitsblatt S. 140–142)
Diese Übung bietet einen hilfreichen Ausgangspunkt, um den Nutzen sozialer Interaktion zu bewerten und in die Diskussion der Kernbotschaften dieser Einheit überzuleiten. Die Leitsätze werden entweder im Raum verteilt, wobei Teilnehmende die auf sich am ehesten zutreffende Aussage auswählen oder die Aussagen werden durch Anleitende nacheinander vorgestellt und mit der Gruppe diskutiert. Alternativ könnten alle Aussagen auf einer Seite dargeboten und von den Teilnehmenden jeweils für sich durchgelesen werden. Die anschließende Diskussion könnte die Auswahl der drei favorisierten Leitsätze umfassen oder den Austausch darüber, ob und welchen Aussagen die Teilnehmenden widersprechen.

Weshalb sind Gruppen wichtig? (Arbeitsblatt S. 143)
Vor dem Austausch über den Nutzen der Gruppe (z. B. anhand der kurativen Faktoren von Yalom, 1995), könnten die Teilnehmenden dazu angeregt werden, über Gruppenzugehörigkeiten im Laufe ihres Lebens nachzudenken, wie z. B. Schul-, Familien-, Glaubens- oder Arbeitsgruppen.

[Kurative Faktoren nach Yalom (1995, zitiert nach Joyce & Kwong, 2001; S. 177):
- Selbstverständnis
- Interpersonelles Lernen (Input/erhaltenes Feedback)
- Interpersonelles Lernen (Output/Verhaltensänderung)
- Universalität des Leidens
- Einflößen von Hoffnung
- Altruismus
- Rekapitulation der Primärfamilie
- Katharsis
- Kohäsion
- Identifikation
- Anleitung
- Existentielle Faktoren][2]

2 Durch Herausgeberinnen hinzugefügt.

Freunde

Frage: Was denken Sie, wie viele enge Freunde Menschen im Durchschnitt haben?
Antwort: Zwei (laut der Amerika-Studie von Brashears, 2011)

- Erzählen Sie uns von einem Freund oder einer Freundin aus Ihrer Kindheit.
- Was macht einen guten Freund aus?
  Zum Beispiel, jemand ...
  - der mit Ihnen verschiedene Orte besucht
  - der fröhlich ist
  - der Ihnen zuhört
  - der Sie zum Lachen bringt
  - der Sie braucht
  - den Sie um Rat bitten können
  - auf den Sie sich verlassen können
  - der dieselben Interessen teilt
  - den Sie respektieren.
- Können Ihre Familienmitglieder auch Ihre Freunde sein?
- Was ist die beste Art und Weise, wie Sie Ihren Freunden Ihre Wertschätzung zeigen können?

Wo können wir Menschen treffen?

- Was sind die besten Orte, um Menschen kennenzulernen?
  - Diskutieren Sie die Vorzüge einer Kneipe oder Bar im Vergleich zu einer Interessensgruppe (z. B. Chor oder Fotoclub) oder einer „bürgerlichen“ Gruppe (z. B. Soroptimist).
  - Besprechen Sie die Vorzüge von Gruppen, in der Menschen miteinander sprechen (z. B. in einem Literaturkreis) im Vergleich zu einer Gruppe, in der es eine/n Anleitende/n oder Lehrende/n gibt (z. B. Yoga- oder Sprachkurs).
  - Hat eine/r der Teilnehmenden jemals eine Person im örtlichen Supermarkt kennengelernt?
  - Wie gut kennen Sie Ihre Nachbarn?
- Welches ist der kostengünstigste Ort, um Menschen kennenzulernen?
  - An welchen Orten wird kein Alkohol getrunken bzw. ausgeschenkt?

Gute Tipps für Selbstvertrauen bei gesellschaftlichen Anlässen

Was gibt den Teilnehmenden Selbstvertrauen, wenn sie ausgehen? Zum Beispiel: dem Anlass gemäß gekleidet zu sein, aufrecht zu stehen, die anderen Personen zu kennen, in Begleitung zu sein, etwas zu unternehmen, das Spaß macht.

Gesellige Aktivitäten

Sind bestimmte Aktivitäten geselliger als andere? Zum Beispiel: Kegeln, Karaoke-Singen, Essen oder ins Kino gehen. Oder müssen Sie die beteiligten Personen bereits gut kennen, damit diese Aktivitäten für Sie gesellig sein können?

Planen Sie weiterführende Aktivitäten

Ermitteln Sie lokale Möglichkeiten (falls dies noch nicht geschehen ist)

- Besuchen Sie die örtliche Bibliothek, um Informationen zu lokalen Gruppen herauszufinden.
- Prüfen Sie den Veranstaltungsteil einer lokalen Tageszeitung oder einer Zeitschrift.
- Stellen Sie Informationen über Selbsthilfegruppen bereit.

Besuchen Sie einen örtlichen Treffpunkt oder Club

- Zum Beispiel: ein Kino, eine Kegelbahn oder eine Karaoke-Nacht.

Gesellschaftsspiele

- Zum Beispiel: Schwingtuch-Spiele, Stille Post, Zwinker-Spiel.

Gespräche und Diskussionen

- Zum Beispiel: über Lieblings-Bücher, -Musik, -Schauspieler oder -Komiker, Nachrichten und Geschichten.

Ein Quiz oder Wettbewerb

- Zum Beispiel: Quiz zu Allgemeinwissen oder aktuellen Ereignissen, Brett- oder Wii-Partyspiele.

Soziale Events

- Zum Beispiel: Grillen oder Krimispielabend.

Unterschriften sammeln

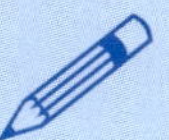

Gehen Sie durch den Raum und unterhalten Sie sich kurz mit anderen Personen aus der Gruppe. Stellen Sie ihnen eine der unten angeführten Fragen.

Wenn sie mit „Ja“ antworten, bitten Sie die Person, Ihr Blatt zu unterschreiben. Suchen Sie sich anschließend eine neue Person, um ihr eine andere Frage zu stellen.

Versuchen Sie, innerhalb von zehn Minuten so viele Unterschriften zu sammeln wie möglich.

Frage	Unterschrift
Waren Sie jemals in Spanien?	
Mögen Sie Katzen?	
Können Sie Ihre Zunge rollen?	
Haben Sie im März Geburtstag?	
Haben Sie braune Augen?	
Haben Sie jemals ein „Knöllchen“ bekommen?	
Schauen Sie irgendwelche Serien im Fernsehen?	
Können Sie mir einen Witz erzählen?	
Mögen Sie Gartenarbeit?	
Ist Ihre Lieblingsfarbe blau?	
Haben Sie immer in diesem Bundesland gelebt?	
Sind Sie ein guter Heimwerker/eine gute Heimwerkerin?	
Mögen Sie richtig heißes Wetter?	
Spielen Sie ein Musikinstrument?	
Trinken Sie lieber Tee als Kaffee?	

Sprichwörter

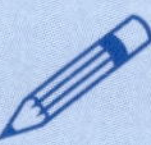

Alle folgenden Sprichwörter und Redewendungen bringen positive Gefühle über soziale Interaktion zum Ausdruck.

Kopieren Sie sie, schneiden Sie sie aus und legen Sie sie für alle sichtbar aus.

Bitten Sie die Teilnehmenden, diejenige Aussage auszusuchen, die am meisten auf sie zutrifft, und ihre Auswahl zu begründen.

**Lächle
und die Welt lacht mit dir**

**Den wahren Freund
erkennt man in der Not**

**Ein geteiltes Problem
ist ein halbes Problem**

**Es ist besser, man hat geliebt und verloren,
als niemals geliebt zu haben**

**Was du nicht willst, das man dir tut, das füg'
auch keinem andern zu**

Sprichwörter (Fortsetzung)

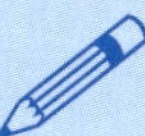

Behandle andere so, wie du von ihnen behandelt werden willst

Es ist besser zu geben, als zu nehmen

Es gibt solche und solche

Es gehören immer zwei dazu

Es ist nett, wichtig zu sein, aber es ist wichtiger, nett zu sein

Sprichwörter (Fortsetzung)

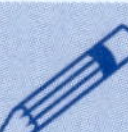

Lachen ist die beste Medizin

Viele Hände machen bald ein Ende

Kein Mensch ist eine Insel

Je mehr, desto besser

Zwei Köpfe
sind besser als einer

Weshalb sind Gruppen wichtig?

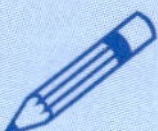

Schreiben Sie die folgenden Aussagen auf ein Flipchart oder Whiteboard und bitten Sie die Teilnehmenden, über Erfahrungen aus einer Gruppensituation zu berichten, in der sie Folgendes selbst erlebt haben:

1. sich von anderen inspirieren lassen
2. von anderen lernen
3. ein gutes Gefühl spüren, nachdem man jemandem geholfen hat
4. einen guten Freund finden
5. einen Vortrag oder eine Rede halten
6. erkennen, dass Sie nicht die einzige Person sind, die so fühlt oder denkt
7. ein Vorbild finden
8. etwas über sich lernen
9. sich akzeptiert und unterstützt fühlen
10. sich in der Lage fühlen, sich selbst auszudrücken

Literatur

Albrecht, T.L. & Goldsmith, D.J. (2003). Social support, social networks and healt In T.L. Thompson, A.M. Dorsey, K.I. Miller & R. Parrott (eds.), *Handbook of Health Communication* (pp. 263–84). Mahwah, NJ: Lawrence Erlbaum Associates.

Bernstein, P.L., Friedmann, E. & Malaspina, A. (2000). Animal-assisted therapy enhances resident social interaction and initiation in long-term care facilities. *Anthrozoos: A Multidisciplinary Journal of the Interactions of People & Animals, 13* (4), 213–24.

Brashears, M.E. (2011). Small networks and high isolation? A re-examination of American discussion networks. *Social Networks, 33* (4), 331–41.

Bruni, L. (2010). The happiness of sociality. Economics and eudaimonia: a necessary encounter. *Rationality and Society, 22* (4), 383–406.

Coyne, J.C. & DeLongis, A. (1986). Going beyond social support: the role of social relationships in adaptation. *Journal of Consulting and Clinical Psychology, 54* (4), 454–60.

Dalgard, O.S., Bjørk, S. & Tambs, K. (1995). Social support, negative life events and mental health. *British Journal of Psychiatry, 166* (1), 29–34.

Dilk, M.N. & Bond, G.R. (1996). Meta-analytic evaluation of skills training research for individuals with severe mental illness. *Journal of Consulting and Clinical Psychology, 64* (6), 1337–46.

Eklund, M. & Hansson, L. (2007). Social networks among people with persistent mental illness: associations with sociodemographic, clinical and health-related factors. *International Journal of Social Psychiatry, 53* (4), 293–305.

Fuhrer, R., Stansfeld, S.A., Chemali, J. & Shipley, M.J. (1999). Gender, social relations and mental health: prospective findings from an occupational cohort (Whitehall ll Study). *Social Science & Medicine, 48* (1), 77–87.

Green, G., Hayes, C., Dickinson, D., Whittaker, A. & Gilheany, B. (2002). The role and impact of social relationships upon well-being reported by mental health service users: a qualitative study. *Journal of Mental Health, 11* (5), 565–79.

Greenblatt, M., Becerra, R.M. & Serafetinides, E.A. (1982). Social networks and mental health: an overview. *American Journal of Psychiatry, 139* (8), 977–84.

Hamilton, D.L., Sherman, S.J. & Lickel, B. (2005). Perceiving social groups: the importance of the entitativity continuum In D.L. Hamilton (ed.), *Social Cognition: Key Readings in social Psychology* (pp. 405–19). Secaucus, NJ: Psychology Press.

[Joyce, A.S. & Kwong, A. (2001). Prozessmethoden in der Gruppenpsychotherapie In V. Tschuschke (Hrsg.) *Praxis der Gruppenpsychotherapie* (S. 171–78). Stuttgart: Thieme.]

Kawachi, I. & Berkman, L.F. (2001). Social ties and mental health. *Journal of Urban Health, 78* (3), 458–67.

Kopelowicz, A., Liberman, R.P. & Zarate, R. (2006). Recent advances in social skills training for schizophrenia. *Schizophrenia Bulletin, 32* (1), 12–23.

Krupa, T., Woodside, H. & Pocock, K. (2010). Activity and social participation in the period following a first episode of psychosis and implications for occupational therapy. *British Journal of Occupational Therapy, 73* (1), 13–20.

Lee, H.Y., Jang, S.-N., Lee, S., Cho, S.-I. & Park, E.-O. (2008). The relationship between social participation and self-rated health by sex and age: a cross-sectional survey. *International Journal of Nursing Studies, 45* (7), 1042–54.

Lindstedt, H., Söderlund, A., Stålenheim, G. & Sjödén, P. (2004). Mentally disordered offenders' abilities in occupational performance and social participation. *Scandinavian Journal of Occupational Therapy, 11* (3), 118–21.

Lloyd, C., Sullivan, D. & Williams, P.L. (2005). Perceptions of social stigma and is effect on interpersonal relationships of young males who experience a psychotic disorder *Australian Occupational Therapy Journal, 52* (3), 243–50.

MacDonald, E., Sauer, K., Howie, L. & Albiston, D. (2005). What happens to social relationships in early psychosis? A phenomenological study of young people's experiences. *Journal of Mental Health, 14* (2), 129–43.

McCluskey, A., Urlic, K. & Carr, H. (2007). Young people recovering from early psychosis valued support from other young people who had also experienced psychosis. *Australian Occupational Therapy Journal, 54* (1), 76–78.

Mynard, L., Howie, L. & Collister, L. (2009). Belonging to a community-based football team: an ethnographic study. *Australian Occupational Therapy Journal, 56* (4), 266–74.

Nayak, S., Wheeler, B.L., Shiiflett, S.C. & Agostinelli, S. (2000). Effect of music therapy on mood and social interaction among individuals with acute traumatic brain injury and stroke. *Rehabilitation Psychology, 45* (3), 274–83.

Pinquart, M. & Sörensen, S. (2000). Influences of socioeconomic status, social network, and competence on subjective well-being in later life: a meta-analysis. *Psychology and Aging, 15* (2), 187–224.

Riggio, R.E., Watring, K.P. & Throckmorton, B. (1993). Social skills, social support, and psychosocial adjustment. *Personality and individual Differences, 15* (3), 275–80.

Ryff, C.D. & Singer, B. (2000). Interpersonal flourishing: a positive health agenda for the new millennium. *Personality and Social Psychology Review, 4* (1), 30–44.

Seeman, T.E. (2000). Health promoting effects of friends and family on health outcomes in older adults. *American Journal of Health Promotion, 14* (6), 362–70.

Woodside, H., Krupa, T. & Pocock, K. (2007). Early psychosis, activity performance and social participation: a conceptual model to guide rehabilitation and recovery. *Psychiatric Rehabilitation Journal, 31* (2), 125–30.

Yalom, I.D. (1995). *The Theory and Practice of Group Psychotherapy* (4th edn.). New York: Basic Books.

Einheit 12 Gemeinschaftsaktivitäten

Kernaussagen

- Die Einbindung in die Gemeinschaft umfasst:
  - soziale Verbindungen
  - gemeinsame Anliegen
  - gemeinschaftliche Werte.

- Gemeinschaftsgefühl führt zu:
  - gesteigertem Wohlbefinden
  - einem Empfinden von Zugehörigkeit und Anerkennung
  - verstärkter gegenseitiger Unterstützung
  - einer verbesserten Bewusstheit für das lokale Umfeld.

- Gemeinschaftsgefühl wird in Verbindung gesetzt mit:
  - einer Teilnahme an gemeinschaftlichen Aktivitäten
  - der Dauer, die wir am selben Ort gelebt haben
  - guter Nachbarschaftlichkeit
  - der Zufriedenheit bzgl. der lokalen Infrastruktur und Sicherheit der Wohngegend.

- Gesellschaftliche bzw. soziale Gruppen umfassen:
  - Kontakt zu Familie und Arbeitskollegen
  - Mitgliedschaften in Vereinen und Organisationen
  - informelle Bekanntschaften an lokalen Treffpunkten.

Der Wert von Gemeinschaftsaktivitäten

Einleitung

Diese Einheit soll eine Reihe von alltäglichen kulturellen und organisationsbezogenen Aktivitäten abdecken, die in den vorherigen Einheiten des Programms *Genesung durch Aktivierung* noch nicht berücksichtigt wurden. Sie dienen dazu, den inklusiven Charakter als auch die Möglichkeiten gesellschaftlicher Integration zu verstärken, die durch Teilnahme an jeglichen Aktivitäten entstehen. Denn: „Um zu genesen und das eigene Leben wieder aufzubauen, benötigen Menschen mit psychischen Problemen Zugang zu denjenigen sozialen, ökonomischen, kulturellen und Freizeitmöglichkeiten als auch Gesundheitsleistungen, die die meisten Bürger als gegeben hinnehmen." (National Social Inclusion Programme, 2009: II „Ten Key Messages").

Soziale Integration

Das allumfassende Merkmal von Gemeinschaftsaktivitäten liegt in ihrer sozialen Ausrichtung (Morgan et al., 2004). Beachten Sie, dass die in anderen Einheiten vorgestellten Aktivitäten des Programms *Genesung durch Aktivierung* die Teilnehmenden zweifellos auch in Kontakt mit der breiteren Gesellschaft bringen können und damit ihre soziale Integration unterstützen. Dies kann sowohl Aktivitäten in der Freizeit (Heasman & Atwal, 2004), im Beruf (Davis & Rinaldi, 2004) als auch solche religiöser Natur (Strawbridge et al., 2001) umfassen. Zum Beispiel haben sich Kunstprojekte als nützlich für „einen ersten Schritt zu gemeinschaftlichem Engagement" gezeigt (Thomas et al., 2011; S. 429), Sportprogramme können Gemeinwesen-basiert sein (Mynard et al., 2009), und Gartenarbeit hat das Potenzial, die soziale Integration zu erleichtern (Fieldhouse, 2003; Diamant & Waterhouse, 2010).

Des Weiteren wird berufliche Anstellung als ein wirkungsvolles Medium für die soziale Integration wahrgenommen (Evans & Repper, 2000). Eine wettbewerbsorientierte Tätigkeit wird als befriedigender erlebt als jede andere Gemeinschaftsaktivität (Eklund et al., 2004), doch zeigen Ehrenamt und Bildung positive Effekte hinsichtlich des Aufbaus sozialer Netzwerke (Black & Living, 2004; Ramon et al., 2001).

Ebenso stehen wöchentliche Besuche religiöser Veranstaltungen mit einer guten psychischen Gesundheit sowie vermehrten sozialen Beziehungen in Verbindung (Strawbridge et al., 2001). Sogar Aktivitäten der Selbstfürsorge nehmen eine unterstützende Rolle im Zugang zu sozial-integrativen Aktivitäten ein (Boutillier & Croucher, 2010).

Gemeinschaftsaktivitäten sind von Bedeutung, weil sie einen Beitrag zur Bekämpfung von Ausgrenzung und mangelnder Betätigungsbalance leisten, indem sie das Recht jedes Menschen zur „Teilhabe an einer Vielzahl von Betätigungen für Gesundheit und soziale Integration" unterstützen (Townsend & Wilcock, 2004; S. 75). Sie ermöglichen Menschen, als tragende Mitglieder der Gesellschaft, bedeutungsvolle Rollen einzunehmen (Davidson et al., 2001) und befähigen sie, mit Würde zu partizipieren (Whiteford & Pereira, 2012). Auf diese Art und Weise helfen sie den Einzelnen bei der Entfaltung eines Gefühls von „Verbundenheit und Bürgerschaft", indem sie gegenseitige zwischenmenschliche Beziehungen aufbauen und Verantwortungen im Sinne der Demokratie übernehmen (Ware et al., 2007).

Im Grunde fördern Gemeinschaftsaktivitäten ein Gefühl der Zugehörigkeit zur Gesellschaft (Andonian & MacRae, 2011) und die Übernahme von Rollen, die eine Interaktion mit der Außenwelt erfordern (Bejerholm et al., 2004). Dies kann einfache alltägliche Aktivitäten wie das Einkaufen umfassen (Davidson et al., 2001), aber ebenso die Nutzung separater Serviceangebote, wie z. B. Verbraucherberatung und Interessensgruppen, einschließen. Wenn wir gesellschaftliche Mitwirkung betrachten müssen wir also – zusätzlich zum Verständnis von Gemeinschaftsaktivitäten – jeweils den Menschen als auch sein Lebensumfeld untersuchen (Bates, 2010) und die psychologische Bedeutung von Gemeinschaft berücksichtigen (Townley & Kloss, 2009). Dazu gehören Variablen wie Nachbarschaftsbeziehungen, -sicherheit und -zufriedenheit (Townley & Kloss, 2011). Alle diese Anteile tragen dazu bei, dass sich jemand sozial integriert fühlt.

Trotz der scheinbar offensichtlichen Vorteile der sozialen Integration für das gesellschaftliche Leben, ist anzumerken, dass einzelne Personen diese Vorteile nicht als naheliegend ansehen (Secker, 2009). Zum Beispiel fanden Lindstedt et al. (2004) heraus, dass Straftäter mit einer psychischen Störung, mit dem Grad ihrer Teilhabe zufrieden waren, obwohl sie gleichzeitig Schwierigkeiten bei der Teilnahme am gesellschaftlichen Leben einräumten. Tatsächlich entscheiden viele Menschen sich dafür, sich in limitierten gesellschaftlichen Kreisen zu bewegen – ein Hinweis darauf, dass soziale Ausgrenzung nicht ausschließlich die Domäne von Menschen mit psychischen Erkrankungen darstellt, und dass Integration nicht verbindlich ist (Spandler, 2007). Spandler führt zudem an, dass Integration immer eine persönliche Wahl anstelle eines Top-down-Mechanismus sozialer Konstruktion sein sollte. Insbesondere sollte Erwerbstätigkeit nicht als alleiniger Weg zur Integration angesehen werden, weil dies „die Notwendigkeit, den Wert und die geschlechterspezifischen Züge ehrenamtlicher Tätigkeit ignoriert" (Spandler, 2007; S. 7). Stattdessen muss anerkannt werden, dass soziale Integration ihren eigenen Anteil an Einsamkeit mit sich bringen und Gefühle von Ausgrenzung sogar noch erhöhen kann (Granerud & Severinsson, 2006).

Somit sollte soziale Integration nicht die vollständige Teilhabe voraussetzen – die Vorstellung einer „goldenen Mitte" ist möglich: „eine persönlich definierte Position, in der sich das Individuum sozial integriert fühlt, unabhängig von seiner oder ihrer äußerlichen Einbindung in der Gesellschaft" (Boutillier & Croucher, 2010; S. 136).

Politischer und sozialer Fokus

Im Gesundheitsbereich Tätige spielen bei der Ermutigung zur Teilnahme an [gesellschaftlich] bedeutsamen Gemeinschaftsaktivitäten eine [wichtige] Rolle (McKay, 2010). Bevor sie jedoch die Agenda der sozialen Integration voranbringen, müssen sie ein politisches und soziales Bewusstsein entwickeln (Harrison & Sellers, 2008), damit sie gemeinsam mit den Leistungsempfängern bestimmen, ob und inwiefern sich Diskriminierung in Frage stellen lässt (Sayce, 2001). Langfristig sind Rechtsreformen sowie die Aufklärung der Öffentlichkeit erforderlich, um ein besseres Verständnis für psychische Gesundheitsprobleme als auch die Notwendigkeit eines breiteren Zuganges zu Leistungen zu erwirken (Huxley & Thornicroft, 2003). Darüber hinaus sollte sich mit Barrieren der sozialen Integration – wie z. B. niedrige Einkommen, Arbeitslosigkeit und schlechte Wohnverhältnisse – befasst (Morgan et al., 2007) und strategische Aktivitäten eingesetzt werden, um Vorurteile und Stigmatisierung in Angriff zu nehmen (Secker, 2009).

Dorer et al. (2009) stellten fest, dass die Mehrheit der Leistungsempfänger in der psychiatrischen Versorgung sich pro Woche in ein bis zwei von acht ermittelten Gemeinschaftsaktivitäten einbrachte. Die häufigsten Aktivitäten waren „Nutzung lokaler Einrichtungen" sowie „Kontakte mit der Familie und Freunden", wobei eine wesentlich geringere Zahl der Teilnehmenden künstlerischen, sportlichen, beruflichen oder religiösen Aktivitäten nachging – obwohl gerade religiöse Aktivitäten stärker integrativ als alle anderen sind. Diese niedrige Beteiligung an Gemeinschaftsaktivitäten kann sowohl Ursache als auch die Folge der psychischen Erkrankung sein (Sayce, 2001). Dieser Zusammenhang ist komplex, aber unstrittig. Er erklärt zum Beispiel, warum Frauen mit größeren Unterstützungsnetzwerken eine bessere psychische Gesundheit und höhere Lebensqualität im Vergleich zu Frauen mit kleineren Netzwerken haben (Gielen et al., 2001).

Letztlich sollten wir bedenken, dass viele Leistungsempfänger in der psychiatrischen Versorgung tiefgreifende soziale Ausgrenzung erleben (Spandler, 2007) und sogar zu den am meisten von der Gesellschaft ausgegrenzten Menschen zählen können (Huxley & Thornicroft, 2003). Insbesondere für Menschen mit Schizophrenie, die allein leben, ist es weniger wahrscheinlich an Gemeinschaftsaktivitäten teilzunehmen, als solche, die in Gemeinschaft leben (Harvey et al., 2006) – während junge Menschen wahrnehmen, dass sie weit verbreiteter Stigmatisierung ausgesetzt sind (Jivanjee et al., 2008) und ältere Menschen Probleme bei der Finanzierung sozialer Teilhabe und dem Zugang zu sicheren Verkehrsmitteln benennen (Andonian & MacRae, 2011). Erschreckend ist, dass schwache soziale Integration ein erhöhtes Risiko für Selbstmord mit bedingt. Sowohl verminderte soziale Interaktion als auch geringe gesellschaftliche Einbindung sind Indikatoren für ein [höheres] Suizidrisiko, die unabhängig von Symptomen und dem Beschäftigungsstatus der Person sind (Duberstein et al., 2004).

Betätigungsfokus

Zusätzlich zu einer politischen Ausrichtung besteht der Bedarf nach einem klaren Betätigungsfokus und „es existieren stichhaltige Argumente dafür, dass ErgotherapeutInnen eine stärkere Führung bezüglich sozial-integrativer Praxis übernehmen" sollten (Harrison & Sellers, 2008; S. 216). Die Ergotherapie spielt eine Schlüsselrolle in der Zusammenführung von Personen und verfügbaren Ressourcen sowie der Entwicklung von gesunden Routinen (Andonian & MacRae, 2011). Hierdurch kann sie den Menschen dazu verhelfen, „ihre verlorenen Träume und ihr Leben zurückzugewinnen" (Gould et al., 2005; S. 467); soziale Integration ist nicht nur ein Fall von verbessertem Zugang, im Fundament geht es um Teilhabe (NSIP, 2009).

Um eine erhöhte Beteiligung an Gemeinschaftsaktivitäten zu erreichen, sind im Gesundheitsbereich Tätige dazu aufgefordert, ihr Wissen über lokale soziale Netzwerke zu erweitern (Granerud & Severinsson, 2007), und sich auf Initiativen vor

Ort – wie z.B. Projekte der unterstützten Beschäftigung (Supported Employment) oder das Arbeiten in ehrenamtlichen Organisationen – zu konzentrieren (Sayce & Measey, 1999).

Dies kann den Aufbau von Partnerschaften (Wildridge et al., 2004) und das Arbeiten über traditionelle Grenzen hinweg umfassen (NSIP, 2009); vielleicht auch das Einrichten von Direktzahlungen, die den Leistungsempfängern das Bezahlen von Leistungen erleichtern kann (Davidson et al., 2001); oder das sich Einlassen auf Familien und ganze Gemeinschaften (Tew et al., 2012); sowie die Förderung der Beteiligung von Leistungsempfängern bei der Planung sowie in der Forschung bezüglich der psychiatrischen Versorgung (Tait & Lester, 2005; Syrett, 2011).

Zudem bleibt ebenso Raum für soziale Integrationsprogramme, wie dem von Fitzgerald (2011) beschriebenen Beispiel innerhalb eines forensischen Settings. Dies beinhaltete eine stufenweise gesellschaftliche Einbindung im Rahmen einer Reihe von Aktivitäten, die mit einer individuellen Zielplanung gekoppelt waren. Es konnte eine signifikante Verbesserung der Betätigungsteilhabe mit dem MOHOST – *Model of Human Occupation Screening Tool* erfasst werden (Parkinson et al., 2006).

Auf organisatorischer Ebene ist es unbedingt erforderlich, dass Menschen mit psychischen Gesundheitsproblemen aktiv in die Gestaltung politischer Themen und Strategien involviert werden, damit Initiativen zur sozialen Integration einen Unterschied im Leben dieser Menschen bewirken können (NSIP, 2009). Unterdessen müssen TherapeutInnen im Einzelsetting sicherstellen, dass sie jede Person wertschätzen und ihr das passende Maß an Ermutigung bieten (Cook & Chambers, 2009). Bates und Seddon (2008) empfehlen daher, dass jeder Ansatz sozialer Integration damit beginnt, den individuellen Menschen als auch die Gemeinschaft bzw. Gesellschaft kennenzulernen.

Beispielaktivitäten

Einleitung

Diese Einheit kann genutzt werden, um einen Überblick über all die anderen Themen, welche bereits im Programm *Genesung durch Aktivierung* besprochen wurden, zu bekommen. Wenn einige Themen des Programms ausgelassen wurden, wäre es an dieser Stelle möglich, bestimmte Beispielaktivitäten zu übernehmen – insbesondere wenn darüber nachgedacht wird, wie über Interessen an bestimmten Themen eine Einbindung in die Gesellschaft gelingen kann. Zudem bietet dies eine gute Gelegenheit, die Teilnehmenden an den Unterschied zwischen einer Aktivität und einer Betätigung zu erinnern (siehe „Der Wert von Aktivitäten" auf Seite 27).

Ideen für Übungen und Gespräche

Nachbarschaftszufriedenheit

Diese Aktivität funktioniert möglicherweise am Besten, wenn Sie den Teilnehmenden Zeit geben, ihre Antworten zu zweit zu besprechen, bevor sie sie mit der ganzen Gruppe teilen.

Fragen Sie:

- Was ist für Sie das Beste, dort, wo Sie leben (Ihre Nachbarschaft oder Ihre Stadt)? Zum Beispiel:
  - die Infrastruktur (z.B. Geschäfte, Bibliotheken, Sporthallen, Schulen, Grünflächen)
  - Sicherheit und Sauberkeit
  - die Menschen.
- Wenn Sie „die Welt regieren" könnten (oder zumindest den Gemeinderat), was würden Sie verändern, um aus Ihrer Nachbarschaft einen besseren Ort zum Leben zu machen?

Nachbarschaftlichkeit

Fragen Sie:

- Haben Sie jemals ein Straßenfest besucht?
- Kennen Sie Ihre Nachbarn?
- Welche Einrichtungen in Ihrer Nachbarschaft nutzen Sie am häufigsten?
- Wen treffen Sie in Ihrer unmittelbaren Umgebung? Zum Beispiel Freunde, Familie, Nachbarn, Ladenbesitzer.
- Grüßen Sie die Menschen, denen Sie auf der Straße begegnen?
- Wäre die Welt ein besserer Ort, wenn jeder Mensch kurze Strecken laufen würde, anstatt sie zu fahren?
- Wie können wir unsere Wohnumgebung oder Nachbarschaft unterstützen?
- Was sind hierbei die Möglichkeiten und Herausforderungen?

Gemeinschaftsaktivitäten

Diese Aktivität funktioniert möglicherweise am besten, wenn Sie die Ideen auf einem Flipchart notieren, damit alle Teilnehmenden sie sehen können.

Wann werden aus folgenden Interessen Gemeinschaftsaktivitäten?

- Gartenarbeit, z. B. das Eintreten in einen Gartenverein, Guerilla Gardening
- Musikalische Aktivitäten, z. B. ein Konzert besuchen, einem Chor beitreten
- Körperliche Aktivitäten, z. B. einer Fußballmannschaft angehören, ein Fitnessstudio besuchen
- Outdoor-Aktivitäten, z. B. einer Naturschutzgruppe oder Laufgruppe beitreten
- Glaubensaktivitäten, z. B. Mitglied einer Glaubensgemeinschaft werden
- Soziale Aktivitäten, z. B. einer Bürgervereinigung oder einem Verein zur Stadtgeschichte beitreten.

Soziale Integration (Arbeitsblatt S. 150)
Ermutigen Sie die Gruppe zu erforschen, was für sie „soziale Integration" bedeutet.

Fragen Sie:

- Ist „soziale Integration" ein Gefühl oder eher etwas Faktisches?
- Ist es möglich (oder wünschenswert) 100-prozentig sozial integriert zu sein?

Versorgungsstandorte (Arbeitsblatt S. 151) (Bates & Seddon, 2008)
Diese Übung erfordert analytische Fähigkeiten. Die Anleitenden müssen die Teilnehmenden gegebenenfalls dabei unterstützen, die Vor- und Nachteile der Zugangsmöglichkeiten zu verschiedenen Versorgungsstandorten zu erkennen. Zum Beispiel:

- *Vorteile der roten Versorgungsangebote*: sie bieten Erholung und Sicherheit; ermöglichen Zugang zu Fachdiensten; genehmigen kosteneffektive Dienstleistungen, die für Einzelne kostenlos sind.
- *Nachteile der roten Versorgungsangebote*: ggf. große Entfernung von zuhause, begrenzte Aktivitätsauswahl, Stigmatisierung, Aufrechterhaltung der Krankenrolle.
- *Vorteile der gelben Versorgungsangebote*: größere Nähe zum Zuhause; nicht-stigmatisierende Umwelt; Unterstützung durch vertraute Menschen; zahlreichere Möglichkeiten.
- *Nachteile der gelben Versorgungsangebote*: erfordern Organisation; Einschränkung der Anzahl von Aktivitäten auf Mehrheitsinteressen; Aufrechterhaltung eines Grades an Separation von der Gesellschaft.
- *Vorteile der grünen Versorgungsangebote*: Erhalt von lebenslangen Rollen; Eröffnung von Möglichkeiten für neue und dauerhafte Freundschaften; erhöhen Eigenverantwortung und Selbstwertgefühl; informieren die Gesellschaft über Angelegenheiten bezüglich psychischer Gesundheit.
- *Nachteile der grünen Versorgungsangebote*: die Unterstützung hebt sich ggf. ab; die Öffentlichkeit versteht möglicherweise nicht die Bedürfnisse; können herausfordernd sein und das Gefühl der Einsamkeit verstärken; können teuer sein.

Möglichkeiten für Beteiligung und Engagement (Arbeitsblatt S. 152)
Ermutigen Sie die Teilnehmenden, über örtliche Möglichkeiten zur sozialen Integration zu sprechen.

Fragen Sie:

- Wissen Sie, was diese Möglichkeiten (zur sozialen Integration) umfassen?
- Haben Sie schon irgendwelche Erfahrungen bezüglich einer der Aktivitäten auf der Liste?
- Welche anderen Möglichkeiten fallen Ihnen ein?
- Welche dieser Möglichkeiten sind die wichtigsten?
- Welche Möglichkeiten haben die größte Auswirkung darauf, wie Sie sich fühlen?

Planen Sie weiterführende Aktivitäten

Erkundung lokaler Möglichkeiten

- Finden Sie Informationen zu örtlichen Gruppenangeboten.
- Organisieren Sie einen Vortrag von einer Bürgergesellschaft.
- Besuchen Sie ein Gemeindezentrum.
- Erkundigen Sie sich nach aktuellen Angeboten, zum Beispiel bei der örtlichen Bibliothek.
- Je nach Interessen der Teilnehmenden, besuchen Sie einen Schrebergarten, ein Museum oder eine Kunstgalerie vor Ort.
- Gehen Sie auf einen Flohmarkt.

Was bedeutet für Sie soziale Integration?

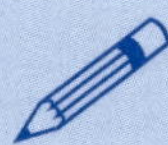

Kreuzen Sie die folgenden Aussagen entweder mit „Ja“ oder „Nein“ an, je nachdem, was Sie denken.

Soziale Integration bedeutet (für mich) ...

	Ja	Nein
1 ... die Abwesenheit von Stigmatisierung und Vorurteilen		
2 ... Zugriffsmöglichkeit auf lokale Einrichtungen		
3 ... gleich behandelt zu werden		
4 ... lokalen Gruppen anzugehören		
5 ... mich dort, wo ich lebe, sicher zu fühlen		
6 ... einen engen Freund oder Partner zu haben		
7 ... ein breites soziales Netzwerk zu haben		
8 ... ein Mitspracherecht zu haben		
9 ... Kontakte zur Familie zu pflegen		
10 ... genügend Geld zu haben, um zu reisen		
11 ... viele Freunde zu haben		
12 ... meine Nachbarn zu kennen		
13 ... in einem Team zu arbeiten		

Versorgungsstandorte – Vor- und Nachteile

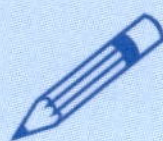

Bates und Seddon (2008) beschreiben Standorte von psychiatrischen Versorgungsdiensten mit einem Ampelsystem, um ihr jeweiliges Potenzial für inklusive Beziehungen zu bewerten.

Rot Psychiatrische Versorgungsangebote in Facheinrichtungen

Orange Psychiatrische Versorgungsangebote im gemeindenahen Setting

Grün Begleitende individualisierte Unterstützung in der Öffentlichkeit

Diskutieren Sie die Vor- und Nachteile der jeweiligen Settings und listen Sie sie auf.

	Vorteile	Nachteile
Rot		
Orange		
Grün		

Möglichkeiten für Beteiligung und Engagement

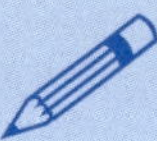

Zuerst haken Sie in der linken Spalte die u.a. Aktivitäten ab, die Sie bereits unternommen haben.

Als nächstes kreuzen Sie in der rechten Spalte diejenigen Aktionen an, die Sie sich nicht vorstellen können, jemals zu tun.

Diskutieren Sie abschließend die Gründe dafür, warum Sie bestimmte Aktivtäten durchgeführt haben und andere nicht durchführen würden. Was könnten Sie sich vorstellen in der Zukunft zu tun?

	Das habe ich getan	**Das kann ich mir *nicht* vorstellen, zu tun**
	✔	✘
Etwas auf einem Verschenk-Netzwerk anbieten		
An einem Gesellschaftsforum teilnehmen		
Einen Kurs der Volkshochschule besuchen		
Ehrenamtliches Engagement im Elternbeirat		
Sich mit einem älteren Menschen anfreunden		
Mitglied einer Kirche oder einer Glaubensgruppe sein		
Entwürfe von Planungsvorhaben kommentieren/bewerten		
An einer Demonstration teilnehmen		
Nachbarschaftshilfe leisten		
An einem Flohmarkt teilnehmen		
Den Gemeindevorstand über lokale Probleme informieren		
Einem Literaturkreis beitreten		
Einem Bürger- oder Ortsverein beitreten (z. B. der Runde Tisch, Frauen-Institut)		
Einem Ausschuss beitreten (z. B. für eine lokale Hilfsorganisation)		
Sich an einer lokalen Kampagne beteiligen		
Einer Anwender-/Nutzergruppe beitreten		
Einer Umweltschutzorganisation beitreten		
Für Sicherheit in der Nachbarschaft sorgen		
Menschen im Vorbeigehen auf der Straße begrüßen		
Dinge zum Recyceln bringen bzw. Upcycling		
Mit öffentlichen Verkehrsmitteln fahren		
An einer Wahl teilnehmen		
Im Geschäft einer Wohltätigkeitseinrichtung oder irgendwo ehrenamtlich beschäftigt sein		
An einen Parlamentarier oder Regierungsvertreter schreiben		

Literatur

Andonian, L. & MacRae, A. (2011). Well older adults within an urban context: strategies to create and maintain social participation. *British Journal of Occupational Therapy, 74* (1), 2–11.

Bates, P. (2010). *Inclusion Web Resource Pack.* Bath: National Development Team for Inclusion.

Bates, P. & Seddon, J. (2008). Socially inclusive practice In T. Stickles & T. Basset (eds.), *Learning about Mental Health Practice* (pp. 253–69). Chichester: John Wiley & Sons.

Bejerholm, U. & Eklund, M. (2004). Time use and occupational performance among persons with schizophrenia. *Occupational Therapy in Mental Health, 20* (1), 27–47.

Black, W. & Living, R. (2004). Volunteerism as an occupation and its relationship to health and wellbeing. *British Journal of Occupational Therapy, 67* (12), 526–32.

Boutillier, C. L. & Croucher, A. (2010). Social inclusion and mental health. *British Journal of Occupational Therapy, 73* (3), 136–9.

Cook, S. & Chambers, E. (2009). What helps and hinders people with psychotic conditions doing what they want in their daily lives. *British Journal of Occupational Therapy, 72* (6), 238–48.

Davidson, L., Stayner, D. A., Nickou, C., Styron, T. H., Rowe, M. & Chinman, M. L. (2001). „Simply to be in": inclusion as the basis for recovery. *Psychiatric Rehabilitation Journal, 24* (4), 375–88.

Davis, M. & Rinaldi, M. (2004). Using an evidence-based approach to enable people with mental health problems to gain and retain employment, education and voluntary work. *British Journal of Occupational Therapy, 67* (7), 319–22.

Diamant, E. & Waterhouse, A. (2010). Gardening and belonging: reflections on how social and therapeutic horticulture may facilitate health, wellbeing and inclusion. *British Journal of Occupational Therapy, 73* (2), 84–80.

Dorer, G., Harries, P. & Marston, L. (2009). Measuring social inclusion: a staff survey of mental health service users' participation in community occupations. *British Journal of Occupational Therapy, 72* (12), 520–30.

Duberstein, P. R., Conwell, Y., Conner, K. R., Ebely, S., Evinger, J. S. & Caine, E. D. (2004). Poor social integration and suicide: fact or artifact? A case-control study. *Psychological Medicine, 34* (7), 1331–7.

Eklund, M., Hansson, L. & Ahlqvist, C. (2004). The importance of work as compared to other forms of daily occupations for wellbeing and functioning among persons with long-term mental illness. *Community Mental Health Journal, 40* (5), 465–77.

Evans, J. & Repper, J. (2000). Employment, social inclusion and mental health. *Journal of Psychiatric and Mental Health Nursing, 7* (1), 15–24.

Fieldhouse, J. (2003). The impact of an allotment group an mental health clients' health, wellbeing and social networking. *British Journal of Occupational Therapy, 66* (7), 286–96.

Fitzgerald, M. (2011). An evaluation of the impact of a social inclusion programme on occupational functioning for forensic service users. *British Journal of Occupational Therapy, 74* (10), 465- 72.

Gielen, A. C., McDonnell, K. A., Wu, A. W., O'Campo, P. & Faden, R. (2001). Quality of live among women living with HIV: the importance of violence, social support, and self care behaviours. *Social Science & Medicine, 52* (2), 315–22.

Gould, A., DeSouza, S. & Rebeiro-Gruhl, K. L. (2005). And then I lost that life: a shared narrative of four young men with schizophrenia. *British Journal of Occupational Therapy, 68* (10), 467–73.

Granerud, A. & Severinsson, E. (2006). The struggle for social integration in the community, the experiences of people with mental health problems. *Journal of Psychiatric and Mental Health Nursing, 13* (3), 288–93.

Granerud, A. & Severinsson, E. (2007). Knowledge about social networks and integration: a co-operative research project. *Journal of Advanced Nursing, 58* (4), 348–57.

Harrison, D. & Sellers, A. (2008). Occupation for mental health and social inclusion. *British Journal of Occupational Therapy, 71* (5), 216–9.

Harvey, C., Fossey, E., Jackson, H. & Shimitras, L. (2006). Time use of people with schizophrenia living in North London: predictors of participation in occupations and their implications for improving social inclusion. *Journal of Mental Health, 15* (1), 43–55.

Heasman, D. & Atwal, A. (2004). The Active Advice pilot project: leisure enhancement and social inclusion for people with severe mental health problems. *British Journal of Occupational Therapy, 67* (11), 511–4.

Huxley, P. & Thornicroft, G. (2003). Social inclusion, social quality and mental illness. *British Journal of Psychiatry, 182* (4), 289–90.

Jivanjee, P., Kruzich, J. & Gordon, L. J. (2008). Community integration of transition-age individuals: views of young with mental health disorders. *Journal of Behavioural Health Services and Research, 35* (4), 402–18.

Lindstedt, H., Söderfund, A., Stålenheim, G. & Sjödén, P. (2004). Mentally disordered offenders' abilities in occupational performance and social participation. *Scandinavian Journal of Occupational Therapy, 11* (3), 118–27.

McKay, E. A. (2010). "Rip that book up, I've changed": unveiling the experience of women living with and surviving enduring mental illness. *British Journal of Occupational Therapy, 73* (3), 96–105.

Morgan, C., Burns, T., Fitzpatrick, R., Pinfold, V. & Priebe, S. (2007). Social exclusion and mental health: conceptual and methodological review. *British Journal of Psychiatry, 191* (12), 477–83.

Mynard, L., Howie, L. & Collister, L. (2009). Belonging to a community-based football team: an ethnographic study. *Australian Occupational Therapy Journal, 56* (4), 266–74.

National Social Inclusion Programme (NSIP). (2009). *Vision and Progress: Social Inclusion and Mental Health*. London: NSIP.

Parkinson, S., Forsyth, K. & Kielhofner, G. (2006). *User's Manual for the Model of Human Occupation Screening Tool (MOHOST) (Version 2.0)*. University of Illinois: Chicago, IL.

Ramon, S., Griffiths, C.A., Nieminen, I., Pedersen, M. & Dawson, I. (2011). Towards social inclusion through lifelong learning in mental health: analysis of change in the lives of the Emilia project service users. *International Journal of Social Psychiatry, 57* (3), 211–23.

Sayce, L. (2001). Social inclusion and mental health. *The Psychiatrist, 25* (4), 121–3.

Sayce, L. & Measey, L. (1999). Strategies to reduce social exclusion for people with mental health problems. *Psychiatric Bulletin, 23*, 65–67.

Secker, J. (2009). Mental health, social exclusion and social inclusion. *Mental Health Review Journal, 14* (4), 4–11.

Spandler, H. (2007). From social exclusion to inclusion? A critique of the inclusion imperative in mental health. *Medical Sociology Online, 2* (2), 3–16.

Strawbridge, W.R., Shema, S.J., Cohen, R.D. & Kaplan, G.A. (2001). Religious attendance increases survival by improving and maintaining good health behaviors, mental health, and social relationships. *Annals of Behavioral Medicine, 23* (1), 68–74.

Syrett, M. (2011). Service user involvement in mental health research: a user's perspective. *Advances in Psychiatric Treatment, 17* (3), 201–5.

Tait, L. & Lester, H. (2005). Encouraging user involvement in mental health services. *Advances in Psychiatric Treatment, 11* (3), 168–75.

Tew, J., Ramon, S., Slade, M., Bird, V., Melton, J. & Boutillier, C.L. (2012). Social factors and recovery from mental health difficulties: a review of the evidence. *British Journal of Social Work, 42* (3), 443–60.

Thomas, Y., Gray, M., McGinty, S. & Ebringer, S. (2011). ‚Homeless adults' engagement in art: first steps towards identity, recovery and social inclusion. *Australian Occupational Therapy Journal, 58* (6), 429–36.

Townley, G. & Kloos, B. (2009). Development of s measure of sense of community for individuals with serious mental illness residing in community settings. *Journal of Community Psychology, 37* (3), 362–80.

Townley, G. & Kloos, B. (2011). Examining the psychological sense of community for individuals with serious mental illness residing in supported housing environments. *Community Mental Health Journal, 47* (4), 436–46.

Townsend, E. & Wilcock, A.A. (2004). Occupational justice and client-centred practice: a dialogue in progress. *Canadian Journal of Occupational Therapy, 71* (2), 75–87.

Ware, N.C., Hopper, K., Tugenberg, T., Dickey, B. & Fisher, D. (2007). Connectedness and citizenship: redefining social integration. *Psychiatric Services, 58* (4), 469–74.

Whiteford, G.E. & Pereira, R.B. (2012). Occupation, inclusion and participation In G.F. Whiteford & C. Hocking (eds.), *Occupational Science: Society, Inclusion, Participation* (pp. 187–208). Oxford: Wiley-Blackwell.

Wildridge, V., Childs, S., Cawthra, L. & Madge, B. (2004). How to create successful partnerships: a review of the literature. *Health Information & Libraries Journal, 21* (1), 3–19.

Anhang

Beispiel-Flyer für ein Gruppenangebot

Aktivitäten-Checkliste

Evaluationsbogen für Teilnehmende

Reflexions-Protokoll für Anleitende

Teilnehmer-Outcomes

https://www.hogrefe.ch/Downloads/Genesung-durch-Aktivierung

Gruppenprofil

Ergotherapeutische Interventionen werden sowohl individuell als auch in Gruppen angeboten. Einzelne KlientInnen mögen insbesondere dann von einer Gruppentherapie profitieren, wenn folgende Aspekte als förderlich identifiziert wurden: Peer-Unterstützung und Anerkennung, von anderen lernen, soziale Interaktion und Möglichkeiten zur Rollenübernahme (einschließlich anderen zu helfen).

Gruppe **Genesung durch Aktivierung**

Ziele Das Ergründen unterschiedlicher Wahlmöglichkeiten hinsichtlich des eigenen Lebensstils (einschließlich der Auswahl bezüglich Aktivitäten der Freizeitgestaltung, Selbstfürsorge, im Haushalt sowie sozialer, religiöser als auch beruflicher Art), die Gesundheit und Wohlbefinden verbessern.
Die Überprüfung der Auswirkung(en), die eine Veränderung des Lebensstils auf Rollen und Routinen der Teilnehmenden hat.
Die Unterstützung der Erfahrung einer Vielzahl an Aktivitäten, welche die Möglichkeiten der sozialen Integration erhöhen.

Interventionen werden so konzipiert, dass sie drei Ebenen von Veränderung unterstützen: Exploration, Kompetenz und Leistung.
Ergotherapie fokussiert drei Bereiche: Selbstfürsorge, Produktivität und Freizeitgestaltung.
Es gibt vier Herausforderungen für die Betätigungsteilhabe: Volition, Habituation, Performanz und Umwelt.

Interventionsebene **Kompetenz**

Bereich Selbstfürsorge, Produktivität und Freizeitgestaltung

Herausforderungen, die angesprochen werden sollen

- Volition – Veränderungsmotivation
- Habituation – Veränderung von Gewohnheiten und Routinen
- Performanz – Effekt der Veränderung(en) auf die Gesundheit
- Umwelt – Praktische Unterstützung für Veränderung(en)

Zielgruppe

Personen, die an einem gesunden Lebensstil interessiert sind, für die jedoch gegebenenfalls folgende Herausforderungen bestehen:

- Geringes (Selbst)Vertrauen, was das Umsetzen von Veränderungen betrifft
- Schwierigkeiten, Veränderungen vorzunehmen, aufgrund tiefverwurzelter Gewohnheiten oder multipler Rollenanforderungen
- Begrenzte Erfahrungen hinsichtlich unterschiedlicher Betätigungsrollen
- Eingeschränktes Wissen hinsichtlich des Einflusses von Betätigung auf Gesundheit und Wohlbefinden
- Reduzierte soziale Unterstützung, um Veränderungen vorzunehmen

Assessment

Eine Kombination folgender Assessments könnte zur Baseline-Assessment verwendet werden:

- Aktivitäten-Checkliste
- Occupational Self Assessment (OSA)
- The Inclusion Web (UK)
- Rollen-Checkliste
- Betätigungsfragebogen.

Mögliche Ziele für Teilnehmende

- Reflexion der aktuellen Wahlmöglichkeiten hinsichtlich des Lebenstils

- Erprobung unterschiedlicher Vorstellungen hinsichtlich eines stärker ausbalancierten Lebensstils
- Planung der Einführung von stufenweisen, wenig einschneidenden Veränderungen hinsichtlich des Lebensstils
- Entwicklung von Strategien und Unterstützung, um die Veränderungen aufrechtzuerhalten.

Es könnte „offene" Gruppen geben (d.h. unterschiedliche Teilnehmende besuchen die jeweiligen Einheiten) oder „geschlossene" (d.h. Teilnehmende verpflichten sich zur Teilnahme an einer festen Abfolge einer Reihe von Einheiten).
Die Teilnahme könnte auf einer „Drop-In" Basis beruhen, wobei die Teilnehmenden kommen und gehen können wie sie möchten; alternativ werden die Teilnehmenden dazu ermutigt, an der kompletten Einheit teilzunehmen.

Vorgehen

Dauer	*Angebot je nach Setting*
Ort	Gruppenraum und eine Auswahl von öffentlichen Orten in der Umgebung
Anleitende	2, inklusive eines/r Ergotherapeuten/in
Max. Teilnehmerzahl	8
Gruppenformat	*Geschlossen oder offen – je nach Setting*
Anwesenheit	die Teilnehmenden werden dazu ermutigt, an der kompletten Einheit teilzunehmen.
Überweisung	*Formell oder informell – je nach Setting*

Struktur

Eine Auswahl an Themenbereichen wird erkundet, je nach Erfordernissen und Bedürfnissen der Gruppe und könnte die folgenden Aktivitäten enthalten:

- Freizeitaktivitäten
- Kreative Aktivitäten
- Technische Aktivitäten
- Körperliche Aktivitäten
- Outdoor-Aktivitäten
- Glaubensaktivitäten
- Aktivitäten der Selbstfürsorge
- Aktivitäten im Haushalt
- Fürsorgliche Aktivitäten
- Berufliche Aktivitäten
- Soziale Aktivitäten
- Gemeinschaftsaktivitäten

Der Wert jeden Themenbereiches wird in einer gesprächsbasierten Gruppe erkundet.

Praktische Aktivitäten (Probeeinheiten) werden genutzt, um den mündlichen Austausch zu ergänzen; sie geben den Teilnehmenden die Gelegenheit unterschiedliche Aktivitäten zu erfahren bzw. auszuprobieren.

Der/die verantwortliche Ergotherapeut/In wird jede/n einzelne/n Teilnehmende/n treffen, um die Inhalte der Einheit zu bewerten, die Erfahrungen der/s Teilnehmenden zu reflektieren, Ziele zu bestimmen und individuelles Coaching anzubieten.

Wahlmöglichkeiten, die Teil des Programms sein sollten:

A mindestens eine Einheit aus dem Bereich soziale, kreative technische und körperliche Aktivitäten (in Bezug auf Freizeit)
B mindestens eine Einheit zu Aktivitäten der Selbstfürsorge, körperliche, Outdoor- und Glaubensaktivitäten (in Bezug auf Selbstfürsorge/restorative Optionen)
C mindestens eine Einheit aus dem Bereich Aktivitäten im Haushalt, fürsorgliche, berufliche und Gemeinschaftsaktivitäten (in Bezug auf Produktivität)

Bedenken Sie: Wenn „Körperliche Aktivitäten" die einzige Einheit darstellen, die aus Gruppe A gewählt wurde, sollte mindestens eine Einheit aus den verbleibenden Aktivitäten in Gruppe B ausgewählt werden. Ebenso verfahren Sie, wenn „Körperliche Aktivitäten" die einzige Einheit darstellen, die aus Gruppe B gewählt wurde, indem Sie mindestens eine verbleibende Aktivität aus der Gruppe A wählen.

Schematische Darstellung eines Beispielprogramms

Woche

1. Themenbereich *Freizeitaktivitäten* oder *Selbstfürsorge* oder *Produktivität*
2. Auswahl eines weiteren Themenbereiches gemäß der o.a. Kombinationsmöglichkeiten
3. Einzelsetting
4. Auswahl eines weiteren Themenbereiches gemäß der o.a. Kombinationsmöglichkeiten
5. Probeeinheit aufbauend auf Woche 2 und 4

6. Einzelsetting
7. Auswahl eines weiteren Themenbereiches gemäß der o. a. Kombinationsmöglichkeiten
8. Auswahl eines weiteren Themenbereiches gemäß der o. a. Kombinationsmöglichkeiten
9. Einzelsetting
10. Auswahl eines weiteren Themenbereiches gemäß der o. a. Kombinationsmöglichkeiten
11. Probeeinheit aufbauend auf Woche 7, 8 und 10
12. Einzelsetting

[Nachsorge:] Drei weitere Einheiten im Einzelsetting in Wochen 16, 20 und 24

Evaluation

Zusätzlich zur Wiederholung des Baseline-Assessments, das genutzt wird, um Veränderungen zu erfassen, können die folgenden Assessments verwendet werden, um die Bedürfnisse sowie den Fortschritt des Einzelnen zu bestimmen:

- Fragebogen zur Volition (Volitional Questionnaire – VQ)
- Assessment der Kommunikations- und Interaktionsfertigkeiten (Assessment of Communication and Interaction Skills – ACIS)
- Assessment der motorischen und prozesshaften Fertigkeiten (Assessment of Motor and Process Skills – AMPS)
- Interview zur Rolles des Arbeitenden (Worker Role Interview – WRI)
- Fragebogen zum Einfluss der Arbeitsumgebung auf den Stelleninhaber (Work Environment Impact Scale – WEIS).

Beispiel-Flyer für ein Gruppenangebot

Genesung durch Aktivierung

ein Programm zur Erprobung des Wertes von Aktivitäten für das Wohlbefinden

In diesem Programm können unter Berücksichtigung der eigenen Interessen und Bedürfnisse folgende Themenbereiche erkundet werden:

- Freizeitaktivitäten
- Kreative Aktivitäten
- Technische Aktivitäten
- Körperliche Aktivitäten
- Outdoor-Aktivitäten
- Glaubensaktivitäten
- Aktivitäten der Selbstfürsorge
- Aktivitäten im Haushalt
- Fürsorgliche Aktivitäten
- Berufliche Aktivitäten
- Soziale Aktivitäten
- Gemeinschaftsaktivitäten

Aktivierung eröffnet die Möglichkeit, unser Leben zu verändern

Nehmen Sie sich Zeit dafür, die Bedeutung sowie Wichtigkeit von Aktivitäten in Ihrem Leben zu reflektieren und zu bedenken.

Für weitere Informationen kontaktieren Sie bitte: ______________________

Aktivitäten-Checkliste

Kreuzen Sie unten entsprechende Aktivitäten an, die Sie in der VERGANGENHEIT durchgeführt haben, mit denen Sie GEGENWÄRTIG Ihre Zeit verbringen oder ZUKÜNFTIG gerne Zeit verbringen möchten.

Name: .... ID-Nr.: .... Geburtsdatum: __/__/___

Ergotherapeut/in: .... Unterschrift: .... Datum: __/__/___

		Vergangenheit	Gegenwart	Zukunft	Bemerkungen
Aktivitäten zu Hause	Sammeln				
	Musik hören				
	Karten spielen				
	Puzzles/Kreuzworträtsel				
	Lesen – Bücher/Zeitungen/Zeitschriften				
	Im Internet surfen				
	Fernsehen/DVDs gucken				
	Schreiben – Briefe/Emails/Texte				
	Anderes:				
Soziale Aktivitäten	Brett-/Gesellschaftsspiele				
	Bowling/Kegeln/Darts/Billard/Snooker				
	Essen gehen				
	Ausgehen – Bar/Club/Kneipe/Bingo				
	Freunde/Familie treffen				
	Anderes:				
Kreative Aktivitäten	Kunst – (Aus)Malen/Zeichnen/Collagen				
	Kochen – Backen/Kuchen verzieren				
	Basteln/Werken – Schmuckherstellung/Mosaik/ Glasmalerei				
	Kreatives Schreiben – Gedichte/Kalligrafie				

		Vergangenheit	Gegenwart	Zukunft	Bemerkungen
	Drama – Theaterstücke/ Gedichte lesen oder vortragen				
	Blumenkunst – arrangieren/trocknen/pressen				
	Papierkunst – Karten gestalten/drucken/ Decoupage/Serviettentechnik				
	Nähen/Stricken/Nadelarbeiten				
	Musik – Singen/Instrument spielen				
	Holzarbeit/Metallarbeit/Konstruktion/Bauen				
	Anderes:				
Technische Aktivitäten	Computergestütztes Publizieren				
	Digitale Fotografie/Animation				
	Email				
	Einen Blog betreiben				
	Soziale Netzwerke – Online Diskussionen				
	Videospiele				
	Textverarbeitung				
	Anderes:				
Körperliche Aktivitäten	Athletik – Sportbahn/Crosslauf				
	Kegeln/Boules				
	Rad fahren – Stunt Bike/Mountainbike				
	Tanzen – Ballett/Standard/Disco/Latein/Steppen				
	Golf/Cricket				
	Joggen – Langstreckenlauf				
	Fitness – Aerobic/Gymnastik/Zumba				
	Kampfsport – Boxen				
	Schlägersportarten – Tennis/Squash/Badminton				
	Skateboarden/Parcours				
	Team Sport – Fußball/Volleyball/Rugby/Netzball				
	Schwimmen/Kajak fahren/Wasser-Ski				
	Gewicht heben				
	Wintersport – Ski fahren/Eislaufen/Eishockey				
	Anderes:				

		Vergangenheit	Gegenwart	Zukunft	Bemerkungen
Outdoor-Aktivitäten	Schrebergarten/Gartenarbeit/Gärtnern				
	Camping				
	Klettern/Höhlenerkundung				
	Umweltschutz/Landwirtschaft				
	Angeln				
	Ausflug in die Natur/an den Strand				
	Reiten				
	Naturerkundung – Vögel/Tier- und Pflanzenwelt beobachten				
	Spazieren gehen/Wandern/Umherstreifen				
	Anderes:				
Glaubens-Aktivitäten	Zugehörigkeit zu einer Glaubensgemeinschaft				
	Orte der Anbetung besuchen				
	Gebet/Meditation				
	Lesen/Studium religiöser/spiritueller Texte				
	Rituale/Pilgerschaft				
	Geistliche Lieder/Chanten				
	Anderes:				
Aktivitäten der Selbstfürsorge	Kleidung/Mode				
	Diät/Ernährung				
	Haar-/Nagel-/Hautpflege				
	Selbsthilfe				
	Ruhe/Entspannung				
	Yoga/Tai Chi				
	Anderes:				
Aktivitäten im Haushalt	Autopflege/-wartung				
	Putzen/Waschen/Bügeln				
	Kochen				
	Heimwerken/Dekorieren/Reparieren				
	Gärtnern – Pflege von Wohnungspflanzen				
	Einkaufen				
	Anderes:				

		Vergangenheit	Gegenwart	Zukunft	Bemerkungen
Fürsorgliche Aktivitäten	Versorgung von				
	- Babys				
	- Kindern				
	- Familienmitgliedern				
	- Freunden				
	- Nachbarn				
	- älteren Menschen				
	- Haustieren				
	Ehrenamtliche Arbeit/Fundraising/Caritatives Engagement				
	Anderes:				
Berufliche Aktivitäten	Studium - Fernstudium				
	- Seminare				
	- Vorträge/Vorlesungen				
	- Universität/Hochschule				
	Freiwilligenarbeit				
	Berufstätigkeit - Teilzeit				
	- Vollzeit				
	Anderes:				
Gemeinschaftsaktivitäten	Kunstgalerien/Museen				
	Zugehörigkeit zu einer Interessengemeinschaft				
	Kampagnen führen - politischer/sozialer Aktivismus				
	Flohmärkte				
	Konzerte/Theater				
	Tagestouren/Reisen				
	Auto/Motorrad fahren				
	In den Park gehen				
	ZuschauerIn (beim Sport)				
	Anderes:				

Evaluationsbogen für Teilnehmende

Name: ....

Veranstaltungsdatum von *Genesung durch Aktivierung*: __/__/____

Thema der Einheit: ....

Name der ausrichtenden Einrichtung: ....

	stimme *vollständig* zu	**stimme zu**	**stimme *nicht* zu**	**stimme *gar nicht* zu**
Das Thema war interessant				
Das Thema hat mir dabei geholfen, die Wichtigkeit von Entscheidungen hinsichtlich des eigenen Lebensstils zu reflektieren				
Die Einheit war gut strukturiert				
Es gab ausreichend Zeit für Gespräche und Diskussionen				
Die Einheit hatte die richtige Länge				
Ich plane Veränderungen an meinem Lebensstil vorzunehmen				
Ich würde gerne Unterstützung bei der Veränderung meines Lebensstils erhalten				

Folgender Teil der Einheit war für mich besonders wertvoll:

Reflexions-Protokoll für Anleitende

Thema der Einheit: .... Datum: __/__/____

Name der ausrichtenden Einrichtung: ....

Zahl der Teilnehmenden: ....

Listen Sie die Beispiel-Aktivitäten auf, die Sie für die durchgeführte Einheit verwendet haben:

Welche Veränderungen, falls notwendig, haben Sie hinsichtlich der im Manual beschriebenen Durchführung der Aktivitäten vorgenommen?

Was hat gut geklappt?

Was würden Sie zukünftig anders machen?

Fügen Sie sämtliche Verweise bzw. Quellen für zusätzliche Ressourcen, Instruktionen für jegliche abgewandelte/angepasste, als auch neu ergänzte Aktivitäten an.

Haben Sie eine weiterführende Einheit angeboten? **Ja ☐** **Nein ☐**

Falls ja, beschreiben Sie die Inhalte der weiterführenden Einheit:

Was hat gut geklappt?

Was würden Sie zukünftig anders machen?

Teilnehmer-Outcomes

Initialen der/des Teilnehmenden: __ __ __

Start-Datum des Programms: __/__/____ End-Datum: __/__/____

Name der ausrichtenden Einrichtung: ....

Notieren Sie für jede/n einzelne/n Teilnehmende/n die Antworten auf die folgenden Fragen.

1 An welchen Einheiten hat die/der Teilnehmende teilgenommen?

	Hauptthema		Weiterführung	
Führen Sie unten die Themen der Einheiten auf:	Ja	Nein	Ja	Nein
	☐	☐	☐	☐
	☐	☐	☐	☐
	☐	☐	☐	☐
	☐	☐	☐	☐
	☐	☐	☐	☐
	☐	☐	☐	☐

2 Hat die/der Teilnehmende zusätzlich an Einheiten im Einzelsetting teilgenommen?

	Ja	Nein
Falls ja, listen Sie unten die jeweiligen Daten auf:	☐	☐

3 Listen Sie nachfolgend sämtliche Ziele auf, die mit der/dem Teilnehmenden vereinbart wurden und geben Sie an, inwiefern diese erreicht wurden.

Thema der Einheit	Ziel/Ziele für jedes Thema	übertroffen	erreicht	teilweise	nicht erreicht
		☐	☐	☐	☐
		☐	☐	☐	☐
		☐	☐	☐	☐
		☐	☐	☐	☐
		☐	☐	☐	☐
		☐	☐	☐	☐

Über die Herausgeberinnen

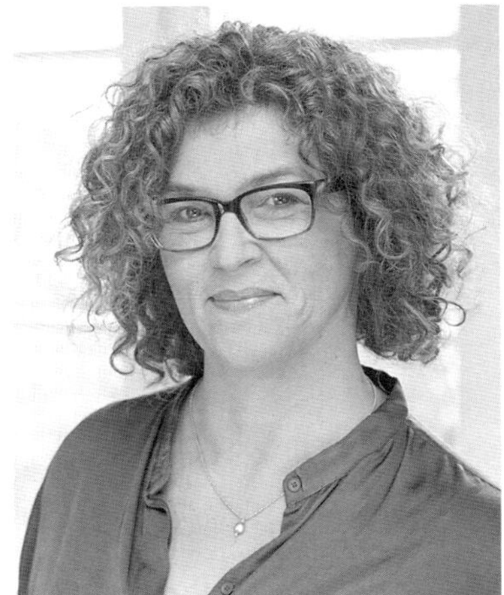

Jutta Berding

Ergotherapeutin M.Sc., verwaltet seit 2015 die Professur im dualen Studiengang Ergotherapie Physiotherapie an der Hochschule Osnabrück. Schwerpunkte in der Lehre sind: Theoriebildung in der Ergotherapie, Handlungstheoretische Bezüge der Ergotherapie, Reflektierte Praxis Psychiatrie sowie Klinische Urteilsbildung. Vor ihrer Hochschultätigkeit arbeitete sie praktisch als Ergotherapeutin im psychiatrischen Arbeitsfeld sowie als Lehrkraft an der Ergotherapieschule Osnabrück (ETOS).

Kontakt: j.berding@hs-osnabrueck.de

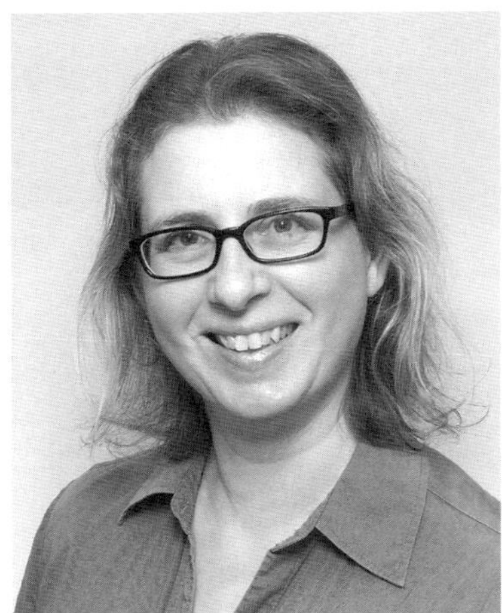

Christina Haupt

Logopädin, M.Phil., M.Sc. (UK) in Human Communication Sciences, CELTA (Certificate in Teaching English to Speakers of Other Languages), ist seit 2014 wissenschaftliche Mitarbeiterin an der Hochschule Osnabrück. Dort unterrichtet sie Fachenglisch sowie Logopädie-Module (z. B. Klinische Urteilsbildung und Theoriegeleitete logopädische Praxis). Zuvor studierte und arbeitete sie an der University of Sheffield und war in der logopädischen Praxis tätig.

Kontakt: c.haupt@hs-osnabrueck.de